急性心筋梗塞症

東海大学　名誉教授
友田　春夫
著

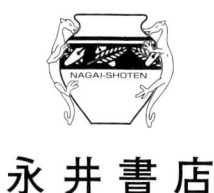

永井書店

序文

近年における急性心筋梗塞症の治療成績が、冠動脈再灌流療法、とくにカテーテルによる冠動脈形成法 primary PCI の導入により、目覚ましい進展を見せています。本書は、このような時期に、急性心筋梗塞症の病態、診断、治療の現状につき解説を試みたものです。

読者対象としては、これから心臓病の勉強を始める方々で、医学生、循環器内科をローテートしている研修医、循環器内科新規入局者、他科の医師あたりを意識して執筆しました。

本書の構成は10章から成っていますが、それぞれの章はなるべく独立させ、どの部分から読まれてもよいように配慮しました。そのため、全体を通読すると、一部記述の重複がある点をご了承ください。たとえば、第1章の基礎の部分は臨床医には取っ付きにくいところですが、他の章から読み、必要があれば適宜参照されるのも良いと思います。また、引用されているのがすべて英文文献であることに問題がありそうですが、今日わが国を含めて世界中の報告が、最終的には世界語である英語でなされる事実によるもので、他意はありません。

本書が、これから心筋梗塞症あるいは循環器疾患を勉強しようとする方々の一助となれば、望外の幸いであります。

なお、本書に記載されている臨床成績や症例の多くは、元　東海大学循環器内科、現　大和成和病院心臓病センター　青木直人部長とそのグループの先生方の抜群な治療技術になるものであることを書き添えさせていただきます。また、本書の完成に甚大なるご支援をいただきました永井書店　松浦三男社長にこの場を借りて深甚なる謝意を表します。

平成17年1月

著者記す

CONTENTS

- **第1章 急性心筋梗塞症の基礎** ... 1
  - 第1節 冠動脈硬化病変の発生機序 ... 2
    1. 冠動脈硬化病巣の形成 ... 2
    2. 冠動脈硬化病巣の不安定化 ... 3
    3. 不安定プラーク発現マーカー ... 6
  - 第2節 冠動脈硬化病巣における血栓形成 ... 9
    1. 血栓形成の機序 ... 9
    2. 破綻動脈硬化病巣血栓形成による心筋梗塞発症 ... 11
    3. 血栓形成の予防・中断 ... 13
  - 第3節 生化学変化 ... 17
  - 第4節 心筋虚血性病変 ... 21
    1. 電子顕微鏡所見 ... 21
    2. 光学顕微鏡所見 ... 21
    3. 虚血心筋の可逆性・非可逆性 ... 25
  - 第5節 特殊な心筋虚血傷害 ... 26
    1. 気絶心筋 ... 26
    2. 再灌流傷害 ... 27
    3. 心室リモデリング ... 27
    4. プレコンディショニング ... 28
  - 第6節 ST上昇と非ST上昇心筋梗塞 ... 29

- **第2章 臨床症状・所見** ... 35
  - 第1節 臨床症状 ... 35
  - 第2節 臨床所見 ... 39
    1. 視診 ... 39
    2. 脈拍と血圧 ... 39
    3. 触診 ... 40
    4. 聴診 ... 40

- **第3章 検査所見** ... 43
  - 第1節 心電図 ... 43
    1. 再灌流時代の心電図診断 ... 43

2．非ＳＴ上昇心筋梗塞 ……………………………… 51
　　　3．脚ブロック ………………………………………… 53
　　　4．再灌流療法の効果 ………………………………… 53
　　　5．再灌流不整脈 ……………………………………… 55
　第2節　心筋マーカー ……………………………………… 55
　　　1．各　　論 …………………………………………… 55
　　　2．臨床応用例 ………………………………………… 58
　第3節　胸部レントゲン …………………………………… 58
　第4節　超音波・ドプラー ………………………………… 60
　　　1．心室収縮評価 ……………………………………… 60
　　　2．機械的合併症 ……………………………………… 62
　　　3．負荷超音波法 ……………………………………… 65
　第5節　その他の画像診断 ………………………………… 68
　　　1．心臓核医学 ………………………………………… 68
　　　2．ＣＴ法 ……………………………………………… 73
　　　3．ＭＲＩ法 …………………………………………… 73
　　　4．血管内視鏡 ………………………………………… 74
　第6節　血行動態モニター ………………………………… 75

●第4章　救 急 治 療　　81

　第1節　一次救命法 ………………………………………… 81
　　　1．心肺蘇生法 ………………………………………… 81
　　　2．循環器専門施設への搬送 ………………………… 85
　第2節　入院時ルチーン処置 ……………………………… 86
　　　1．Coronary Care Unit ……………………………… 86
　　　2．一 般 治 療 ………………………………………… 89
　第3節　クリニカルパス …………………………………… 91

●第5章　合　併　症　　93

　第1節　うっ血性心不全 …………………………………… 93
　　　1．病態と所見 ………………………………………… 93
　　　2．治　　療 …………………………………………… 95
　第2節　心原性ショック …………………………………… 98
　　　1．定　　義 …………………………………………… 98
　　　2．病態と臨床所見 …………………………………… 98
　　　3．診　　断 …………………………………………… 101
　　　4．一般的治療 ………………………………………… 101
　　　5．IABPとPCPS …………………………………… 102

        6．再灌流療法 ………………………………………………… 104
    第3節　右室梗塞 ………………………………………………… 105
        1．病　　態 ………………………………………………… 105
        2．臨床所見と診断 ………………………………………… 106
        3．治　　療 ………………………………………………… 108
    第4節　機械的合併症 …………………………………………… 110
        1．自由壁穿孔 ……………………………………………… 110
        2．心室中隔穿孔 …………………………………………… 111
        3．僧帽弁閉鎖不全 ………………………………………… 113
        4．心 室 瘤 ………………………………………………… 114

●第6章　不 整 脈　　　　　　　　　　　　　　　　　　119

    第1節　発 生 機 序 ……………………………………………… 119
    第2節　心室性不整脈 …………………………………………… 123
        1．病態・臨床所見 ………………………………………… 123
        2．治　　療 ………………………………………………… 126
    第3節　徐脈性不整脈 …………………………………………… 129
    第4節　上室性頻拍・心房細動 ………………………………… 133
        1．発作性上室性頻拍 ……………………………………… 133
        2．心 房 細 動 ……………………………………………… 133
    第5節　抗不整脈剤 ……………………………………………… 135

●第7章　再灌流療法　　　　　　　　　　　　　　　　　139

    第1節　血栓溶解療法 …………………………………………… 139
        1．総　　論 ………………………………………………… 139
        2．血栓溶解剤 ……………………………………………… 140
        3．適　　応 ………………………………………………… 142
        4．発症・治療時間 ………………………………………… 143
        5．禁　　忌 ………………………………………………… 144
        6．救 命 効 果 ……………………………………………… 145
        7．再開冠動脈血流と心筋再灌流 ………………………… 146
        8．限界と問題点 …………………………………………… 148
    第2節　Primary PCI …………………………………………… 151
        1．血栓溶解療法とPrimary PTCAの比較 ……………… 151
        2．Primary PCI（PTCA & Stenting） …………………… 153
        3．発症・治療時間 ………………………………………… 156
        4．術者・施設の技術レベル ……………………………… 156
        5．Rescue PCI ……………………………………………… 157

6．再開冠血流 ································· 157
　　　7．高齢者に対するPrimary PCI ················ 163
　　　8．心原性ショック例に対するPrimary PCI ······ 164
　　　9．心臓外科のない施設でのPrimary PCI ········ 164
　　付．血管・心筋再生療法の可能性 ··················· 165

第8章　ST上昇を伴わない心筋梗塞　　173

　第1節　定　　義 ··································· 173
　第2節　病態と診断 ································· 174
　第3節　薬物療法 ··································· 177
　第4節　PCI治療 ··································· 179
　付．高齢者の心筋梗塞 ······························· 181

第9章　薬物療法　　187

　第1節　血管拡張剤 ································· 187
　　　1．硝　酸　剤 ································· 187
　　　2．カルシウム拮抗剤 ··························· 189
　　　3．アンジオテンシン変換酵素阻害剤 ············· 192
　　　4．アンジオテンシンII受容体拮抗剤 ············· 193
　第2節　ベータ遮断剤 ······························· 195
　第3節　強　心　剤 ································· 199
　　　1．ジギタリス ································· 199
　　　2．カテコラミン ······························· 199
　　　3．フォスフォジエステラーゼ阻害剤 ············· 201
　　　4．cAMP賦活剤 ································ 201
　　補．心房利尿ペプチド ··························· 201
　第4節　抗血小板剤 ································· 202
　　　1．アスピリン ································· 202
　　　2．チクロピディン，クロピドグレル ············· 203
　　　3．シロスタゾール ····························· 204
　　　4．GP IIb/IIIa受容体阻害剤 ···················· 204
　第5節　抗凝固剤 ··································· 204
　　　1．ヘパリン ··································· 205
　　　2．ワーファリン ······························· 206

第10章　退院・社会復帰　　211

　第1節　退院に備えての評価 ························· 211
　第2節　リハビリテーション ························· 214

1．入院中のリハビリテーション ……………………………… 214
　　2．退院後のリハビリテーション ……………………………… 216
　　3．社 会 復 帰 …………………………………………………… 217
　第3節　二 次 予 防 …………………………………………………… 219
　　1．冠危険因子 …………………………………………………… 219
　　2．脂質コントロール …………………………………………… 219
　　3．アスピリン …………………………………………………… 220
　　4．抗凝固療法 …………………………………………………… 220
　　5．硝 酸 剤 ……………………………………………………… 220
　　6．カルシウム拮抗剤 …………………………………………… 220
　　7．アンジオテンシン変換酵素阻害剤 ………………………… 221
　　8．ベータ遮断剤 ………………………………………………… 221
　　9．エストロゲン補充療法 ……………………………………… 221

●索　　引　　　　　　　　　　　　　　　　　　　　　　　225

第1章
急性心筋梗塞症の基礎

　急性心筋梗塞発症は，米国の統計では年間110万人に及ぶとされ，そのうち数十万人が死亡，死亡例の半数は入院前に死亡するとされている[1]．急性心筋梗塞治療は1960年代後半に不整脈モニター・治療を主体としてcoronary care unitが導入され，1970年代前半からはcoronary care unit（CCU）におけるSwan‐Ganzカテーテルによる血行動態モニターに基づく治療が行われ，心不全治療に進展が見られた[2]．さらに，1980年代前半からは冠動脈内血栓ストレプトキナーゼ，ウロキナーゼ注入により，後半からはストレプトキナーゼ，組織プラスミノーゲン・アクチベータ(tPA)静脈内投与による血栓溶解療法が行われ，いわゆる再灌流reperfusion時代を迎えるに至った[3)-5)]．また，1990年代に入り血栓溶解療法を行わず，直接バルーンによる閉塞責任冠動脈の拡張，さらにステント植え込みが行われ，急性期院内死亡率は5～8％程度まで減少するに至っている[6)-8)]．さらに，薬物療法の進歩，とくにアスピリン，アンジオテンシン変換酵素阻害剤，β遮断剤，スタチンの投与は本症の予後改善に有意の貢献をしている[9]．

　一方，急性心筋梗塞の死亡率が著減したと言っても，本疾患死亡例のほぼ50%は入院前に主に不整脈で死亡するとされ[10]，この部分に関してはわれわれの死亡率の計算には入ってこない点にも大きな問題もある．

　また，今日は大規模・多施設検討，およびこの成績に基づくガイドライン全盛の時代であるが，これら大規模試験の対象例は多くの除外規定により選ばれた症例で，実際の現場でわれわれが出会う現実real worldの症例とはかなりかけ離れたグループであることも事実である．

　筆者は30数年にわたり急性心筋梗塞症例の診療に携わり，臨床的，実験的な検討を行ってきた経験から，些細なものではあるが，本症に関する自分なりの見解をも若干述べて見たい．最近，数年間複数施設にて，急性心筋梗塞症例に対する発症早期カテーテル的冠動脈再建術された1,000例と，それ以前に経験した約1,000例に関する急性心筋梗塞症例の所見を基本知見として以下に述べる．

●●●第1節　冠動脈硬化病変の発生機序●●●

1. 傷害を受けた冠動脈内膜に単球，Tリンパ球が侵入してマクロファージに変化．酸化LDLを貪食して泡沫細胞となり，これが破綻して脂質に富む粥腫が形成される．
2. とくに多量の脂質を含み，これを覆う被膜の薄い冠動脈不安定病巣は炎症所見を示し，被膜の破綻により露出した粥腫内容に血液が接し，血小板凝集機序，血液凝固機序が作動して，閉塞血栓が形成される．
3. 臨床例でCRPなどの炎症マーカーにより冠動脈病巣の不安定性の評価が試みられる．

●1．冠動脈硬化病巣の形成●

今日，急性心筋梗塞発症の機序として，定着している説は冠動脈硬化病巣の破綻と，この部に形成される血栓による冠動脈急性閉塞によるとする冠動脈血栓閉塞説である．冠動脈によらず，一般に動脈硬化病巣の形成は，まず血管内皮細胞機能が糖尿病，高血圧，高脂血症，喫煙，加齢などの効果を含めて何らかの機序により障害されると，NOの産生・分泌障害が生じ，内皮細胞に接着因子ICAM-1(intercellular adhesion molecule-1)，VCAM-1(vascular cell adhesion molecule - 1) が発現し，単球 monocyte，Tリンパ球 がこの部の血管内壁に繋留され，活性化した内皮細胞や平滑筋細胞により合成・分泌される単球遊送因子MCP-1 (monocyte chemotactic protein - 1) の作用により，血管内膜内部へと遊走することから始まる．これが有名なRossの血管障害説である（図1-1）[11]．

血管壁内に進入した単球は，コロニー刺激因子M-CSF (macrophage colony-stimulating factor) の作用により，貪食細胞macrophageへ分化・活性化し，スカベンジャー受容体 scavenger receotor を発現し，貪食機能を発揮する (phenotypic modulation of expression of the scavenger receptor or family of receptors)．血管壁内にコレステロールの沈着があれば，マクロファージはコレステロールを貪食し泡沫細胞化する．この場合，マクロファージが貪食するのはコレステロール成分のうちでも悪玉コレステロールとされるLDL (low-density lipoprotein) であり，それも酸素化されたいわゆる酸化LDL (oxidized LDL) が選択的にマクロファージのスカベンジャー受容体を介して無制限に貪食される．結局，泡沫細胞は破綻し，細胞内に脂質が内膜組織内に放出され，脂質に富む動脈硬化病巣（粥腫）pultaceous cholesterol rich core of the atherosclerotic plauqe が形成される[12]．

一方，マクロファージは成長因子を産生し，これにより通常中膜に存在する平滑筋細胞が内膜内に遊走し，一部は酸化LDLを貪食し泡沫細胞化するとともに，粥腫内にコラーゲン，エラスチンなどの繊維成分の分泌と粥腫被覆化をきたす．図1-1，2に模式図を示す．

このようにして，形成された動脈硬化病巣は，当然ながら血管内腔を狭窄化すると考えられるが，実際には血管全体が拡張して対応し，ある程度まで（動脈硬化が全血管断面積の40

第1節　冠動脈硬化病変の発生機序

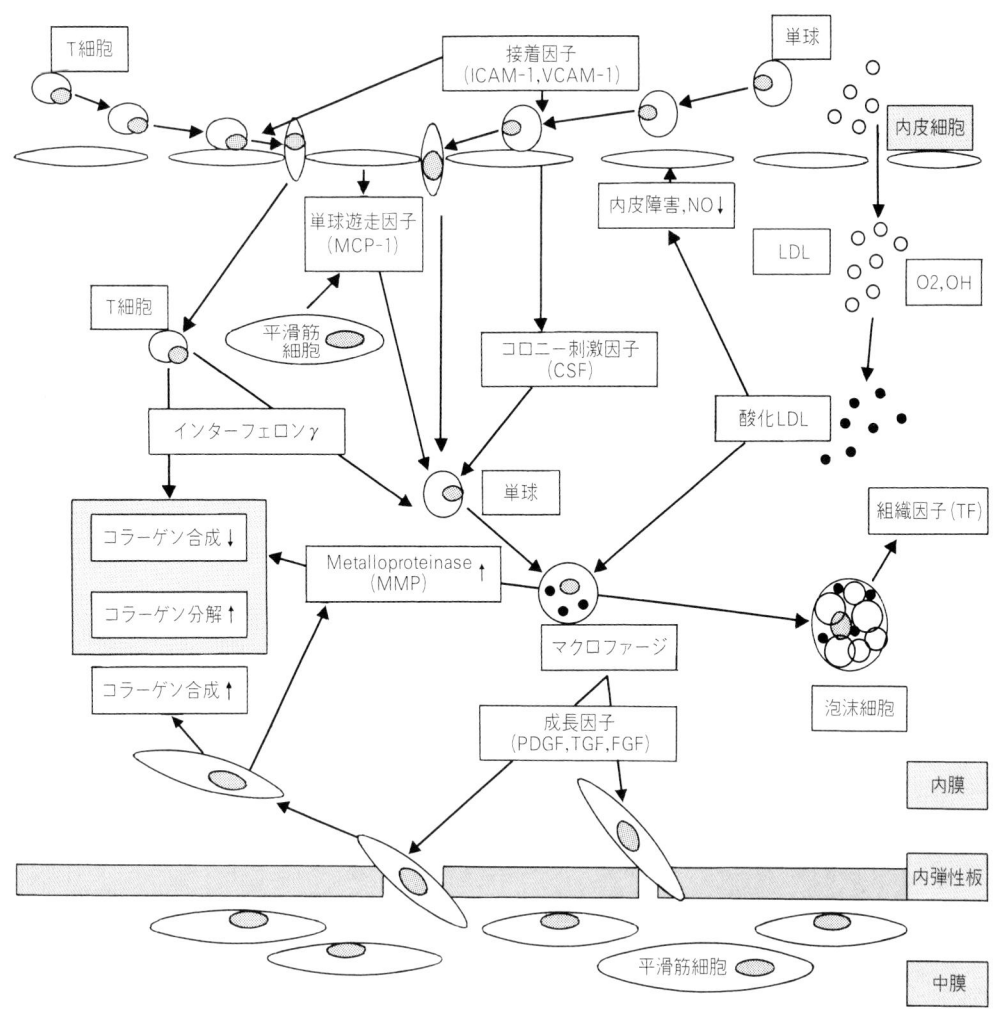

図1-1　冠動脈硬化病巣成立の機序
〔説明は本文参照〕

％を超えるまで）の動脈硬化病巣による血管壁肥厚は代償され得る（positive remodeling）．しかし，さらなる冠動脈硬化病変の進行に伴い，冠動脈内腔の狭窄が増悪し，血管内径の75～90％以上の狭窄で労作時の心筋虚血症状を生ずるに至る．それでも，冠動脈硬化病巣が安定し，繊維性被膜で覆われた状態にあり，たとえ労作狭心症があっても症状に増悪がなく安定していれば，安定狭心症として当面は薬物療法でも大過なく経過し得る（図1-2）．

●2．冠動脈硬化病巣の不安定化●

しかし，冠動脈病巣の単球を中心とした細胞浸潤が見られ，コラーゲンの増殖が不十分で粥腫を覆う繊維性被膜（fibrous cap：平滑筋細胞から産生されるcollagen，elastin，proteoglycansなどから構成される）を強化するI型コラーゲンが，単球，マクロファージ，一部平滑筋細胞，内皮細胞より産生される蛋白分解酵素matrix metalloproteinase（MMP：

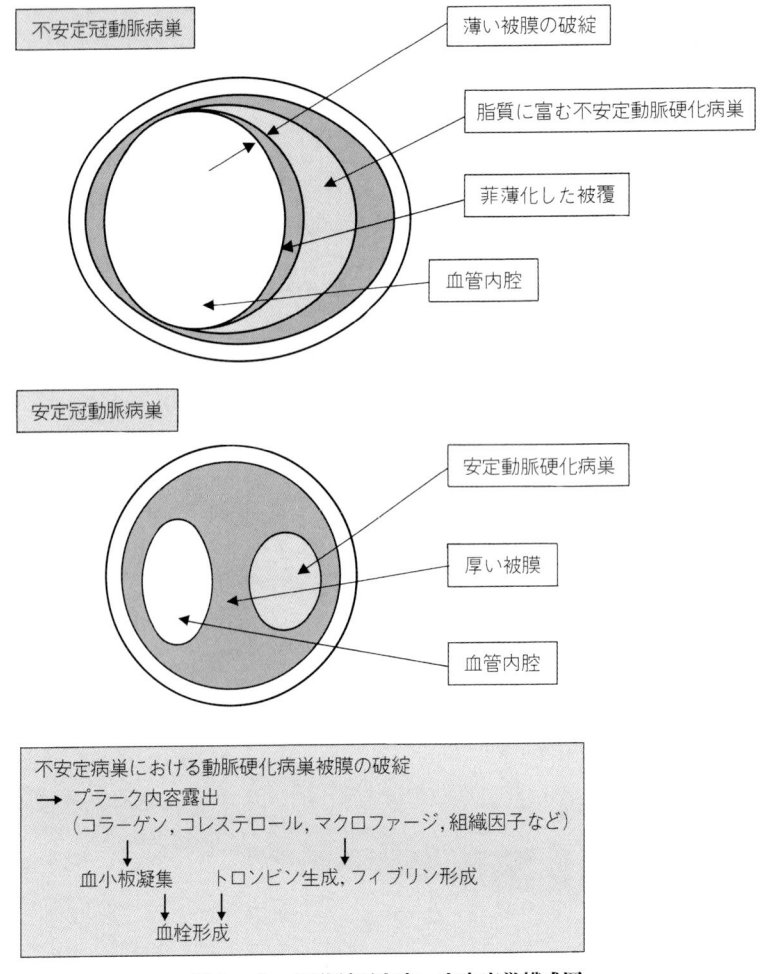

図1-2 冠動脈不安定・安定病巣模式図
〔説明は本文参照〕

collageneses, gelatinases, stromelysins；MMP-1, 2, 3, 8, 9, 13)により分解され, fibrous capの菲薄化, 脆弱化が生じる[13]. MMPは酸化LDL, reactive oxygen species, inflammatory cytokines, dynamic stressにてさらに増加する〔拮抗物質＝tissue inhibitors of metalloproteinases (TIMPs)〕. Tリンパ球から分泌されるインターフェロン interferon gamma (INF-γ)はアポトーシスを生じ, コラーゲンの産生を抑制し, 活性T細胞から産生されるtenascin-Cなどにより平滑筋の減少が起こる. このような機序により, 動脈硬化病巣は不安定化し, 病巣の破綻を生ずる可能性が大きくなる (図1-2, 3)[14)15)].

不安定な動脈硬化病巣に関する知見を以下に示す[12)16)].

不安定プラークの病理学的特徴
・比較的プラーク容量が大,
・positive remodeling (血管が拡張し, 狭窄を軽減している),
・多量のリピッドを含み (プラーク容積の40％以上), コレステロール結晶, コレ

第1節　冠動脈硬化病変の発生機序

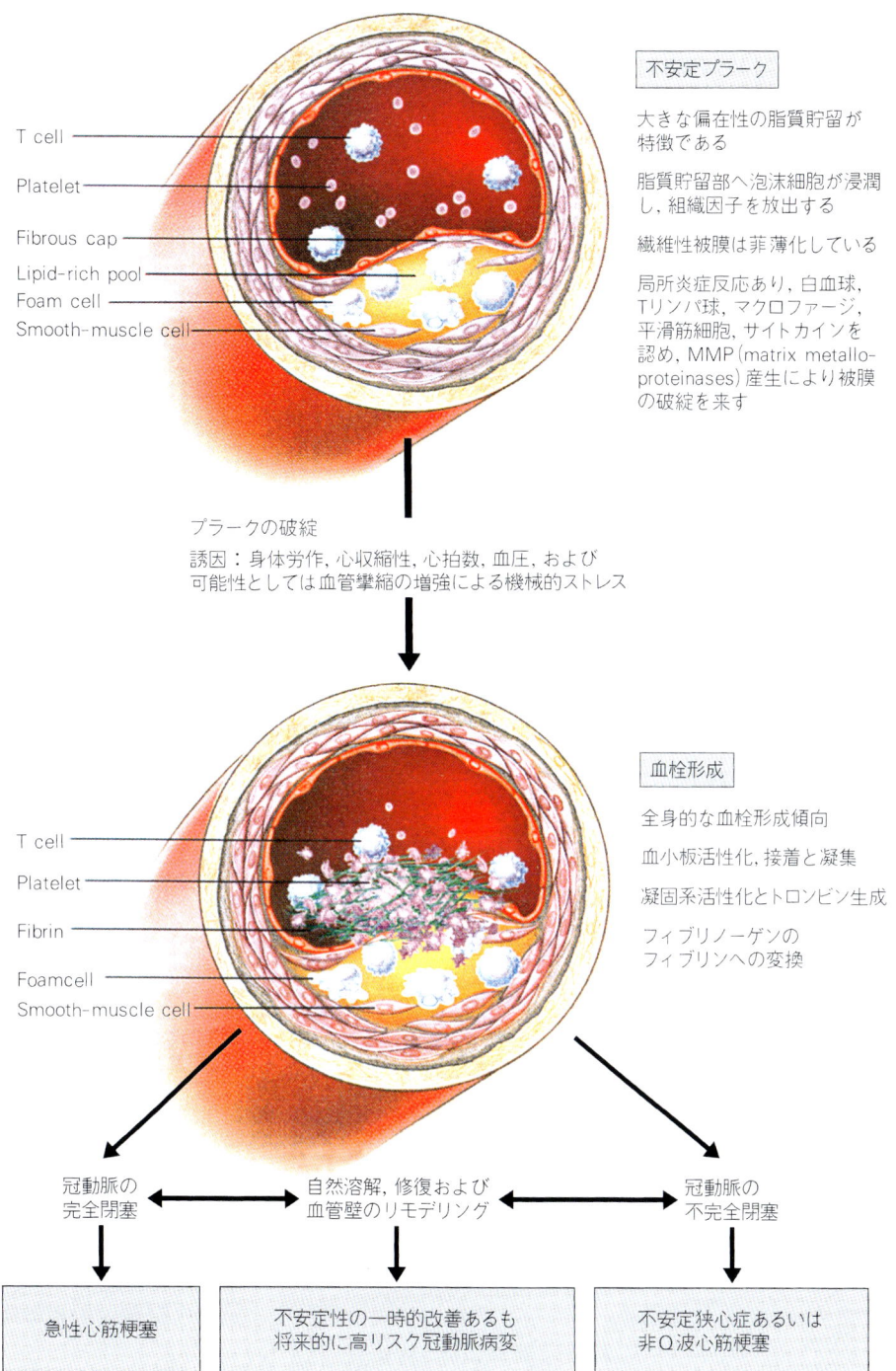

図1-3　冠動脈不安定病巣の成り立ち
[Yeghiazarians Yら：N Engl J Med, 2000[14]より引用]

ステロールエステル，組織因子を含む酸化LDLから成る．
・内膜（fibrous cap）と外膜の炎症細胞浸潤（monocyte/macrophage, activated T cell, mast cell）．
・平滑筋，コラーゲンの少ない薄い被膜．
・血管新生の亢進．

冠動脈硬化巣における炎症誘発因子
酸化LDL，サイトカイン，アンジオテンシンII，血圧上昇，糖尿病，感染（chlamydia pneumonia, cytomegalovirusなど），免疫系の活性化．

血小板と血管壁の相互作用を修飾する因子
局所血流条件：血流，ずり応力など．
露出した内部組織の性状：傷害の程度（軽度〜高度血管傷害），動脈硬化プラークの組成，残存壁在血栓．
全身性の血栓形成素因：高コレステロール血症，カテコラミン（喫煙，コカイン，ストレスなど），喫煙，糖尿病，ホモシステイン，リポプロテインa，感染（chlamydia pneumoniae, helicobacter pylori, cytomegalovirusなど），凝集・凝固能亢進状態〔フィブリノーゲン，von Willebrand factor，組織因子 tissue factor（TF），第VII因子，prothrombin fragment 1, 2，線溶活性の減弱（plasminogen activator inhibitor - 1 ; PAI - 1 ↑，tissue plasminogen activator ; tPA ↓，urokinase ↓ など）〕．

このような不安定化プラークも，コレステロールの低下療法，とくにHMG-CoA reductase（スタチン）により安定化し得ることが実験的に示され，大規模臨床試験でも確認されている[17)18)]．

動脈硬化病巣にかかる応力stressは繊維性被膜fibrous capに集中し，被膜が薄いほど応力は大となり，かつ最大応力は被膜の周辺部にかかりやすい[19)]．したがって，動脈硬化巣の健常部との移行部の肩にあたる部分（shoulder）が破綻しやすく，プラーク破綻の原因はその構造上プラークに内在する因子のほかに，外的な力，例えば冠動脈狭窄部血流によるずり応力shear stress，血中カテコラミン増加，交感神経緊張，血圧，心拍数，心筋収縮性の増加などの外的因子も関連している[20)]（図1-3）．病理学的検討からは，急性心筋梗塞症例の60％に責任冠動脈プラークの破綻，40％にびらん所見を認めている[20)]．

このような不安定動脈硬化病巣では，マクロファージやTリンパ球などの細胞浸潤を伴う炎症所見が認められ，これは酸化LDLなど非病原微生物により誘発される炎症と考えられる[21)]．また，最近の不安定狭心症や心筋梗塞症例における内視鏡や冠動脈超音波の所見から，不安定な冠動脈病変は単一ではなく，責任病巣のみならず他の冠動脈にも複数で認められることが少なからず認められ，冠動脈全体の反応と考えられつつある[22)]．

● 3．不安定プラーク発現マーカー ●

このように，冠動脈硬化病巣形成，その不安定化には酸化LDLの関与が大きいと想定されるが，近年血中酸化LDLの測定が可能となり，冠動脈病巣の破綻，酸化LDLの血中への放出を反映すると考えられ，急性冠症候群臨床的病態との対比が可能となっている[23)24)]．図

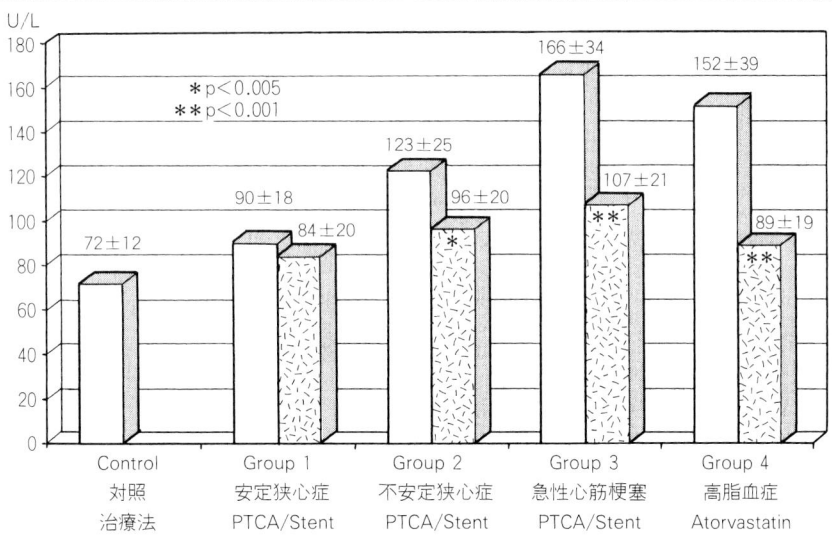

図1-4 冠動脈疾患における血中酸化LDL値
酸化LDLの代表として血中malonaldehyde LDL値を見ると，冠動脈病巣が不安定である不安定狭心症，急性心筋梗塞で高値であり，また高脂血症でも高値を示し，いずれも冠動脈angioplasty(PTCA/Stent)で改善，高脂血症例ではスタチン投与にて改善が得られている．（白コラム：治療前，灰色コラム：治療後）

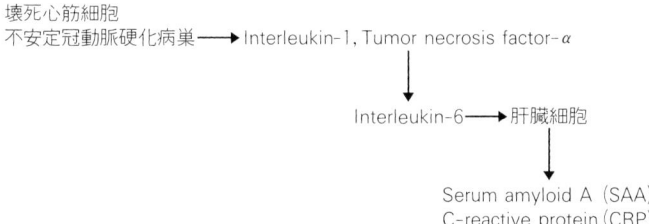

図1-5 急性心筋梗塞におけるCRP上昇機序

1-4に安定狭心症，高脂肪血症，不安定狭心症，急性心筋梗塞症における血中酸化LDLの関与を示すが，急性心筋梗塞，不安定狭心症，高脂血症にて高値を示し，治療により低下する所見が見られる．

一方，不安定動脈硬化病巣局所で産生されるinterleukin-1(IL-1)，tumor necrosis factor-α(TNF-α)はinterleukin-6(IL-6)を発現させ，これは肝臓細胞を刺激しC-reactive protein(CRP)やserum amyloid A(SAA)などのいわゆるacute phase reactantsが産生される（図1-5）．したがって，冠動脈不安定病巣の存在は，高感度CRP値の上昇がこれをよく反映するとされ，血中コレステロールと高感度CRP値の評価により，将来の心事故を予測し，また狭心症例の病巣安定/不安定性を評価し得るとされる[25]．

Ridkerら[26]は，CRPのほかにSAA，ICAM-1，IL-6，homocysteine，LPa(lipoprotein a)，LDL-Cなどの炎症マーカー，脂質分画成分測定値から冠動脈事故予測を試みた結果，CRPが最も良好な予測因子である成績を示している．ただし，IL-6による刺激により肝臓細胞からCRPが産生され血中CRPが上昇するまでには最低6時間を要する．したがって，

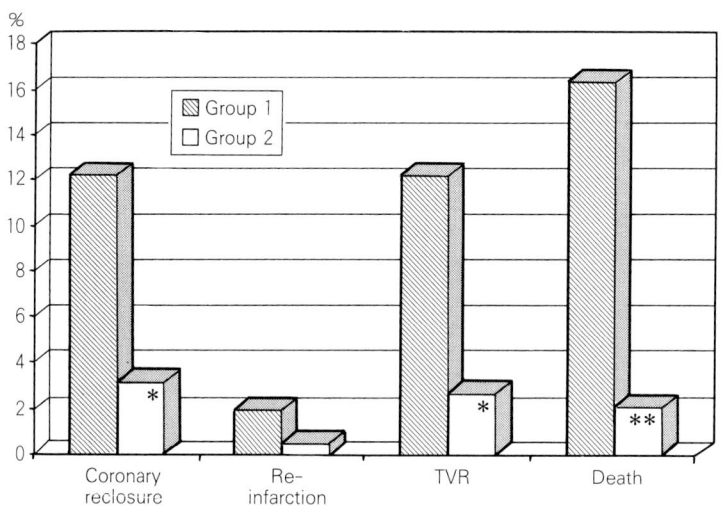

図1-6 CRPによる冠動脈病巣不安定性の推定
急性心筋梗塞発症早期6時間以内のCRP値は心筋壊死の影響を受けず，冠動脈病巣の不安定性を表現すると考えられ，CRP高値群（Group 1）は非高値群（Group 2）に比して，急性期合併症〔冠動脈病巣再閉塞 coronary reclosure，再梗塞 reinfarction，再血行再建術施行(TVR)，死亡 death〕が高頻度である．（＊p＜0.05，＊＊p＜0.01）

急性心筋梗塞発症後6時間以内の血中CRP値は急性心筋梗塞発症直前における冠動脈硬化病巣の不安定性を表現すると仮定される．図1-6はその成績を示すが，発症6時間以内のCRP高値例は然らざる症例に比し，急性期死亡，再梗塞，再冠動脈血行再建施行など冠動脈硬化病巣不安定性に関連する心事故発症がより高頻度に認められた[27]．

●●● *第2節 冠動脈硬化病巣における血栓形成* ●●●

1. 心筋梗塞発症責任冠動脈病巣の特徴として重要であるのは，冠動脈の狭窄よりも不安定動脈硬化巣であり，狭窄は高度でも安定した病巣はかえって梗塞責任病変となりにくいとされる．
2. 冠動脈病巣破綻部血栓形成による心筋梗塞発症モデルでは，冠動脈血栓性閉塞形成により一気に梗塞発症する例よりも，閉塞と再開通を反復しつつ梗塞に至るタイプの方が多い．また，血栓溶解療法よりも機械的な冠動脈再開療法の方が，虚血心筋救済効果が大であることも示される．
3. 冠動脈内血栓形成予防薬として，抗血小板剤のアスピリン，チクロピジン，クロピドグレル，glycoprotein IIb/IIIa 受容体阻害剤が有効となる．

● 1．血栓形成の機序 ●

　正常な内皮細胞はNO，プロスタサイクリン，ADPaseを産生し血小板凝集を抑制，凝固組織因子経路インヒビター tissue factor pathway inhibitor (TFPI)，アンチトロンビンIII，トロンボモジュリンの産生により凝固機転を抑制，tPA産生により線溶促進機能を発揮している．他方，血管内皮の障害はその部における血栓形成亢進状態を伴っている．このような病態に基づき，以下のように冠動脈硬化病巣における血栓形成過程が作動する．

　臨床例でも動脈硬化粥腫内容物は他の組織に比して，血小板凝集，凝固誘発性が他の組織より数倍高いことが示されている[28]．すなわち，不安定化した冠動脈病巣の破綻あるいはびらんが生じ，露出した組織に血小板が接し血小板の活性化が誘発され，血小板凝集機序(血小板の接着，活性化，受容体発現，凝集)が作動する(図1-7)．さらに凝固機転が加わって，血栓が形成され[29]，これが狭窄した冠動脈を閉塞し，支配流域心筋の壊死をきたすことになる．この場合，凝固機転の発端因子として鍵となるのは組織因子 tissue factor (TF)であり，脂質豊富な不安定な冠動脈プラーク lipid rich plaque 内には macrophage により産生されるTFが充満しており，冠動脈 atherectomy により得られた動脈硬化巣標本でも確認されている[30]．このTFが凝固因子XをXaへ変化させ，prothrombinがthrombinへ変換，このthrombinにより最終的にfibrinogenがfibrinとなり，fibrinのネットワークに赤血球が捉えられた血栓が完成する(図1-8)．

　さて今日，世界のこの道の権威である米国Libby，Fusterらの大家が繰り返し説くところは，心筋梗塞発症の条件として重要であるのは，動脈硬化病巣の破綻であって，この部位における血管の狭窄は重要な因子ではなく，冠動脈の血栓性閉塞はむしろ狭窄の軽い部分に生ずるとされている．反面，狭窄は高度だが，繊維性に硬化した安定した病巣は破綻する可能性は低く，このような病巣から心筋梗塞を発症することはまずないとされている[31]．しかし，現実の梗塞症例では血栓を吸引除去しても，まず全例で高度の狭窄を残しており，この理論と現実との間に若干乖離があるように思える[32]．いずれにしても，心筋梗塞のように，

第1章 急性心筋梗塞症の基礎

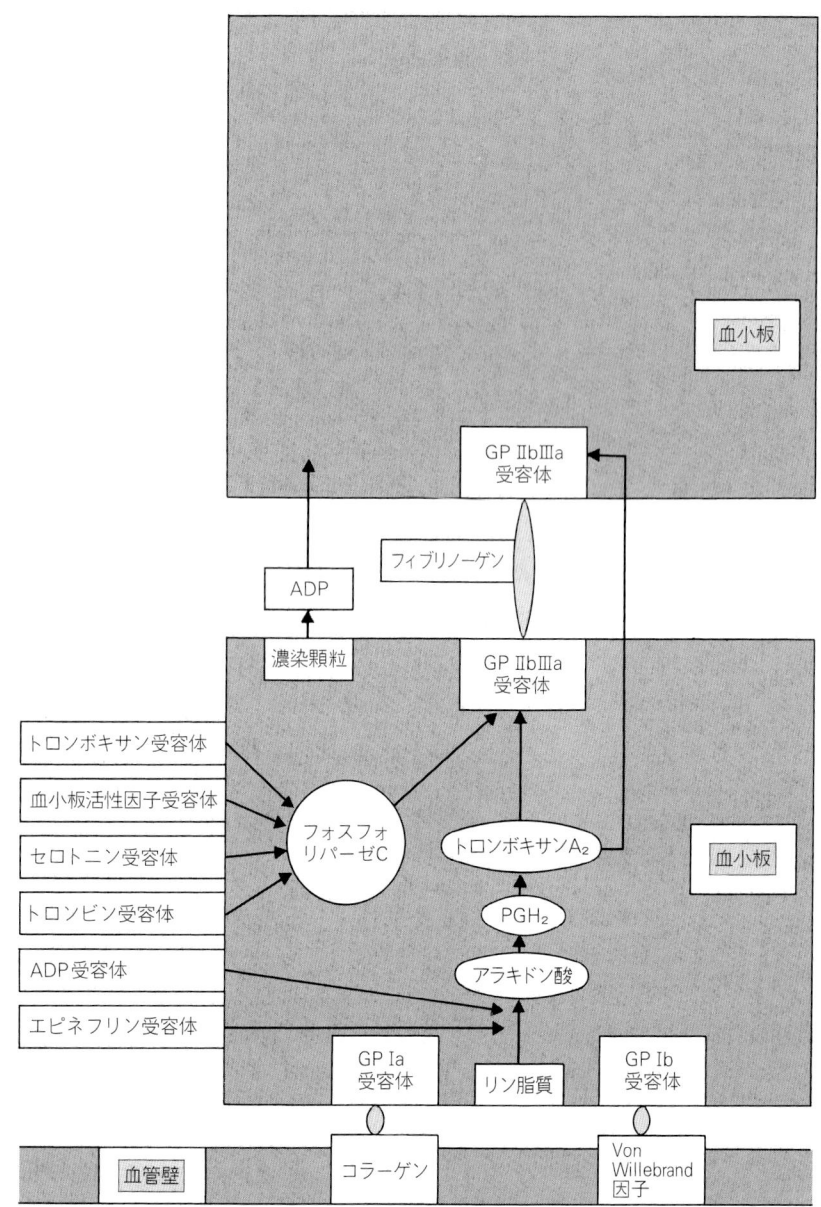

図1・7　血小板凝集機序
ADP=adenosine diphosphate, GP=glycoprotein, PG=Prostaglandin.
〔説明は本文参照〕

　あるとき突然発症するタイプの急性疾患においては，その発症の全経過を詳細に知ることは，予防，治療法の検討のうえに極めて重要であるが，実際の臨床例でこのような観察を行うことは事実上不可能である．
　そこで，筆者は実験的に冠動脈破綻動脈硬化病巣における，血栓形成による心筋梗塞発症モデルを作成若干の検討を行ったので，この成績に基づき心筋梗塞発症の機序につき紹介し

第2節　冠動脈硬化病巣における血栓形成

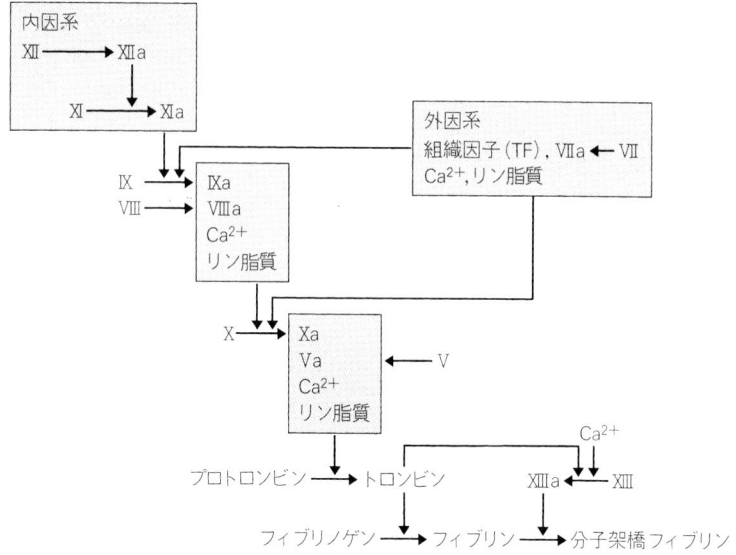

図1-8　血液凝固機転
　図中ローマ数字は凝固因子番号．ただし，フィブリノーゲン＝I因子，プロトロンビン＝II因子，組織トロンボプラスチン（組織因子）＝III因子，カルシウムイオン＝IV因子．

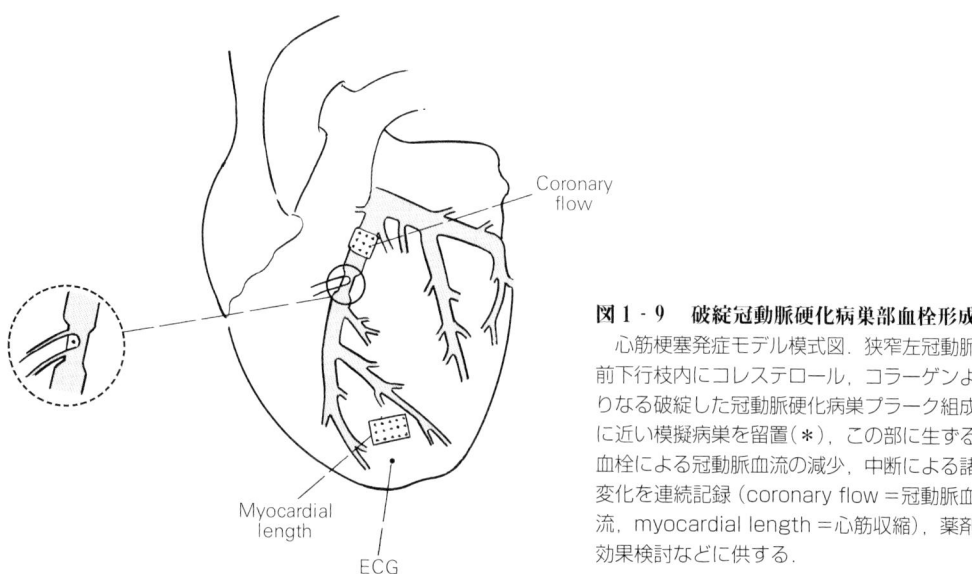

図1-9　破綻冠動脈硬化病巣部血栓形成
　心筋梗塞発症モデル模式図．狭窄左冠動脈前下行枝内にコレステロール，コラーゲンよりなる破綻した冠動脈硬化病巣プラーク組成に近い模擬病巣を留置（*），この部に生ずる血栓による冠動脈血流の減少，中断による諸変化を連続記録（coronary flow＝冠動脈血流，myocardial length＝心筋収縮），薬剤効果検討などに供する．

てみたい．

● 2．破綻動脈硬化病巣血栓形成による心筋梗塞発症 ●

　図1-9に示すように，イヌを用いた実験で，狭窄せしめた左冠動脈前下行枝内に，破綻した動脈硬化病巣を模擬して動脈硬化病巣成分に近似した，コレステロールおよびコラーゲンよりなる模擬破綻動脈硬化病巣を留置するものである[33)34)]．冠動脈血流，同流域心筋の

第1章　急性心筋梗塞症の基礎

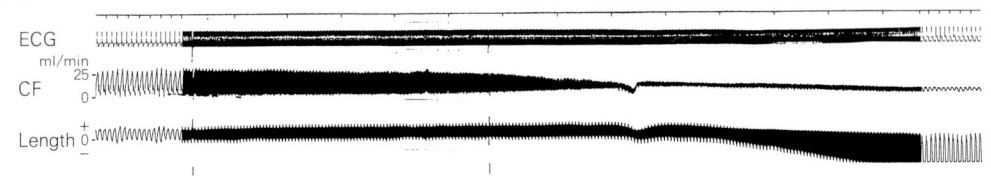

図1-10　心筋梗塞発症モデルによる心筋梗塞発症（1型）
冠動脈病巣部血栓形成に伴い、冠動脈血流（CF）は次第に減少し、停止に至る。これに伴い心電図STの上昇、局所心筋収縮（Length）の奇異性収縮が生ずる。突然発症するタイプの梗塞に相当する。

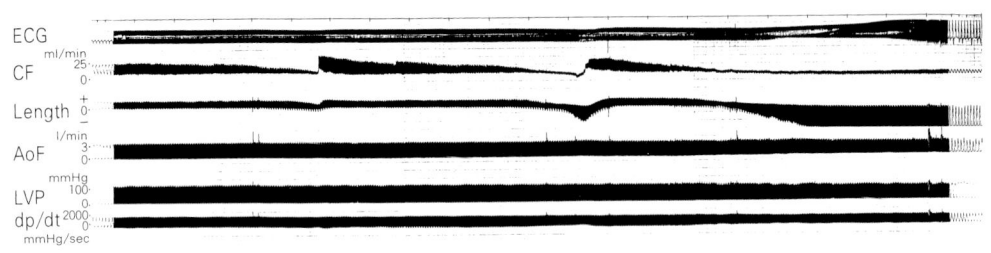

図1-11　心筋梗塞発症モデルによる心筋梗塞発症（2型）
冠動脈病巣部血栓形成に伴い、冠動脈血流は減少するが、閉塞血栓が血流により分断され、末梢に流出することにより血流の再増大が見られ、血栓の再形成により血流の再減少を伴うといった血流変化を反復しつつ、最終的には血流の停止、心筋収縮停止、梗塞発症に至る。不安定狭心症、梗塞前狭心症を反復する症例に相当する。AoF=大動脈血流、CF=冠動脈血流、dp/dt=左室圧微分値、Length=心筋収縮、LVP=左室圧．

収縮、局所心電図、左室内圧、大動脈血流を同時測定しつつ、模擬破綻冠動脈硬化病巣部血栓形成とこれに伴う諸計測値を連続観察、記録し、心筋梗塞発症は血栓性閉塞による冠動脈血流の停止、これに伴う心筋収縮停止、局所心電図変化により認めることができる。

この心筋梗塞発症モデルから、心筋梗塞発症の機序、病態につき幾つかの知見が得られている。すなわち、心筋梗塞の発症は従来の実験モデルで行われてきたように、冠動脈を糸で縛るというような形で突然冠動脈血流が途絶して発症するものもあるが、多くは破綻動脈硬化病巣に形成される血栓が、冠動脈内の激しい血流により末梢に流失したり、分断されたりしながら、再度、再々度と血栓が再形成され、最終的に冠動脈が閉塞され心筋梗塞が完成される場合が多い。モデル例を**図1-10**に示すが、この場合は冠動脈内血栓の形成が進行するに伴い、徐々に冠動脈血流が減少し、これに伴い心筋収縮の逆転が認められ、一気に心筋梗塞が完成されている状況が見てとれる（1型）。

これに対して、**図1-11**に示す場合は様子が違っていて、冠動脈模擬破綻動脈硬化病巣部における血栓の形成、分断、末梢への流失、血栓の再形成に伴い、冠動脈血流の減少、突然の再開を反復し、これに伴い心筋収縮、心電図変化を反復しつつ、結局冠動脈血栓性閉塞、冠動脈血流の消失、心筋収縮逆転、ST上昇を伴う心筋梗塞の完成が見られている（2型）。1型と2型の比率は1対3程度で、心筋梗塞発症時には、一気に血栓性閉塞が完成するタイプよりも閉塞と再開通を反復しながら、梗塞発症に至るタイプが多いことが示唆される。

さて、このモデルでは冠動脈血流始め各種計測指標から冠動脈血栓、心筋梗塞発症を示し

第2節 冠動脈硬化病巣における血栓形成

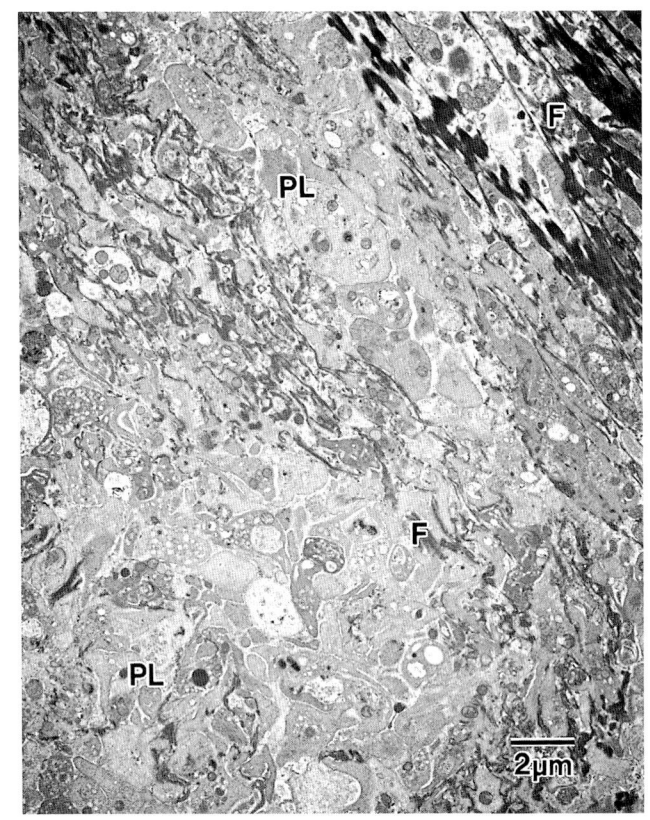

図1-12 模擬冠動脈硬化病巣部に形成された血栓の電顕像
　主として血小板（PL），一部フィブリン（F）からなり，いわゆる白色血栓で，この外側にフィブリンと赤血球からなる赤色血栓が形成される.

ているが，冠動脈内模擬破綻動脈硬化病巣における血栓形成の実態はどうであろうか？
　図1-12に，このモデルで形成された血栓の電顕写真を示す．血栓標本は模擬動脈硬化病巣に近い部分の組織を示し，血小板を多く含み血小板凝集による血栓形成機序の最初のステップを示している．血栓の発育は，このような血小板血栓（白色血栓）の周辺に，赤血球がフィブリンに捉えこまれた赤色血栓形成される形で進行する．

●3．血栓形成の予防・中断●

　ここで心筋梗塞発症に重要な役割りを果たす血小板凝集機序につき触れる．アラキドン酸 arachidonic acidはcyclooxygenaseの作用により prostaglandin H_2 に変わる．prostaglandin H_2は血小板内でthromboxane A_2 となり，これは血小板凝集，血管収縮作用を示す．一方，prostaglandin H_2は血管壁内でprostaglandin I_2（prostacyclin）に変わり，これは血小板凝集抑制，血管拡張作用を示す．
　アスピリンはcyclooxygenaseの作用を抑制するため，血小板におけるthromboxane A_2生成を阻害するが，prostacyclin生成も阻害する[35]．そこで，少量のアスピリン投与により thromboxane A_2生成を阻害しprostacyclin生成は阻害せず，血小板凝集抑制効果を得ることができる（**図1-13**）．
　同様に，thromboxane A_2生成を選択的に阻害するトロンボキサン合成阻害薬でも，同様の血小板凝集抑制効果が得られる．**図1-14**にトロンボキサン合成阻害薬による心筋梗塞発

第 1 章　急性心筋梗塞症の基礎

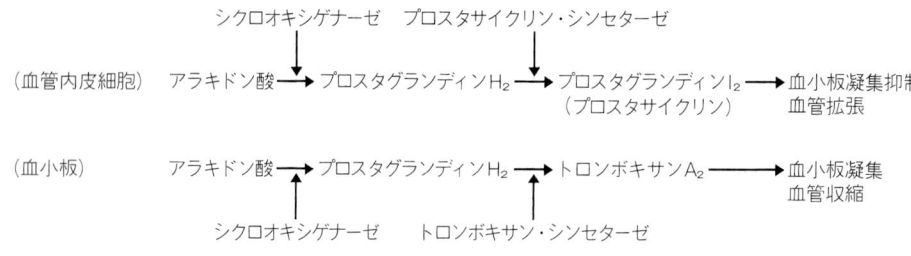

図 1 - 13　トロンボキサン，プロスタサイクリン産生経路
　アスピリンはシクロオキシゲナーゼを抑制しプロステグランディンH$_2$産生を減少させ，トロンボキサンA$_2$産生を抑制するが，同時にプロスタサイクリン産生も抑制するため(アスピリン・ディレンマ)，トロンボキサンA$_2$産生を抑制し，プロスタサイクリン産生を抑制しない程度の少量のアスピリン投与が有効とされた．最近はアスピリンディレンマを否定する考えもある．

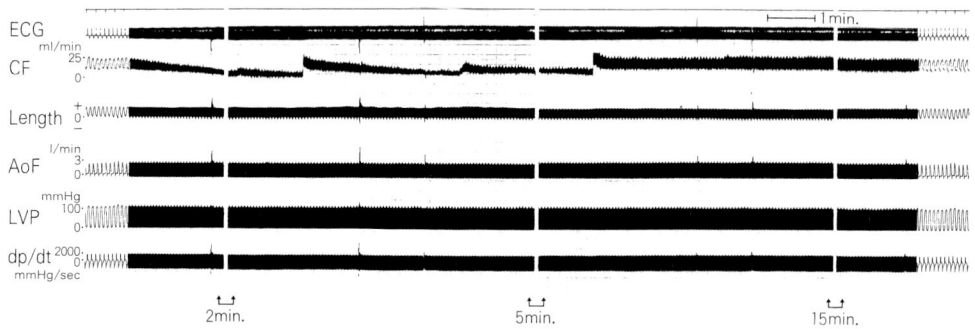

図 1 - 14　トロンボキサン合成阻害剤による心筋梗塞発症予防効果
　心筋梗塞発症モデルで冠動脈病巣部血栓形成により冠動脈血流(CF)の周期的減少がみられるが，トロンボキサン合成阻害剤(OKY-046)投与により，血小板凝集抑制による血栓形成の抑制により，冠動脈血流減少は中断され梗塞発症も予防されている．アスピリンの効果も同様の機序による．AoF=大動脈血流，dp/dt=左室圧微分波形，Length=心筋収縮，LVP=左室圧は経過中不変である．

症予防の例を示す．心筋梗塞発症モデルで，冠内血栓形成による心筋梗塞発症前段階を示す冠動脈血流減少・再開反復現象が発現した時期に，トロンボキサン合成阻害薬を静脈内投与することにより，冠動脈内閉塞性血栓形成中断，心筋梗塞発症予防効果が得られる(梗塞発症率：投薬群30％，非投薬群80％，$p < 0.02$)．この基本原理に基づき，心筋梗塞発症予防に少量アスピリン投与(80mg～100mg/日)が行われ，大規模臨床検討でも有効性が確認されている[36]．
　血小板にはトロンボキサンのほかにvon Willebrand factor，コラーゲン，エピネフリン，トロンビン，ADP(adenosine diphosphate)に対する受容体があり，それぞれの受容体との結合により血小板の凝集機転が作動される(図1-7参照)．これらの受容体の阻害により血小板抑制が可能であり，ADP受容体を阻害する薬剤としてチクロピディン ticlopidine，クロピドグレル clopidogrel があり，いずれもおおむねアスピリンより血小板凝集抑制効果は強力で，とくに冠動脈ステント植え込み術後は必須の薬剤であるが，チクロピディンは副作用，

とくに骨髄機能障害の可能性が問題であり，欧米ではクロピドグレルへ完全移行しているが，わが国でもいずれ認可されると思われる．

トロンビン抑制剤としてはヒルディン hirudin (hirulog) があるが，本邦ではアルガトロバン argatroban がこの範疇に属する．心筋梗塞発症モデルでの検討では，チクロピディン，アルガトロバンの梗塞発症率はそれぞれ39%（$p < 0.05$），20%（$p < 0.01$）で対照の80%に比し有意に有効であった[37]．さらに強力な血小板凝集として，血小板 glycoprotein IIb/IIIa (GP IIb/IIIa) 受容体にフィブリノーゲンが結合し血小板同士を凝集させる機序がある．

近年，米国を中心に GP IIb/IIIa 受容体遮断薬が臨床応用され，とくに冠動脈血管形成術後血栓形成，心筋梗塞発症予防効果の有効性が示されており，急性心筋梗塞症に対する早期血管形成術，ステント植え込みなどに対する有効性については幾つかの大規模試験で検討されている[38]．さて既述のように，血小板凝集に伴い凝固機転が進行する．すなわち，tissue factor が凝固因子 X を Xa へ，Xa が prothrombin を thrombin へ，thrombin が最終的に fibrinogen を fibrin に変え，この fibrin のネットワークに赤血球が捉えられ血栓が完成する．そこでフィブリンを分解するウロキナーゼ urokinase，ストレプトキナーゼ streptokinase，組織プラスミノーゲン活性剤 tissue plasminogen activator (tPA) などが，急性心筋梗塞症発症早期における冠動脈内血栓溶解，灌流療法として今日まで広く行われるに至っている[39)40]．

現在とくに欧米で広く行われている急性心筋梗塞症例に対する tPA 静脈内投与による冠動

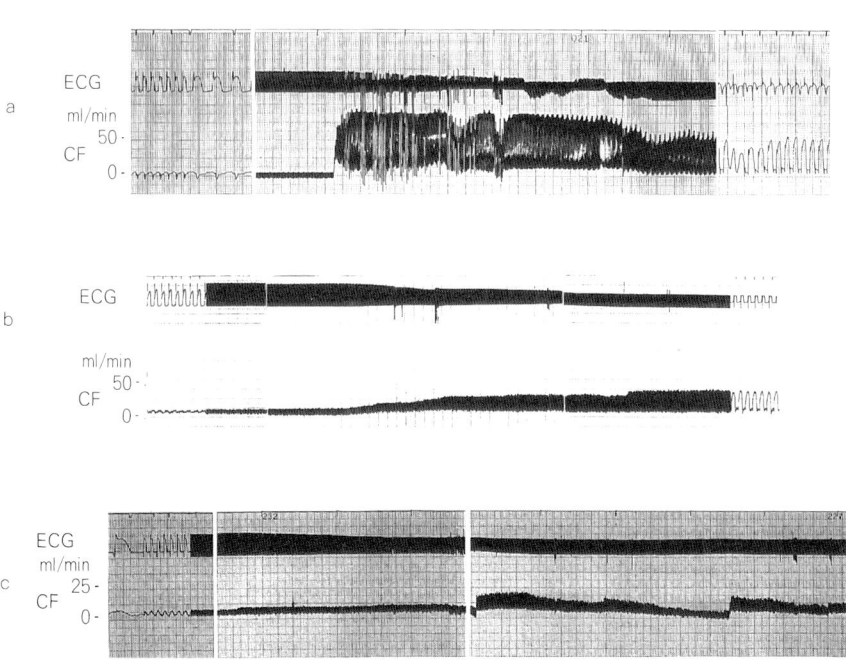

図1-15　血栓溶解療法による冠動脈血流の再開
心筋梗塞完成した心筋梗塞発症モデルにて，血栓溶解剤静脈内投与による冠動脈血流再開の状況を検討したところ，a のように冠動脈病巣部血栓溶解により急激に冠動脈血流 (CF) が再開するタイプ，b のように徐々にではあるが冠動脈血流が回復するタイプ，c のように，血栓溶解不十分―再形成により，冠動脈血流は再開，再減少を反復し十分な冠動脈血流再開が得られないタイプが見られ，半数近くが c タイプを示す．

脈血栓溶解療法の効果は如何なるものか，筆者の実験モデルで検討した成績を図1-15に例示する．図に示すように，血栓溶解薬の静脈内投与により，冠動脈内血栓溶解冠動脈血流再開が得られるもののうち，安定した冠血流が得られるのは65%に留まり，35%では冠動脈血流の再開は得られても，血栓不十分溶解による血流の再開と再閉塞を反復する不十分な血流再開に終わる[41]．他方，PTCAやステント植え込みによる機械的冠動脈血行再建では，極めて安定した冠動脈再開血流が得られる．

　急性心筋梗塞症例発症早期冠動脈血流再開療法の究極の目的である，虚血心筋救済効果に関しての検討では，図1-16に示すように，血栓溶解療法に比し冠動脈機械的血流再開療法の方が有意に救済される虚血心筋量が多い成績が得られた[34]．この実験的検討の成績に基づき，われわれは1994年以降発症24時間以内に受診した心筋梗塞症例に対しては，全例血栓溶解療法を施行せず，直接PTCA, stentingを施行するprimary PCI(percutaneous coronary intervention)の方針としている．図1-17に示すように，primary PCIにより明らかに血栓溶解療法時代に比し，治療成績の改善が得られている．

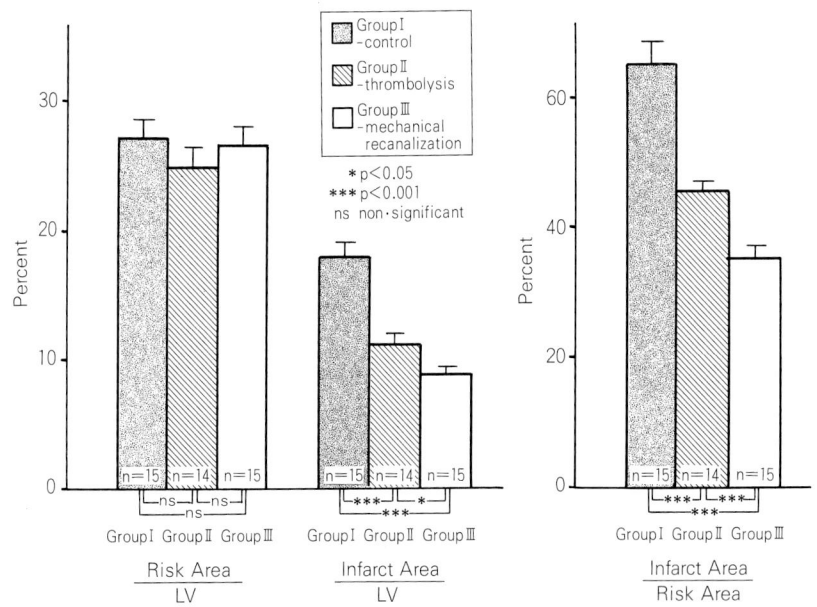

図1-16　血栓溶解療法と直接冠動脈形成術による虚血心筋救済効果の比較
　冠動脈内血栓性閉塞による心筋梗塞発症モデルにおける，対照(Group I)，血栓溶解療法(Group II)，直接冠動脈形成術施行(Group III)の3群での虚血心筋(Risk Area)，梗塞心筋(Infarct Area)，梗塞心筋／虚血心筋(Infarct Area/Risk Area)をみると，直接冠動脈形成術施行群で梗塞心筋量，虚血心筋中梗塞移行心筋が他の2群に比し有意に減少することが示される．(LV＝左室全体の心筋)

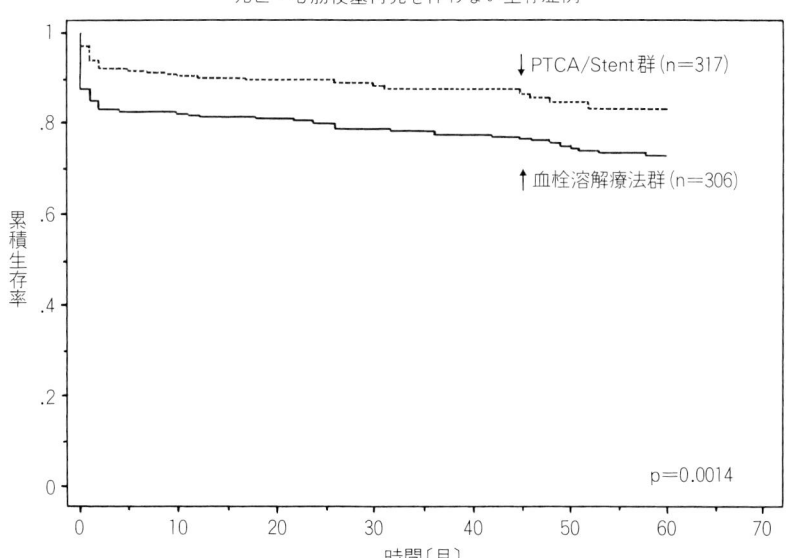

図1-17　急性心筋梗塞症例の予後〔死亡・再梗塞を伴わない生存例〕
血栓溶解療法に比して，直接PTCA/Stentによる冠動脈再建術施行例で有意に良好な予後を示している．

●●●第3節　生化学変化●●●

> 1. 正常の好気性代謝では，代謝素材の90％は脂肪酸であり，アシルCoA，アセチルCoAを経て，TCAサイクルに入り効率の良いATP産生が行われる．
> 2. 虚血による嫌気性代謝ではブドウ糖の解糖へと変化するが，この機序によるATP産生は虚血によるATP産生不足を代償するには遥かに及ばないが，さらに虚血が進行すると乳酸の蓄積により解糖もさらに抑制される．

　正常の心筋は，エネルギー源として遊離脂肪酸（free fatty acid）あるいはブドウ糖を用い，例えば1個のブドウ糖分子の好気的代謝により38個のアデノシン三燐酸 adenosine triphosphate（ATP）分子が生成されるが，嫌気的解糖では2個のATPが産生されるに過ぎない[42)-44)]．高燐酸エネルギー high-energy phosphate（HEP）の心筋内での蓄積は限られたもので，ATPまたはクレアチン燐酸 creatine phosphate（CP）の形でなされている．
　虚血心筋内では嫌気性解糖が行われるが，好気的解糖の1/10以下のATP産生しか得られず，$NADH_2$や乳酸蓄積によるアシドーシスが進行する[44)-47)]．虚血15分までに心筋内ATPは1/2以上，CPは80％が失われる[45)]．
　正常の好気的代謝における心筋細胞の代謝素材は脂肪酸 fatty acidとブドウ糖 glucoseで，

第1章 急性心筋梗塞症の基礎

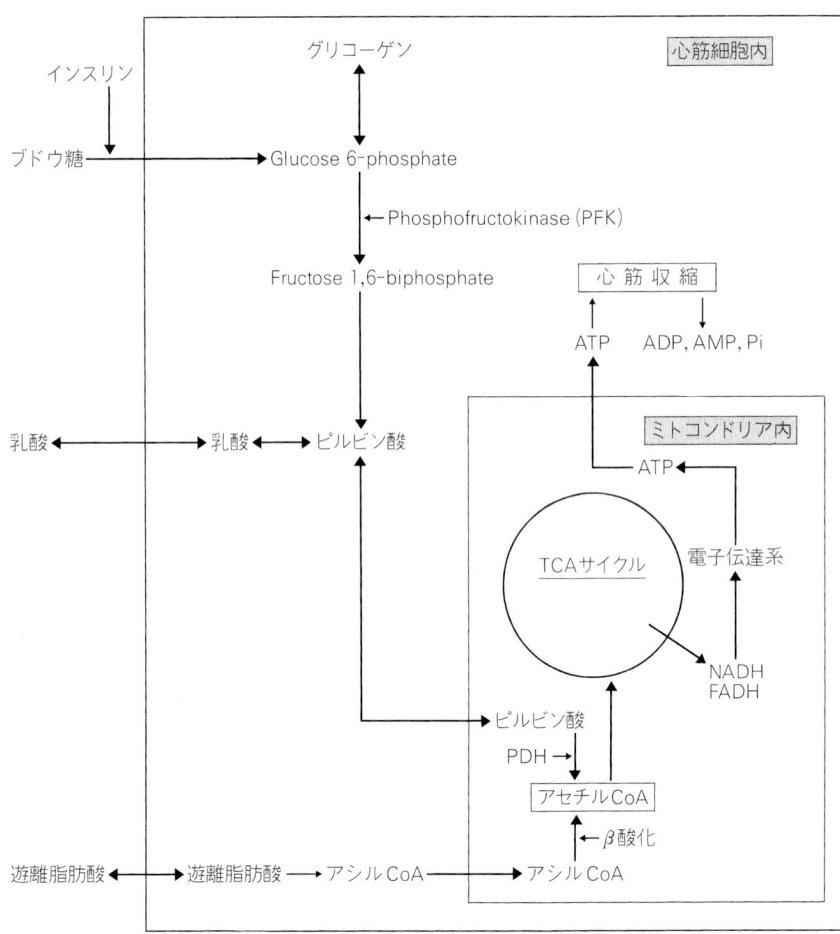

図1-18 正常心筋代謝略図

遊離脂肪酸は細胞内でアシルCoAとなり，カルニチンと結合しミトコンドリア内に入り，β酸化を受けてアセチルCoAとなる．ブドウ糖は細胞内でピルビン酸を形成，ミトコンドリア内でアセチルCoAとなる．アセチルCoAはTCAサイクル，電子伝達系を介してATPを産生し，心筋収縮に必要なエネルギーを供給する．

ADP = adenosine diphosphate, AMP = adenosine monophosphate, ATP = adenosine triphosphate, CoA = coenzyme A, FADH = flavine amide adenine dinucleotide, NADH = nicotine amide adeninedinucleotide, PDH = pyruvate dihydrogenase, Pi = inorganic phosphate.

TCAサイクルで利用される90％近くは脂肪酸であり，虚血による嫌気的代謝ではブドウ糖の解糖へと変化する．脂肪酸はまずアシルCoA（acyl CoA）へ変わり，これがミトコンドリア内でβ酸化を受けてアセチルCoA（acetyl CoA）となり，TCAサイクルに入り効率の良いATP産生が行われる．ブドウ糖はピルビン酸に変わり，これがミトコンドリア内でアセチルCoAに変化し，TCAサイクルに入る（図1-18）．

心筋灌流血液低下－停止により生ずる虚血に伴う生化学的変化を図1-19aに示す．虚血

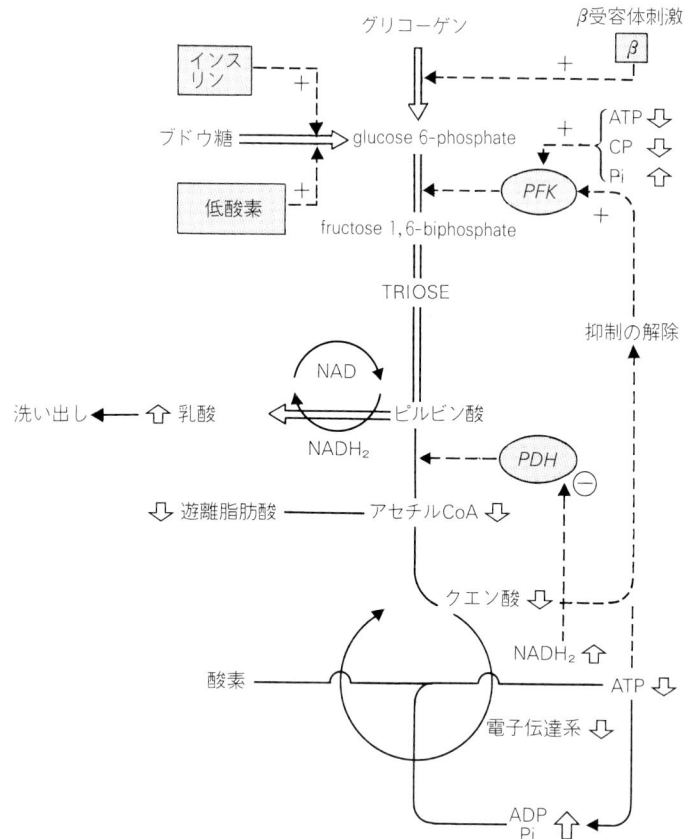

図1・19a 虚血心筋の代謝―比較的軽度の虚血の効果
ATP = adenosine triphosphate, CP = creatine phosphate, NADH = nicotine amide adenine dinucleotide, PDH = pyruvate dehydrogenase, PFK = phosphofructokinase, Pi = inorganic phosphate.〔説明は本文参照〕
[Opie LH : Acute myocardial infarction (Gersh BJ, Rahimtoola SH, ed). Chapman & Hall, New York, 1997[47]）より引用]

により最も急速に起こる変化として，クレアチン燐酸 creatine phosphate (CP) が分解して無機燐酸 inorganic phosphate (Pi) となる．クレアチン燐酸の分解により，ATPのレベルは当面比較的一定に保たれる．しかし，Piの増加は解糖系を司る重要な酵素であるフォスフォフラクトキナーゼ phosphofructokinase (PFK) 活性を促進する．解糖はブドウ糖6-燐酸 glucose 6-phosphate からピルビン酸 pyruvate に至る反応で，この促進によりATPの産生が増加する．この際，1分子のブドウ糖が2分子の乳酸 lactate，2分子のATPと2個のH$^+$を産生する[46]．この機序によるATP産生は，虚血によるATP産生不足を代償するには遥かに及ばないが，若干の有益性も認められる．例えば，細胞膜のATP依存性Kチャネルを閉じ，カルシウムバランスを保つイオンポンプを調節することにより，虚血に陥った細胞膜を保護する．ATPの分解速度は残存するクレアチン燐酸により緩衝されるが，ATPは結局ADP，AMP，Piへと分解され，ATP/AMP比，CP/Pi比の低下はPFKレベルでの解糖を強

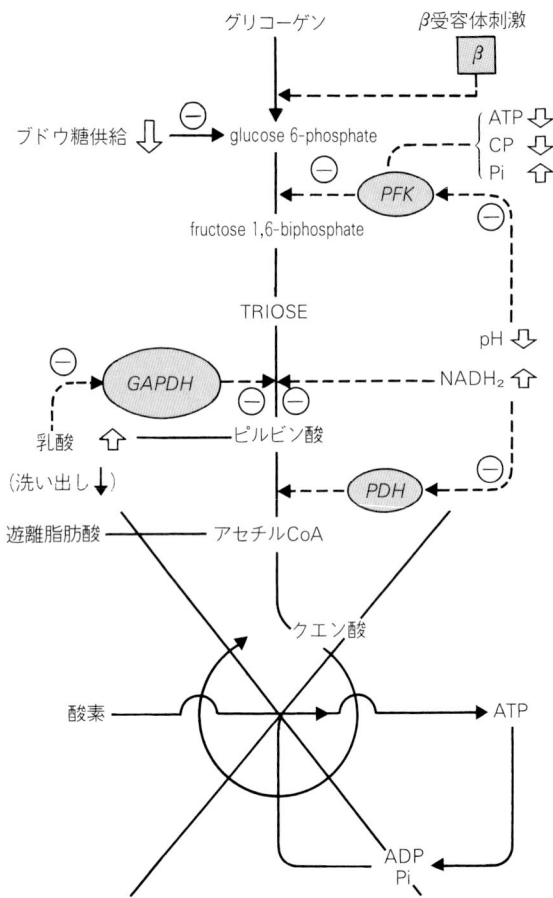

図1-19b 虚血心筋の代謝―高度の虚血の効果
GAPDH = glyceraldehyde phosphate dehydrogenase（他の略号は図1-19aと同じ）．〔説明は本文参照〕
[Opie LH : Acute myocardial infarction (Gersh BJ, Rahimtoola SH, ed). Chapman & Hall, New York, 1997[47)]より引用]

力に促進する．

図1-19bに示すように，さらに虚血が進行すると，乳酸の蓄積によりglyceraldehyde-3-phosphate dehydrogenase（GAPDH）が抑制される．$NADH_2$が増加し，これはpyruvate dehydrogenase（PDH）を抑制する．ATPの分解によりさらにH^+が増加し，これがPFKを抑制する．結局，乳酸，$NADH_2$，H^+の蓄積増加により解糖も抑制され，すべてのエネルギー産生系が停止する[47)]．

その結果，ATP，ADP低下，AMP増加，その代謝産物であるアデノシン，イノシン，キサンチンの増加が進行，総アデニンヌクレオチドは低下し，膜障害，ミトコンドリア，核の変化が進行し，心筋の不可逆性変化を伴うに至る．

第4節 心筋虚血性病変

1. 冠動脈血流停止による虚血心筋の形態的変化は，電顕所見では発症20分程度でも心筋細胞内構造の形態的変化として認められるが，光顕所見では一般に発症早期の虚血心筋の形態的変化を認め難い．
2. 心筋壊死には，梗塞中心部に見られる心筋伸展状態の凝固壊死 coagulation necrosis と，梗塞周辺部，非貫壁性梗塞，再灌流梗塞に見られる心筋収縮状態の収縮帯壊死 contraction band necrosis がある．
3. 虚血心筋変化が可逆性であることを期待し得るのは，病理学的所見からは1～2時間以内，臨床例の経験では3～6時間以内とされるが，冠動脈の閉塞状態，側副血行などにより12時間まで，リモデリング予防の観点からは24時間まで可能性がある．

1．電子顕微鏡所見

電子顕微鏡所見では冠血流停止20分以内に，まず心筋内に貯留されているグリコーゲン顆粒の減少と消失が速やかに起こる．これと並行して，浮腫，T管 tubular system，筋小胞体 sarcoplasmic reticulum，ミトコンドリアの膨化，変形が出現するが，未だ可逆的な変化である．虚血1時間を越えるとミトコンドリアの膨化，内部クリスタの破綻，不定形無機物質の析出，核クロマチンの集簇（clumping），偏在化などが起こり，次第に非可逆的変化へと移行する．さらに時間が経過すると，筋小胞体，T管 transverse tubules の膨化，崩壊，ミトコンドリア内クリスタの崩壊，消失，燐酸カルシウムの析出，核内クロマチンの凝集，核の萎縮，消失を示すに至る（図1-20）．

2．光学顕微鏡所見

光学顕微鏡所見では，急性心筋梗塞発症早期の心筋病理学的変化は発症8時間までは明確ではなく，心筋繊維の波うち状変形 waviness，後述の収縮帯壊死所見を認める程度である．冠血流停止8時間にて，心筋細胞間質浮腫，心筋細胞核の変形，細小血管の変性を認める[48]．

発症4～12時間には心筋組織は好酸性に染まり，核変形 nuclear piknosis，心筋繊維の波状形成 waviness，再灌流により contraction band necrosis を生じる．発症1日以後，心筋壊死部の白血球が浸潤し，2～4日にピークに達し核消失，筋小胞体凝固 sarcoplasmic coagulation，壊死心筋の融解が起こる．5～7日には好塩基性の組織残渣に macrophage，fibroblast の浸潤が始まり，8～10日には macrophage による貪食，lipofuscin 顆粒，macrophage 出現，11～14日梗塞周辺部に肉芽組織出現，3週間までに繊維芽細胞が出現し膠原繊維を析出，1ヵ月までに梗塞部における壊死心筋の除去とともに血管新生，繊維化が行われる．

心筋壊死には凝固壊死 coagulation necrosis と収縮帯壊死 contraction band necrosis がある．Coagulation necrosis では，心筋は伸展した状態の壊死であり，梗塞中心部に見られ，ミ

第1章 急性心筋梗塞症の基礎

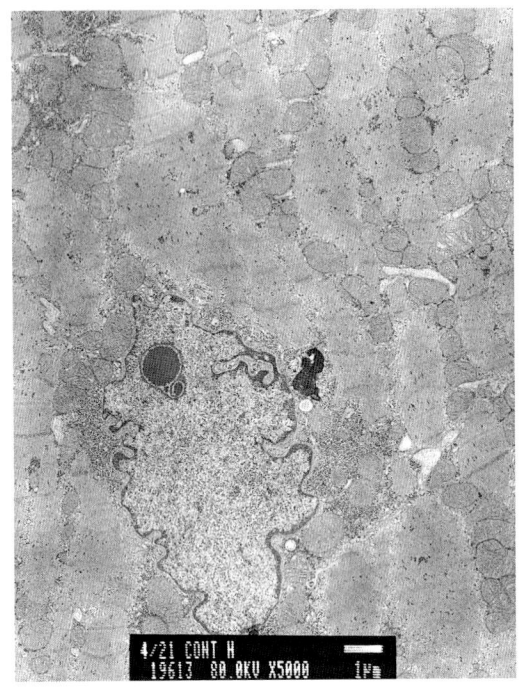

図1-20a

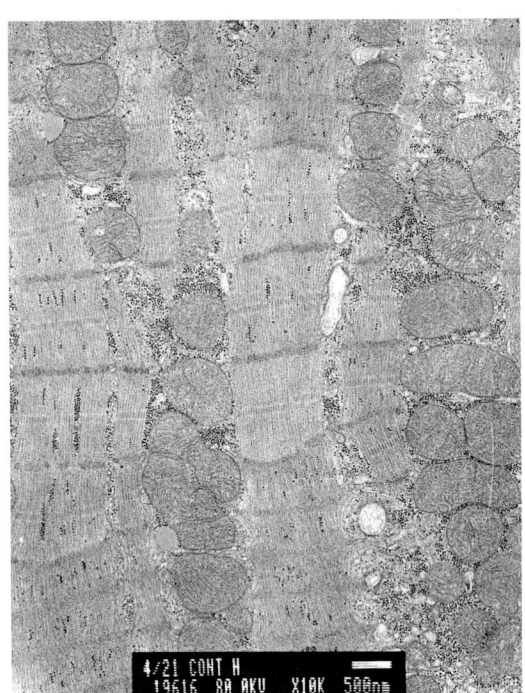

図1-20b

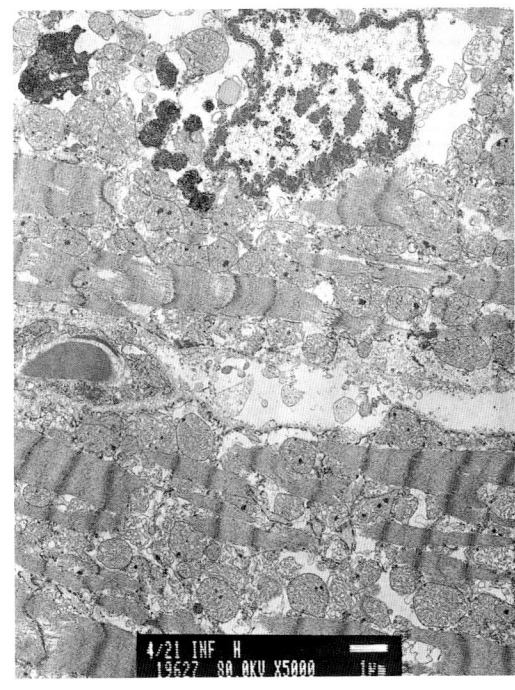

図1-20c

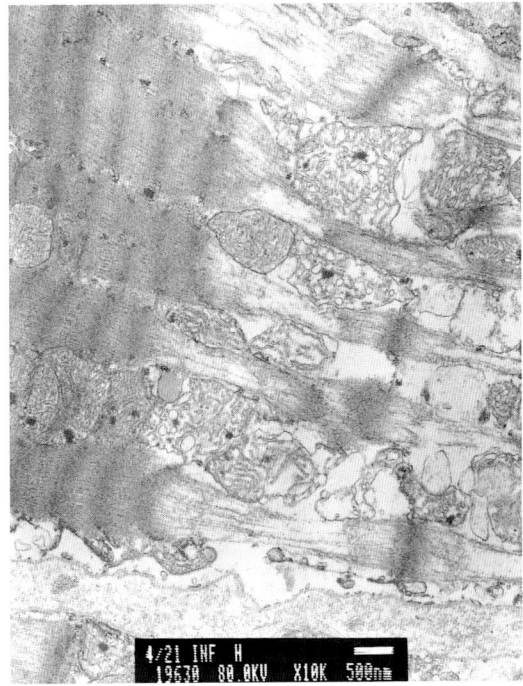

図1-20d

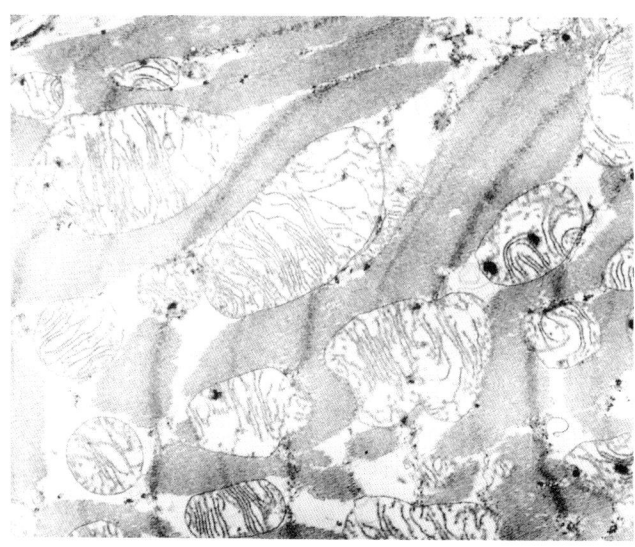

図1-20e

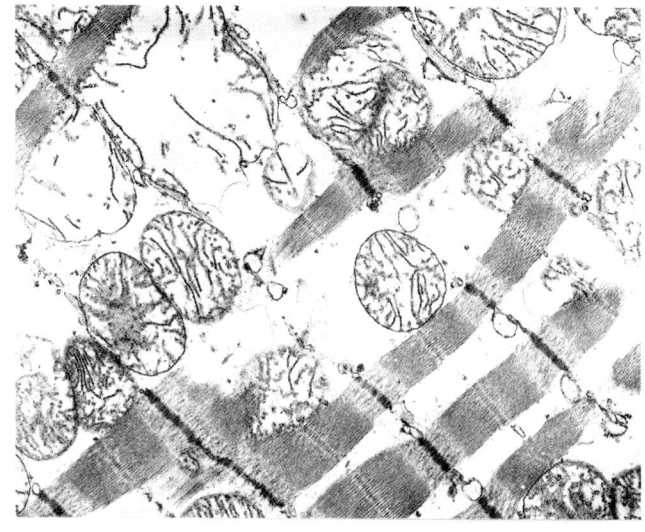

図1-20f

図1-20　虚血心筋電顕所見

　a, b：非虚血心筋電顕所見(倍率＝a：5K, b：10K)．正常細胞核，心筋繊維，ミトコンドリア，貯蔵グリコーゲン顆粒が認められる．

　c, d：1時間虚血，再灌流後の心筋電顕所見(倍率＝c：5K, d：10K)．核物質の凝集，細胞間浮腫，心筋繊維の過伸展による破綻，ミトコンドリアクリスタの膨化，不定形沈着物認める．

　e, f：虚血3時間，再灌流後の心筋電顕所見．ミトコンドリア内クリスタ破綻，崩壊，心筋繊維断裂，浮腫を認める．

トコンドリア内部崩壊と不定形沈着物，壊死心筋の貪食などを認める．Contraction band necrosisは専ら梗塞周辺部，非貫壁性梗塞，再灌流療法施行例，冠動脈血流自然再開例に見られ，心筋は収縮した状態の壊死であり，急速なカルシウム流入に伴う所見と考えられる(図1-21)．

　発症早期の心筋形態変化は電子顕微鏡レベルのみで詳細な観察が可能であるが，発症2～

第1章 急性心筋梗塞症の基礎

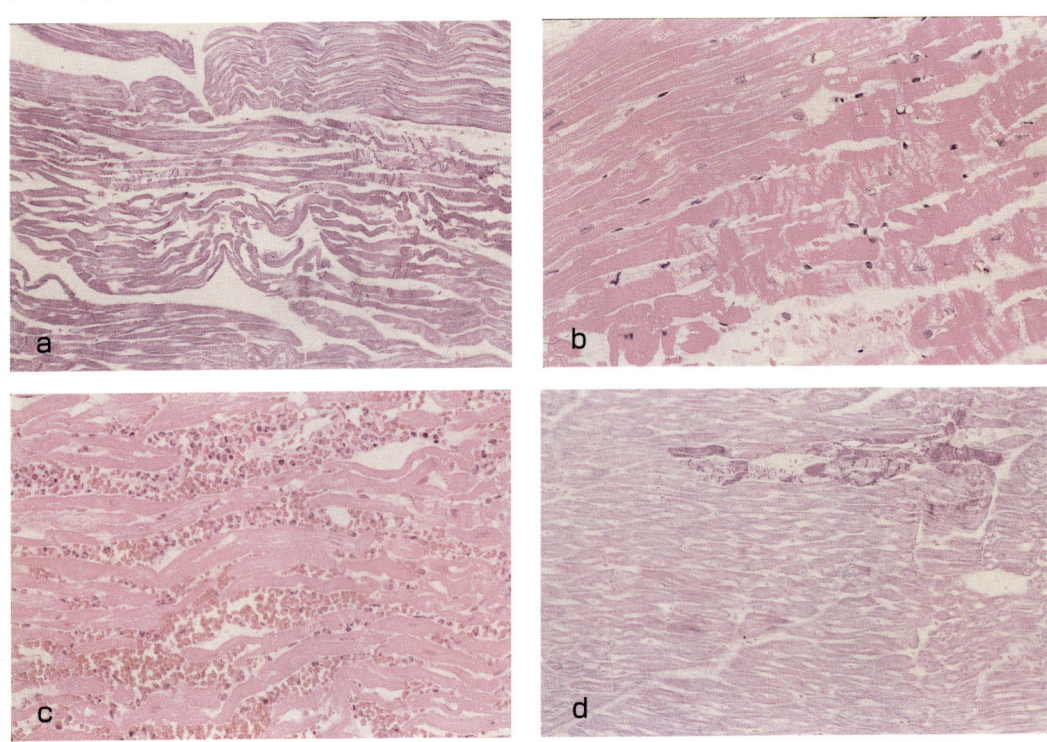

図1-21 虚血心筋光顕所見
虚血90分,再灌流後所見. a:心筋繊維の波打ち所見 waviness 見られ,一部収縮帯壊死 contraction band necrosis も見られる(MT染色). b:収縮帯壊死所見(HE染色). c:出血および白血球浸潤所見(HE染色). d:心筋内巣状壊死所見(MT染色).

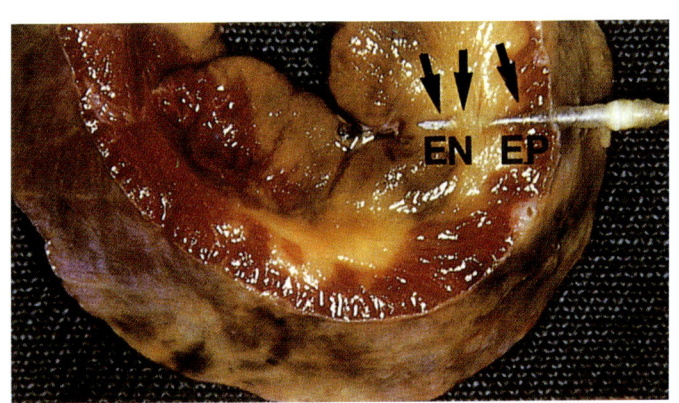

図1-22 心筋梗塞 TTC 染色
梗塞部黄色,非壊死心筋赤褐色を呈する.
EN=内膜側心筋,EP=外膜側心筋.

3時間でも心筋を triphenyltetrazolium chloride(TTC)に浸し,健常心筋に保持されている酵素 dehydrogenase により組織を赤褐色に発色させることにより,心筋が非可逆的変化し,この酵素が失われた無発色領域を評価する方法がある(**図1-22**).同様な方法で nitoblue tetrazolium(NBT)法がある.

24

● 3. 虚血心筋の可逆性・非可逆性 ●

虚血心筋は虚血持続時間に規定されるが, 冠動脈の血管分布, 側副血行や心室壁内膜層, 外膜層の差などによりバリエーションがある. 非可逆的変化した部分の心筋に健常心筋が島状に残存する所見も見られ, 心筋梗塞発症後何時間まで再灌流療法が有効かと言う問題も個々の症例により差があり, 一般的な議論は可能だが一概には結論されない. したがって, 急性心筋梗塞症例に対する冠動脈再開通療法は発症後何時間まで有効かと言う疑問に対する回答も簡単ではない. 以上の病理学的所見からは, 発症1～2時間以内, 臨床例でも3時間以内が望ましいと考えられるが, 実際の臨床経験では発症6時間までは明らかな効果を認める症例が多く, 責任冠動脈の閉塞状況, 側副血行路などの如何により発症12時間まででも効果が期待され, 後述のremodeling予防の効果は発症24時間まで期待し得るとする成績もある. すなわち, 心筋梗塞発症後期の再灌流により血管の組織支持力が得られ, 炎症細胞浸潤の流入を増強して繊維形成を促す効果, さらに冬眠心筋 hibernating myocardiumの機能改善効果も期待される[49]. したがって, 一般に発症24時間まではprimary PCIによる治療を考慮する方針が採られている.

冠動脈閉塞により壊死に陥る心筋量を規定するのは, 責任冠動脈の灌流領域の広さ, 冠動脈が完全閉塞か不完全閉塞か, 冠動脈の閉塞持続時間, 側副血行経由の血流量, 流域心筋の酸素需要, 血栓自己溶解を惹起する内在因子, 閉塞冠動脈再開通時の梗塞領域における適正な灌流などの諸因子により規定される.

冠動脈が閉塞すると, まず起こることは冠動脈支配下の心筋収縮が低下, 逆転し〔低収縮: hypokinesis, 無収縮: akinesis, 奇異性収縮: dyskinesis (図1-23)〕, これを代償する形で健常部の心筋収縮が亢進する. これは交感神経緊張, スターリン効果によるが, 非梗塞領域を灌流する冠動脈に高度狭窄病変がある場合は, この対側心筋の代償性収縮亢進は起こり難い.

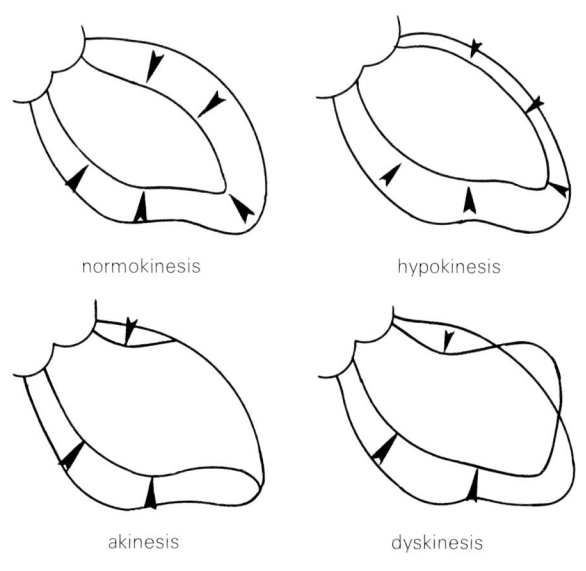

図1-23 虚血性左室収縮異常模式図

なお，梗塞巣の壊死心筋が健常心筋の収縮により伸展され，壁の菲薄化を伴って拡張する場合は梗塞巣の進展 expansion とし，虚血の進行に伴って梗塞病巣が広がる場合は梗塞巣の拡大 extension として区別される．大雑把に言って，梗塞心筋が左室心筋の10%未満は小梗塞，10〜30%は中型梗塞，30%超で大型梗塞，25%以上ある場合に心不全症状・所見が出現し，40%以上では心原性ショックとなるとされる．いずれにしても，再灌流による虚血心筋の救済が得られるのは事実であるのだが，幾つか考慮すべき特別な心筋傷害のタイプがある．

●●●第5節　特殊な心筋虚血傷害●●●

> 特殊な心筋虚血傷害として以下の現象が元々実験検討の成績から指摘され，臨床でも広く用いられている．
> 1. 気絶心筋：一過性の虚血で心筋の不可逆的変化を伴わないにもかかわらず，数時間〜数日以上にわたる心筋収縮抑制を伴う現象で，ATP枯渇，カルシウム過負荷，フリー・ラディカル産生などの機序が推定される．
> 2. 再灌流傷害：虚血心筋再灌流により心筋，細小血管が傷害を受ける現象で，カルシウム過負荷，フリー・ラジカル産生などによるとされる．
> 3. 心室リモデリング：心筋梗塞後心室が拡張し順応する現象で，心筋細胞およびコラーゲンの減少によるとされる．
> 4. プレコンディショニング：長時間虚血前の短時間の虚血が心筋の虚血による傷害を軽減する効果で，臨床的には発症24時間以内の狭心症が梗塞後心機能，予後を改善する効果．

1970年代には，動物実験成績から虚血心筋の病態に関する多くの現象が見いだされ，その概念は今日の冠動脈インターベンション時代にも広く適用されている．

●1．気絶心筋 myocardial stunning●

5〜15分持続する心筋虚血でも心筋再還流後3〜6時間は心筋収縮性の回復は不十分の状態が続き，さらに長時間の虚血で，心筋の組織学的変化を伴わないにもかかわらず，数日以上にわたる当該心筋収縮の抑制を伴う現象である[50]．その成因としては，以下の可能性が考えられている．(1)虚血により心筋内ATP産生は停止し，蓄積の減少が起こるが，前値に復するには数日を要する[51]，(2)虚血時にNa^+-Ca^{2+}交換機序により細胞内Ca^{++}が増加し，再灌流によりCa^{++}が細胞内に過大に流入することにより，心筋細胞内カルシウム過負荷が起る[52]，(3)脂質過酸化，カテコラミン酸化，白血球の関与もありO_2フリー・ラジカルが産生される[53]，(4)冠動脈とくに細小血管の拡張障害[54][55]．

治療法として可能性があるものとして，ラジカル除去剤，カルシウム拮抗剤などが挙げられたが，現在臨床検討も含めアデノシンの効果が期待されている[56]．

● 2. 再灌流傷害 reperfusion injury ●

虚血心筋再灌流により灌流前にはviableであった心筋，細小血管が傷害を受ける現象で，虚血組織が突然カルシウムや酸素に暴露され，カルシウム過負荷，フリー・ラジカルや活性白血球による組織傷害が生ずるとされる[57]．とくに，活性化白血球はsuperoxide anion，hydrochlorous acidなどのラジカルを産生，さらに蛋白分解酵素を分泌し，冠動脈内膜への接着，傷害，細小動脈白血球塞栓などによる循環障害，また直接心筋に侵入し炎症反応を惹起する．細小冠動脈のフィブリン，血小板，白血球による塞栓は血管抵抗の増大，冠予備能低下をきたし，血管内皮傷害を誘発，血管透過性増加による組織浮腫も生ずる．これらの結果心筋は収縮性低下，細胞膜破綻，最終的にはアポトーシス，壊死に至る[58]．

臨床的には，再灌流療法により虚血心筋再灌流が得られたときに出現する洞性徐脈，心室不整脈とくにaccelerated idioventricular rhythm (AIVR) などの不整脈により認知することができる．また，心筋内細小冠動脈の障害によるno reflowを生じ，虚血心筋の改善の障害，心機能低下，予後悪化の原因ともなり得る．われわれの経験では，前壁急性心筋梗塞例冠血管形成術施行による閉塞冠動脈再開通後に，一過性であるが右脚ブロックが多発し，これも臨床的に見られる再灌流傷害のひとつの形と考えられる[59]．血栓溶解による急性心筋梗塞再灌流療法が始まった1980年代初頭では，実験的に示された再灌流傷害がどの程度臨床例に見られるか警戒された．しかし，実際には再灌流による再灌流傷害は臨床例にもあるとしても，虚血心筋救済効果が遥かにこれを上回るものであることが明らかとなっている．さらに，血栓溶解療法では血栓溶解が徐々に進行し，冠動脈残存狭窄もあり急激な再灌流を生じないが，primary PTCAでは急激な再灌流を生じることから，primary PTCAの効果も当初は危惧されたが，血栓溶解療法の成績を上回る心筋救済効果が得られ，今日の再灌流時代が到来したと言える[60)61]．

しかし，心筋救済効果をさらに有効なものにするために，背景にある再灌流傷害を除去する試みも一部ではなされてきたが，今日臨床的にも効果が期待されるのはstunningに対すると同じくアデノシンなどであり[56]，わが国で開発され脳梗塞に著効を挙げつつあるラジカル除去剤エダラボンの応用なども検討されている．

● 3. 心室リモデリング ventricular remodeling ●

心筋梗塞後の心室形態・機能変化に関する概念であり，心筋梗塞後左心室が拡張することにより病態的に順化する現象である[62)63]．内容的には，梗塞病巣部が再梗塞による梗塞巣の拡大infarct extensionではなく，梗塞部位が伸展するinfarct expansionと，非梗塞部心筋が伸展・拡張してスターリング効果による心室機能改善を図る2つの機序の総合作用によるものと考えられる．Infarct expansionの機序は梗塞部心筋細胞・その他の組織の減少，心筋束のslippageであり，梗塞病巣が大きいほど顕性化しやすい．とくに，心筋細胞を連結させているコラーゲンが好中球由来のcollagenase〔matrix metalloproteinase (MMP-1, MMP-8, MMP-13)〕，geratinases (MMP-2, MMP-9) などによって分解され，心筋slippageが起りやすくなる[64]．

一方，梗塞部から産生される成長ホルモン TGFβ_1 は，繊維芽細胞の遊走・増殖を刺激，コラーゲン産生により瘢痕治癒機転を生ずる．梗塞発症数日で梗塞部伸展が起こり，通常，

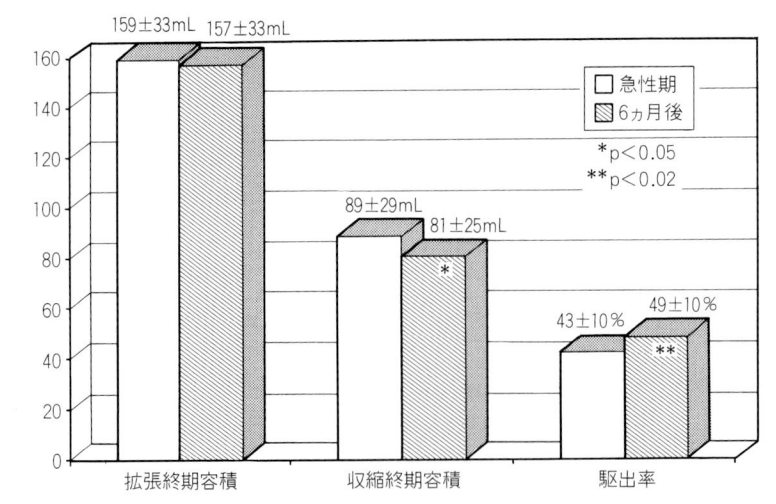

図1-24 Primary PCI施行後左室容積，駆出率の変化

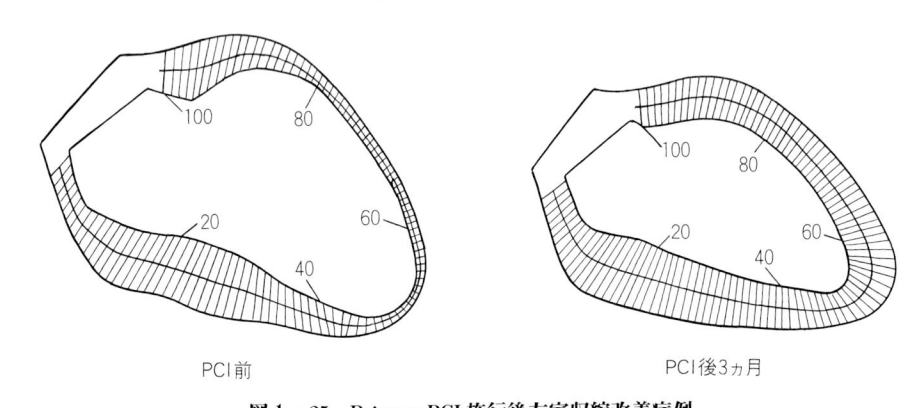

図1-25 Primary PCI施行後左室収縮改善症例
心筋梗塞発症早期1時間以内にprimary PCI施行．左室収縮機能の著明な改善が見られている．

瘢痕治癒過程によりそれ以上の伸展は伴わないが，非梗塞部は徐々に伸展され数週～年余にわたり心室拡大の原因ともなる．リモデリングを抑制する因子として，再灌流療法，側副血行の発達，アンジオテンシン変換酵素阻害剤投与などがある．再灌流療法は発症6時間以後の施行でも梗塞病巣縮小効果とは別にリモデリング抑制効果が示され[65]，機序としてコラゲンを分解するコラゲナーゼなどのリモデリング促進物質のwashout効果も考えられる．

われわれの発症早期primary PCIにて加療した前壁梗塞症例についてみると，図1-24に示すように，全体の平均値では発症6ヵ月後の所見で左室の拡張は見られず，駆出率もさらに改善している．発症特に早期に再灌流した症例ではさらに著明な改善も見られる（図1-25）．このような所見は，発症早期虚血再灌流施行例では，心室リモデリングも予防し得ることを示唆している．

● 4．プレコンディショニング Preconditioning ●

発症24時間以内に狭心症を伴うグループでは，そうでない症例に比して急性期，慢性期

の予後が良好であり，これは実験的に提唱されたischemic preconditioningの機序によるとされている[66]．短い先行する虚血期間中にadenosine receptorが活性化され，ATP-dependent potassium channelが刺激され，その結果カルシウムの流入が抑制され，収縮性の抑制を介してエネルギーの温存が図られるとする[55]．ただし，この効果は短時間虚血後たかだか4時間程度しか持続せず，これを超える時間帯の心筋保護効果の説明としてはpreconditioningのsecond window効果が挙げられ，これはheat shock protein，NO産生，ATP-sensitive potassium channel開放などによるものとされる[67]．このような実験検討で見られるpreconditioning効果が，臨床例でも見られることを指摘する報告が相次いだが[68]，筆者の経験でも梗塞前狭心症を有する症例では確かに急性期死亡，心不全，梗塞巣の広がりなどで梗塞前狭心症を有しない症例に比してより良好な成績を示している．しかし，primary PCIにて治療した症例には認められ難い[69]．

一つの考え方として，梗塞前狭心症を有する症例では，冠動脈病巣における血栓性閉塞がより緩やかで，実験検討成績の項で示したように，梗塞完成前に冠血流の再開と閉塞を反復するタイプに相当し，反復する冠動脈再開，閉塞が梗塞発症前狭心症として自覚され，緩やかな閉塞血栓は血栓溶解療法で容易に改善され，良好な予後を示すと考えることもできる．

実際，前壁初発心筋梗塞発症6時間以内加療例に限定して検討すると，梗塞前狭心症あるグループでは入院時責任冠動脈の開存例が有意に多く，梗塞前狭心症発症を規定する最も有意な因子は入院時責任冠動脈の不完全閉塞であった[70]．

●●●第6節　ST上昇と非ST上昇心筋梗塞●●●

> 1. 今日心筋梗塞の分類では，貫壁性梗塞，非貫壁性梗塞の分類は用いられず，Q波梗塞，非Q波梗塞と分類されてきたが，発症早期Q波出現前の時期には用い難く，最近ではST上昇梗塞，非ST上昇梗塞の分類が頻用される．
> 2. これらは必ずしも同義語ではなく，ST上昇梗塞でもQ波を残さない例，ST上昇を伴わずQ波を残す例などもある．

以前より急性心筋梗塞は，梗塞巣の心筋内の広がりにより貫壁性，心内膜下梗塞に分類され，最近はおおむねこれに対応するものとして，心電図所見からQ波，非Q波梗塞と分類されるが，これらは必ずしもそれぞれ一致するものではなく，さらにST上昇梗塞 ST elevation myocardial inafarction（STEMI），非ST上昇梗塞 non ST elevation myocardial infarction（NSTEMI）などの分類もなされている．STEMIの3/4はQ波梗塞へ移行するが，1/4では発症後早期にスパスム軽減，血栓自然融解，または治療的血栓融解療法，血管形成術施行などによりQ波を残さずR波減高程度に終わる．NSTEMIの大部分は非Q波梗塞に終わるが，一部はQ波梗塞へ移行する（図1-26）．

筆者の成績では，非Q波梗塞ではQ波梗塞例に比して梗塞の既往がより高く（22％対12％，$p = 0.018$)，梗塞発症前の狭心症頻度が高く（60％対33％，$p < 0.001$)，受診時の責任冠動

急性冠不全症候群(Acute Coronary Syndromes)

```
              急性冠不全症候群(Acute Coronary Syndromes)
                    ↓                    ↓
                ST上昇なし              ST上昇あり
                    ↓                    ↓
               非ST上昇梗塞            ST上昇梗塞
                ↓        ↓          ↓         ↓
             不安定狭心症  非Q波梗塞        Q波梗塞
```

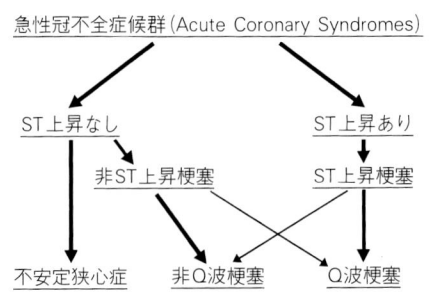

図 1 - 26 ST上昇, Q波梗塞とST非上昇, 非Q波梗塞

脈開存度が高く(83％対21％, $p<0.001$), 非Q波梗塞ではQ波梗塞に比して発症時の冠動脈血栓性閉塞がより不安定であり, これが梗塞前狭心症を頻回に認めかつ受診時責任冠動脈閉塞の頻度が少ない理由と考えられ, 結局非Q波梗塞とQ波梗塞の基本的な差は, 冠動脈閉塞の緩やかさから強固さの差によることが示唆される. なお, 非Q波梗塞では冠動脈狭窄病変がQ波梗塞に比し高度で, 側副血行の発達がより高頻度とされているが, われわれの症例では側副血行の頻度は非Q波, Q波梗塞でそれぞれ34％, 28％で有意の差を認めなかった[71].

● 文　献 ●

1) National Heart, Lung, and Blood Institute, Morbidity and Mortality Chart Book：National Heart, Lung, and Blood Institute, National Institutes of Health, Bethesda, 2000.
2) Swan HJC, Forrester JS, Diamond GA, et al：Hemodynamic spectrum of myocardial infarction and cardiogenic shock. A conceptual model. Circulation 1972；45：1097-1110.
3) Gruppo Italiano per lo Studio della Streptochinasi nell'Infarto Miocardico (GISSI)：Effectiveness of intravenous thrombolytic treatment in acute myocardial infarction. Lancet 1986；1：397-401.
4) The GUSTO Investigators：An international randomized trial comparing four thrombolytic strategies for acute myocardial infarction. N Engl J Med 1993；329：673-682.
5) Fibrinolytic Therapy Trials (FTT) Collaborative Group：Indications for fibrinolytic therapy in suspected acute myocardial infarction：Collaborative overview of early mortality and major morbidity results from all randomized trials of more than 1,000 patients. Lancet 1994；343：311-322.
6) Weaver WD, Simes RJ, Betriu A, et al：Comparison of primary coronary angioplasty and intravenous thrombolytic therapy for acute myocardial infarction: A quantitative review. JAMA 1997；278：2093-2098.
7) Grines CL, Cox DA, Stone GW, et al, for Stent Primary Angioplasty in Myocardial Infarction Study Group：Coronary angioplasty with or without stent implantation for acute myocardial infarction. N Engl J Med 1999；341：1949-1956.
8) Stone GW, Grines CL, Cox DA, et al, for the Controlled Abciximab and Device Investigation to Lower Late Angioplasty Complication (CADILAC) Investigators：Comparison of angioplasty with stenting, with or without abciximab, in acute myocardial infarction. N Engl J Med 2002；346：957-966.
9) Kizer JR, Cannon CP, McCabe CH, et al：Trends in the use of pharmacotherapies for acute myocardial infarction among physicians who design and/or implement randomized trials versus physicians in routine clinical practice. Am Heart J 1999；137：79-92.
10) Guidelines 2000 for cardiopulmonary resuscitation and emergency cardiovascular care：International consensus on science. Circulation 2000；102：I-1-I-384.
11) Ross R：The pathogenesis of atherosclerosis：A perspective of the 1990s. Nature 1993；362：801-809.
12) Corti R, Fuster V, Badimon JJ：Pathogenic concepts of acute coronary syndromes. J Am Coll Cardiol 2003；41：7S-14S.

13) Galis Z, Sukhova G, Kranzhofer R, et al:Macropharge foam cells from experimental atheroma constitutively produce matrix-degrading proteinases. Proc Natl Acad Sci USA 1995;92:402-406.
14) Yeghiazarians Y, Braunstein JB, Askari A, et al:Unstable angina pectoris. N Engl J Med 2000;342:101-114.
15) Libby P:Molecular bases of the acute coronary syndromes. Circulation 1995;91:2844-2850.
16) Shah P:Mechanisms of plaque vulnerability and rupture. J Am Coll Cardiol 2003;41:15S-22S.
17) Aikawa M, Libby P:Lipid lowering reduces proteolytic and prothrombotic potential in rabbit atheroma. Ann New York Acad Sci 2000;902:140-152.
18) Aikawa M, Rabkin E, Sugiyama S, et al:An HMG-CoA reductase inhibitor, cerivastatin, suppresses growth of macrophages expressing matrix metalloproteinases and tissue factor in vivo and in vitro. Circulation 2001;103:276-283.
19) Lee RT, Grodzinsky AJ, Frank EH, et al:Structure dependent dynamic mechanical behavior of fibrous caps from human atherosclerotic plaques. Circulation 1991;83:1764-1770.
20) van der Wal AC, Becker AE, van der Loos CM, et al:Site of intimal rupture or erosion of thrombosed coronary atherosclerotic plaques is characterized by an inflammatory process irrespective of the dominant plaque morphology. Circulation 1994;89:36-44.
21) Ross R:Atherosclerosis-an inflammatory disease. N Engl J Med 1999;340:115-126.
22) Rioufol G, Finet G, Ginon I, et al:Multiple atherosclerotic plaque rupture in acute coronary syndrome. A three-vessel intravascular ultrasound study. Circulation 2002;106:804-808.
23) Ehara S, Ueda M, Naruko T, et al:Elevated levels of oxidized low density lipoprotein show a positive relationship with the severity of acute coronary syndromes. Circulation 2001;103:1955-1960.
24) Tsitrios S, Berkmark C, Beyer RW, et al:Temporal increase in plasma markers of oxidized low-density lipoprotein strongly reflect the presence of acute coronary syndromes. J Am Coll Cardiol 2003;41:360-370.
25) Liuzzo G, Biasucci LM, Gallimore JR, et al:The prognostic value of C-reactive protein and serum amyloid A protein in severe unstable angina. N Engl J Med 1994;331:417-424.
26) Ridker PM:Clinical application of C-reactive protein for cardiovascular disease detection and prevention. Circulation 2003;107:363-369.
27) Tomoda H, Aoki N:Prognostic value of C-reactive protein levels within six hours after the onset of acute myocardial infarction. Am Heart J 2000;140:324-328.
28) Fernandeds-Ortiz A, Badim on JJ, Falk E, et al:Characterization of the relative thrombogenecity of atherosclerotic plaque components:Implications for consequences of plaque rupture. J Am Coll Cardiol 1994;23:1562-1569.
29) Rosenber RD, Aird WC:Vascular-bed-specific hemostasis and hypercoagulable states. N Engl J Med 1999;340:1555-1564.
30) Annex BH, Denning SM, Channon KM, et al:Differential expression of tissue factor protein in directional atherectomy specimens from patients with stable and unstable coronary syndromes. Circulation 1995;91:619-622.
31) Fuster V:Mechanisms leading to myocardial infarction:Insights from studies of vascular biology. Circulation 1994;90:2126-2146.
32) Tomoda H, Aoki N:Clinical evaluation of coronary lesion characteristics in acute myocardial infarction. Angiology 2003;54:277-285.
33) Tomoda H:Development of an experimental model of acute myocardial infarction and the effects of a thromboxane synthetase inhibitor (OKY-046). Am Heart J 1986;112:698-704.
34) Tomoda H:Experimental study on myocardial salvage by coronary thrombolysis and mechanical recanalization. Am Heart J 1988;116:687-695.
35) Monchada S, Vane JR:Arachidonic acid metabolites and the interactions between platelets and blood-vessel walls. N Engl J Med 1979;300:1142.
36) ISIS-2 (Second International Study of Infarct Survival) Collaborative Group:Randomized trial of intravenous streptokinase, oral aspirin, both or neither among 17,187 cases of suspected acute myocardial infarction. ISIS-2. Lancet 1988;2:349-360.
37) Tomoda H:Experimental evaluation of coronary thrombodynamics and effects of pharmacological intervention in acute coronary syndromes. Jap Circul J 1992;56:1184-1190.
38) Montalescot G, Barragan P, Wittenberg O, et al, for ADMIRAL Investgators:Platelet glycoprotein IIb/IIIa inhibition with coronary stenting for acute myocardial infarction. N Engl J Med 2001;344:

第1章 急性心筋梗塞症の基礎

1895 - 1903.
39) The GUSTO Angiographic Investigators : The comparative effects of tissue plasminogen activator, streptokinase, or both on coronary artery patency, ventricular function and survival after acute myocardial infarction. N Engl J Med 1993 ; 329 : 1615 - 1622.
40) Boersma E, Maas ACP, Deckers JW, et al:Early thrombolytic treatment in acute myocardial infarction ; reappraisal of the golden hour. Lancet 1996 ; 348 : 771 - 775.
41) Tomoda H : Electrocardiographic prediction of the success of coronary reperfusion by intravenous thrombolytic therapy : An experimental study. Angiology 1992 ; 43 : 631 - 640.
42) Neely JR, Morgan HE:Relationship between carbohydrate and lipid metabolism and energy balance of the heart. Ann Rev Physiol 1974 ; 36 : 413 - 459.
43) Jennings RB, Reimer KA, Hill ML, et al:Total ischemia in dog hearts, in vivo ; 1. Comparison of high energy phosphate production, utilization, and depletion, and of adenosine nucleotide catabolism in total ischemia in vitro vs. severe ischemia in vivo. Circ Res 1981 ; 49 : 892 - 900.
44) Opie LH : Myocardial ischemia - metabolic pathway and implications of increased glycolysis. Cardiovasc Drug Ther 1990 ; 4 : 777 - 790.
45) Reimer KA, Jennings RB, Hill ML : Total ischemia in dog hearts, in vitro ; 2. High energy phosphate depletion and associated defects in energy metabolism, cell volume regulation and sarcolemmal integrity. Circ Res 1981 ; 49 : 901 - 911.
46) King LM, Opie LH:Glucose and glycogen utilization in myocardial ischemia - Changes in metabolism and consequences for the myocyte. Moll Cell Biochem 1988 ; 180 : 3 - 26.
47) Opie LH : Pathophysiolosy and biochemistry of ischemia, necrosis, and reperfusion. In Acute myocardial infarction. Gersh BJ, Rahimtoola SH, ed. Chapman & Hall, New York, 1997, p51 - 67.
48) Vagas SO, Sampson BA, Schoen FJ:Pathologic detection of early myocardial infarction: A critical review of the evolution and usefulness of modern techniques. Mod Pathol 1999 ; 12 : 635 - 645.
49) Kim C, Braunwald E:Potential benefits of late reperfusion of infarcted myocardium:The open artery hypothesis. Circulation 1993 ; 88 : 2426 - 2434.
50) Heyndrickx GR, Millard RW, McRitchie RJ, et al:Regional myocardial functional and electro- physiological alterations after brief coronary artery occlusion in conscious dogs. J Clin Invest 1975; 56 : 978 - 985.
51) DeBoer LWV, Ingwall JS, Kloner RA, et al:Prolonged derangements of canine myocardial purine metabolism after a brief coronary occlusion not associated with anatomic evidence of necrosis. Proc Natl Acad Sci USA 1980 ; 77 : 5471 - 5475.
52) Steenbergen C, Murphy E, Levy L, et al : Elevation in cytosolic free calcium concentration early in myocardial ischemia in perfused rat heart. Circ Res 1987 ; 60 : 700 - 707.
53) Bolli R, Jeroudi MO, Patel BS, et al:Marked reduction of free radical generation and contractile dysfunction by antioxidant therapy begun at the time of reperfusion:Evidence that myocardial "stunning" is a manifestation of reperfusion injury. Circ Res 1989 ; 65 : 607 - 622.
54) Bolli R, Triana JF, Jeroudi MO : Prolonged impairment of coronary vasodilatation after reversible ischemia ; Evidence for microvascular stunning. Circ Res 1990 ; 67 : 332 - 343.
55) Kloner RA, Bolli R, Marban E, et al:Medical and cellular implications of stunning, hibernation, and preconditioning : An NHLBI workshop. Circulation 1998 ; 97 : 1848 - 1867.
56) Marzilli M, Orsini E, Marraccini P, et al:Beneficial effects of intracoronary adenosine as an adjunct to primary angioplasty in acute myocardial infarction. Circulation 2000 ; 101 : 2154 - 2159.
57) Kloner RA : Does reperfusion injury exist in humans ? J Am Coll Cardiol 1993 ; 21 : 537 - 545.
58) Dreyer WL, Michael LH, Wist S, et al:Neutrophil accumulation in ischemic canine myocardium. Insights into time course, distribution and mechanisms of localization during early reperfusion. Circulation 1991 ; 84 : 400 - 411.
59) Tomoda H, Aoki N:Right bundle branch block in acute myocardial infarction treated by primary coronary angioplasty. Circulation 2002 ; 106 : II - 532.
60) Grines CL, Serruys P, O'Neill WW:Fibrinolytic therapy. Is it a treatment of the past ? Circulation 2003 ; 107 : 2538 - 2542.
61) Keeley EC, Boura JA, Grines CL:Primary angioplasty versus intravenous thrombolytic therapy for acute myocardial infarction ; A quantitative review of 23 randomised trials. Lancet 2003 ; 361 : 13 - 20.
62) Pfeffer MA:Left ventricular remodeling after acute myocardial infarction. Ann Rev Med 1995 ; 46 : 455 - 466.
63) Pfeffer MA, Braunwald E : Ventricular remodeling after myocardial infarction : Experimental obser-

vations and clinical implications. Circulation 1990 ; 81 : 1161-1172.
64) Jugdutt BI : Ventricular remodeling after infarction and the extracellular collagen matrix. What is enough enough ? Circulation 2003 ; 108 : 1395-1403.
65) Hirayama A, Adachi T, Asada S, et al：Late reperfusion for acute myocardial infarction limits the dilatation of left ventricle without reduction of infarct size. Circulation 1993 ; 88 : 2565-2574.
66) Mury CE, Jennings RB, Reimer KA : Preconditioning with ischemia : A delay of lethal cell injury in ischemic myocardium. Circulation 1986 ; 74 : 1124-1136.
67) Kuzuya T, Hoshida S, Yamashita N, et al：Delayed effects of sublethal ishchemia on the acquisition of tolerance to ischemia. Cir Res 1993 ; 72 : 1293-1299.
68) Ishihara M, Sato H, Tateishi H, et al：Implications of prodromal angina pectoris in anterior wall acute myocardial infarction：Acute angiographic findings and long-term prognosis. J Am Coll Cardiol 1997 ; 30 : 970-975.
69) Tomoda H, Aoki N：Comparison of protective effects of preinfarction angina pectoris in acute myocardial infarction treated by thrombolysis versus by primary coronary angioplasty with stenting. Am J Cardiol 1999 ; 84 : 621-625.
70) Tomoda H, Aoki N：Coronary blood flow in evolving myocardial infarction preceded by preinfarction angina ; a critical reevaluation of preconditioning effects in clinical cases. Angiology 2004 ; 55 : 9-15.
71) Tomoda H, Aoki N：Pathophysiology of early coronary angioplasty with stenting on non-Q-wave vs. Q-wave myocardial infarction. Angiology 2001 ; 52 : 671-679.

第2章
臨床症状・所見

●●●第1節　臨 床 症 状●●●

> 1. 典型的な場合には，症状のみでも急性心筋梗塞の診断は容易だが，高齢者，女性，糖尿病症例などではほとんど無症状であったり，非典型的症状を示す例も少なからず認められる．とくに，高齢者の心不全，中枢神経症状が前面に出る症例では，診断の遅れから再灌流療法施行の遅延または非施行の状況に至る場合が多い点に注意を要する．
> 2. 梗塞発症の時間は分かり難い場合もあるが，再灌流療法早期施行，効果予測の上に重要となる．
> 3. 不安定狭心症，非ST上昇梗塞，ST上昇梗塞は症状，所見の上から早期鑑別困難の場合もあり，移行形もあり，急性冠症候群acute coronary syndromesと一括される．

　急性心筋梗塞発症時の臨床症状は，突然生ずる前胸部，胸骨下の激しい重圧感，灼熱感，圧迫感，絞扼感，背部痛で代表され，関連痛ある場合は左肩，腕の尺骨側，ときに手指まで至り，そのほか頸部，耳，歯に放散する例もある．半数以上で悪心，嘔吐を伴い，そのほか冷汗，脱力，動悸，眩暈，終末感などを伴う．持続はおおむね30分以上持続し，簡単な問診により本症発症の診断は比較的容易である．発症時間帯としては，早朝から午前中に多く，いわゆるmorning surgeで交感神経系緊張，カテコラミン分泌増大などにより冠動脈不安定プラークの破綻を生じやすい時間帯とされる(図2-1)．
　しかし，なかには症状，所見が非特異的で診断に貴重な時間を浪費せざるを得ない症例も

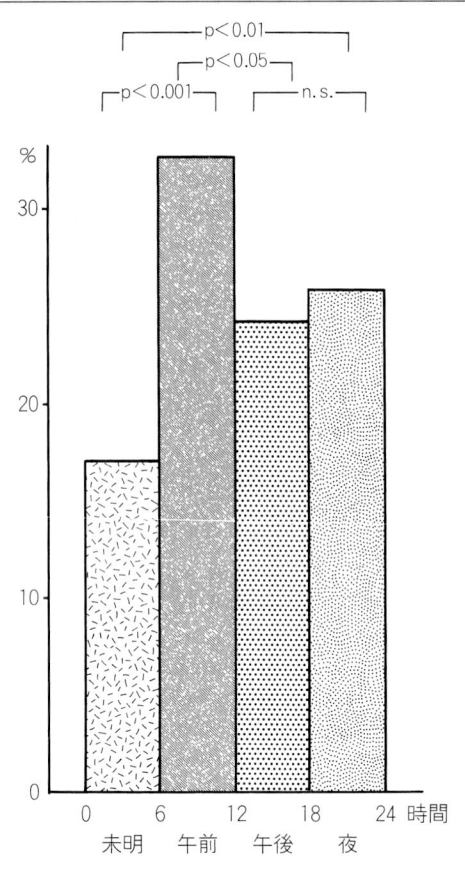

図 2 - 1 心筋梗塞発症時間帯

少なからず経験される．心窩部痛が主訴となり嘔吐を伴い，胃，胆のう疾患など消化器疾患との鑑別が困難となる例も経験される．胸部症状を訴え悪心，嘔吐を伴う例は梗塞の確率が高くなり，消化器症状を示す例は下壁梗塞が多い．

糖尿病症例では，心電図，超音波，心筋シンチグラム，冠動脈造影所見などから明らかな心筋梗塞既往所見があるにもかかわらず，胸部症状の既往がまったくない症例を経験することも多い．

急性心筋梗塞症例発症時の特徴的な症状を示さない症例については，症状をまったく認めない症例は受診しないわけで，後日偶然に心電図上梗塞所見を指摘されることになる．米国心筋梗塞National Registry(NRMI)の報告では[1]，心筋梗塞症例の1/3は胸痛を認めず，高齢者，女性，糖尿病症例，心不全既往例に多いとされ，受診までの時間は対照群の5.3時間に対して7.9時間と遅れ，急性期死亡率も対照の9％に対して23％と高率とされる．Framingham Studyの報告では急性期に心筋梗塞の診断がされなかった症例が心筋梗塞全体の25％あり，このうち半数は症状を認めなかったもの，残りが症状非定型的などの理由で診断できなかったものとされる[2]．実際の診療現場で経験されるのは，特徴的な胸痛ではなく他の症状を訴え受診するもので，心筋梗塞の診断の診断遅れの大きな原因となる．最も多いのは高齢者で，定型的な胸部を認めず，心不全の症状，失神，昏迷，脳卒中などの症状・所見が前景に立ち，心筋梗塞の診断が遅れるケースも多く，このような現象は加齢とともに高

表2-1 胸痛をきたす疾患

循環器	心臓ー虚血性心疾患，心筋疾患，弁膜症，不整脈 心膜ー心膜炎，悪性腫瘍 大血管ー大動脈瘤，大動脈炎，バルサルバ洞動脈瘤破裂
呼吸器	肺血管ー肺塞栓，肺高血圧 肺ー感染症，腫瘍，異物（cafe coronary） 胸膜ー胸膜炎，気胸，腫瘍 縦隔ー腫瘍，炎症
胸　壁	胸骨，肋骨ー骨折，腫瘍，Tietze病 神経，筋ー神経炎，筋炎，胸郭入口部症候群 脊椎，脊髄ー変性，炎症，腫瘍，骨折，Paget病 乳腺ー炎症腫瘍，乳腺症 皮膚ーヘルペス，Mondor病
消化器	食道ー炎症，腫瘍，裂傷，ヘルニア 肝，胆，膵ー炎症，腫瘍，結石 胃，十二指腸（結腸）ー消化性潰瘍，腫瘍，（結腸彎曲部症候群）
神経症	心臓神経症，過換気症候群

頻度となり，高齢者におけるprimary PCI未施行の原因ともなっている．このほか，意識障害，失神，脳動脈硬化に心拍出量低下が加わり，脳梗塞の症状・所見が前面に出るもの，非定型的な胸部症状，すなわち持続の短い狭心痛を反復するもの，肩，頸部，歯，耳などに疼痛を訴え他科受診するもの，糖尿病合併例で明確な胸痛を感じないものなど，診断上の落とし穴となる．また，女性では，悪心，嘔吐を主訴とする症例が多いことも要注意である．

最近のGoldbergら[3]の報告によれば，胸痛と同時に訴えられる主要症状としては，呼吸困難（49％），腕の痛み（46％），発汗（35％），悪心（33％）があり，他疾患との鑑別上にも注意を要する．急性心筋梗塞による胸痛は，冠動脈血行再建成功と同時に改善することは日常経験されるところだが，胸痛の改善は閉塞冠動脈のスパスム寛解，血栓自然溶解，分断などによる自然再開通の場合も同様であり，心筋梗塞発症時に胸痛の寛解と増悪を反復する症例が経験され，冠動脈血栓性閉塞・再開通を反復する状態に伴う症状と考えられる（stuttering type）．同様に，持続数分の狭心痛を反復し診断的には狭心症と考えられるが，心電図所見では急性心筋梗塞を発症している症例もある．いずれにしても，急性心筋梗塞診断上胸部症状は極めて重要で，とくに治療面では発症からどの位の時間が経過しているのかは，治療方針決定のうえで重要な鍵になる．胸部症状が消長し正確な発症時期を特定できないようなことも少なからずあるが，それはそれなりに発症の状況を詳細に記載することが必要である．なお，胸痛の部位と梗塞部位には有意の相関は無いとされるが，梗塞既往のある症例では前回梗塞発症時と同じ部位に胸痛を認める場合は前回と同じ部位の再梗塞，前回とは異なった部位の胸痛の場合は別の部位の新規梗塞とされる[4]．**表2-1，2**に胸痛をきたす疾患と急性心筋梗塞症と鑑別すべき胸痛をきたす疾患と胸痛の性状を挙げる．

一方，最近4週間以内に発症した狭心症，従来あった狭心症が4週間以内に症状増悪している，いわゆる不安定狭心症では急性心筋梗塞へ移行する可能性が高いとされ，不安定狭心症，非ST上昇梗塞，ST上昇梗塞を不安定化した冠動脈硬化病巣に起因する一連の疾患スペクトルと考え，急性冠症候群 acute coronary syndromesとして一括されている．詳しい問

表2-2 循環器系疾患における胸痛の特徴

	背景因子	症状，所見の特徴
狭心症	肥満，糖尿病，高脂血症，高血圧，喫煙	胸骨裏面，絞扼感，圧迫感，灼熱感，不快感，窒息感，とくに左の肩，頸，顎，上腕，前腕，環指，小指に放散痛あり．心窩部不快感，歯痛，右胸痛の場合もあり．身体的，精神的ストレス，寒暑にて誘発（労作性），きわめて軽度の労作，安静にても（安静時），1日のほぼ一定の時間帯に起こる（異型）ことあり．持続は1〜10分程度，15分以上の場合は他疾患をも考える．亜硝酸薬1〜2分にて奏効．発作中，頻脈，不整脈，収縮期雑音，IV音
急性心筋梗塞	肥満，糖尿病，高脂血症，高血圧症，喫煙，狭心症	胸骨裏面，前胸部，強度の圧迫感，絞扼感，灼熱感，不快感，左の背，肩，頸，上腕への放散痛，胸痛30分以上，心窩部痛，不快感，嘔気・嘔吐を伴うことあり．不整脈，ラ音，収縮期雑音，III・IV音，血圧低下．亜硝酸薬無効．
急性心膜炎	感冒症候群	胸骨裏面，左前胸部に鋭い刺すような疼痛または重圧，圧迫感，頭，肩への放散痛あり．深呼吸，咳嗽，嚥下，体位変換（とくに左側臥位）にて増強．発熱，咳嗽，呼吸困難を伴うことあり．心膜摩擦音，心音減弱．
解離性大動脈瘤	高血圧，マルファン症候群	胸骨裏面，前胸部，背部に突然発症する切り裂くような，引きちぎるような持続性激痛，肩甲間，上腹部，四肢などに移動．ショック，心不全，心タンポナーデ，脳神経症状を伴うことあり．脈拍，血圧の左右差，血管雑音，大動脈弁閉鎖不全雑音（胸骨右縁）
肺塞栓	手術後，長期安静臥床後，産褥，血栓性静脈炎，避妊ピル	多くは胸骨下部，呼吸により影響される刺すような疼痛．大なる塞栓では胸骨裏面の重圧，苦悶感．呼吸困難，せき，血痰，失神，ショックを伴うことあり．頻脈，収縮期雑音，II音肺動脈弁成分亢進．

診をすると2/3の心筋梗塞例で発症2ヵ月以内に狭心症の初発または在来症状の増強を認めているとされる．心筋梗塞の発症は前触れもなく突然発症タイプが全体の2/3ほどであるが，1/3の症例では発症24時間以内に狭心症々状を認めている．

その他の病歴として，狭心症，心筋梗塞既往歴，糖尿病，高血圧，高脂血症，喫煙，高尿酸血症，肥満，冠疾患家族歴などを聴取．実際上，60歳台までの症例で，冠危険因子のない症例で心筋梗塞を発症するケースは少なく，われわれの症例では全梗塞症例中2％である．

●●●第2節　臨床所見●●●

> 1. 急性心筋梗塞症例では，初診時一瞬の視診により各症例の病態を把握することも必要となる．
> 2. 下壁梗塞例の徐脈では房室ブロック，前壁梗塞例の頻脈では心機能不全を，血圧低下例では心原性ショック，迷走神経反射，脱水の可能性を考慮する．
> 3. 3音，肺野ラ音聴取によりKillip分類などによる心不全の重症度分類が可能となる．頻回の聴診による，心室中隔穿孔による荒々しい収縮期雑音，乳頭筋断裂による柔らかい収縮期雑音，切迫破裂時の心膜摩擦音出現などの聴取が，これらの機械的合併症早期診断の鍵となる．

●1．視　　診●

　受診時の状況は胸部苦悶感を訴え，前胸部に手をあて不安，不穏状態で顔面蒼白，冷汗を伴うといった典型的な症例のほかに，一見極めて平穏で胸部症状もすでに軽減している症例も経験される．一見無欲性顔貌で低心拍出量，ショックによる場合もある．一方，合併高度心不全による呼吸困難，咳，水様性，血性痰を伴う例，蒼白，冷汗，末梢チアノーゼを伴い，明確なショック症状を呈し意識レベルの低下を伴う症例，心室細動を反復あるいはdeath on arrival（DOA）の状態にあるものまで様々で，状況によっては，一見して直ちに治療処置を開始，病歴や診察は合間に適宜追加する場合も少なくない．一見して，症例の苦悶顔貌，冷汗，末梢循環不全によるチアノーゼ，高脂血症に伴う眼瞼，肘，膝の黄色腫，角膜輪を見逃さない．糖尿病症例では眼底所見，とくに出血性変化の有無の観察が血栓溶解療法，抗凝固，抗血小板剤投与時の情報として重要である．

●2．脈拍と血圧●

　脈拍と血圧はシンプルだが多くの有用な情報を含んでいる．極端な徐脈は下壁梗塞の房室ブロックによると考えてよく，下壁梗塞では洞徐脈を含めて約1/3の症例が徐脈傾向を示す．頻脈は前壁梗塞の約1/4にみられ，不安状態に伴う単なる交感神経亢進状態も考えられるが，まず心機能不全状態の可能性を考慮すべきである．不整脈では，とくに心室不整脈が重要で，今日でも急性心筋梗塞症例の約半数は受診前に死亡し，その大部分は心室細動によるものとされる．血圧は交感神経緊張により，また本来の高血圧により血圧上昇を示すことがしばしば経験されるが，むしろ血圧低下が見られる場合が心機能低下，心原性ショックの可能性，前兆として重要になる．ただし，血圧値としては収縮期圧90mmHgが基準となるが，これ以下であっても，とくに下壁梗塞において迷走神経過緊張による一過性のものである場合が多く，アトロピンatropine静注により容易に改善される．とくに，高齢者では脱水の影響を受けやすく，不十分な食餌・飲水摂取，嘔吐，利尿剤効果などにより血圧低下，輸液により改善する症例も少なくない．筆者は冠動脈再還流療法施行直後の心拍数／収縮期血圧の比

(HR/SBP)は極めて簡単だが，心機能，予後をよく反映すると考えており，HR/SBP≧1.0は心機能，予後不良の兆候とし，急性期死亡予測のsensitivity，specificityはそれぞれ75％，90％であった．鑑別診断として重要な解離性大動脈も疑われる症例では，左右上肢の血圧測定が診断の鍵となる．

● 3．触　　　診 ●

Primary PCI施行を前提とする診察では，大動脈内バルーンポンプ（IABP）を含め，あらゆる動脈からのアクセスを予想して，左右腕頭動脈，橈骨動脈，大腿動脈を触れ，radial artery使用の場合はAllen testも施行，腹部大動脈瘤の可能性もチェックする．頸静脈の怒張は心不全，とくに心原性ショック例における静脈系圧上昇の所見として有用であるが，頸静脈怒張を示さない症例では脱水や反射性の一過性低血圧の可能性をも考慮する．急性心筋梗塞症例で頸静脈怒張，吸気時に頸静脈怒張が増強するKussmaul徴候が有意な所見となるのは右室梗塞の場合である[5]．いずれも，最終的には中心静脈圧，肺動脈楔入圧測定により鑑別されるが，頸動脈の触診により重症心不全，ショックによる低心拍出量，鋭く短い収縮により心室中隔穿孔，乳頭筋断裂，交代性脈 pulsus alternansにより重篤心不全を推定し得る．一般に心尖は触れ難いが，前壁梗塞では心尖部付近に収縮期膨隆を触れる．

● 4．聴　　　診 ●

胸部の聴診で最も重要となるのは，肺の湿性ラ音と3音の聴取であり，この二つの所見により1967年KillipとKimball[6]が提唱した急性心筋梗塞重症度分類は今日に至るまで広く用いられている．すなわち，Class 1はラ音も3音も認めない，Class 2はラ音を聴取するが肺野の1/2以下に留まり，3音も聴取し得る，Class 3はラ音を全肺の1/2以上に聴取し，多くの場合肺水腫を伴う，Class 4は心原性ショックに分類される．4音は中高年者では高血圧その他，本症以外でも聴取される機会が多く，またほとんどの心筋梗塞症例で聴取されるので，心不全に特異的所見となり難い面がある．1音は多く減弱する．乳頭筋虚血・機能不全－左室梗塞による左室変形に伴う相対的・機能的僧帽弁閉鎖不全を生ずるが，聴診上は柔らかい収縮期雑音であることが多い．乳頭筋断裂による心尖部収縮期雑音，心室中隔穿孔によるスリルを伴う胸骨縁の全収縮期雑音，右室梗塞に伴う胸骨左縁の吸気時に増強する三尖弁閉鎖不全症による収縮期雑音は，極めて重要な所見である．同じ収縮期雑音でも，心室中隔穿孔による広範囲梗塞では前胸部における荒々しい雑音であるが，乳頭筋断裂による雑音は音量も小さい場合も少なからず，聴き落す可能性もあり注意深い聴診が必要となる．心筋壊死とこれに伴う炎症性反応が心外膜に波及し心摩擦音を生じ，1〜14病日，とくに2〜3病日によく聴取される．このような聴診所見が心破裂の切迫症状である可能性もあり，注意深い頻回の聴診が必要となる．また，発症2〜6週の時期に心筋梗塞後症候群として心膜炎所見を示すが，発症早期再灌流療法を一律に施行するようになり，理由は不明だがこの所見は頻度が減少している．急性心筋梗塞症例に対しては，小まめな聴診をしていないとこれらの合併症発見の遅れ，治療開始遅れの要因ともなる．急性期心筋梗塞症における心音の聴診は重要で，超音波法により詳細な構造機能上の変化は診断し得るが，今日のハイテク診療時代においても，本症特有の早い病態の変化を認知するには頻回の定期的な聴診が欠かせない．

●文　　　献●

1) Canto JG, Shlipak MG, Rogers WG, et al：National Registry of Myocardial Infarction. Prevalence, clinical characteristics, and mortality among patients with myocardial infarction presenting without chest pain. JAMA 2000；283：3223-3229.
2) Kannel WB, Abott RD：Incidence and prognosis of unrecognized myocardial infarction. An update on the Framingham Study. N Engl J Med 1984；311：1144-1147.
3) Goldberg R, Goff D, Cooper L, et al：Age and sex differences in presentation of symptoms among patients with acute coronary disease. Coronary Artery Dis 2000；11：399-407.
4) Pasceri V, Ciaflone D, Finociaro ML, et al：Relation between myocardia infarction site and pain location in Q-wave acute myocardial infarction. Am J Cardiol 1995；75：224-227.
5) Dell'Italia LJ, Starling MR, O'Rourke RA：Physical examination for exclusion of hemodynamically important right ventricular infarction. Ann Intern Med 1984；101：797-798.
6) Killip T, Kimball JT：Treatment of myocardial infarction in a coronary care unit：A two year experience with 250 patients. Am J Cardiol 1967；20：457-464.

第3章
検 査 所 見

●●● 第1節 心 電 図 ●●●

1. 再灌流療法施行に伴い，ST上昇改善，Q波形成，T陰転化などが促進され，相次いで起こる．再灌流療法成功後60～90分でST上昇の50～70%が改善することが，虚血心筋内微小循環の改善を伴う再灌流療法成功のサインとされる．
2. ST低下所見のみ示す回旋枝閉塞症例，左冠動脈主幹部閉塞例におけるaVR誘導ST上昇所見，右室梗塞例におけるV4R誘導ST上昇所見，長い左前下行枝閉塞による前壁，下壁梗塞所見などに注意を要する．
3. 非ST上昇梗塞，一部の側壁梗塞と不安定狭心症の鑑別診断，左脚ブロック例における梗塞診断は心電図学的には困難である．
4. 再灌流不整脈として典型的なものとして，accelerated idioventricular rhythm (AIVR)，右冠動脈再灌流における洞徐脈，房室ブロックなどが挙げられる．

● 1. 再灌流時代の心電図診断 ●

　今日の早期冠動脈再還流時代にあって，心筋梗塞発症早期－超急性期における心電図診断は一層重要性を増している．ST上昇型急性心筋梗塞診断基準は，基本的には標準肢誘導における有意ST上昇，胸部誘導で隣接する2誘導以上の誘導で優位ST上昇を認めるものとし，梗塞部位診断としては図3-1に示す基準を使用している．なお，Q波梗塞，非Q波梗

第3章 検査所見

	I	II	III	aVR	aVL	aVF	V₁	V₂	V₃	V₄	V₅	V₆	V₄R	
限局性前壁								○	○	○				⎫
前壁中隔							○	○	○	○				⎪ LAD
広範囲前壁							○	○	○	○	○	○		⎪
前壁側壁	○				○		○	○	○	○	○	○		⎭
側壁	○				○						○	○		⎫
高位側壁	○				○									⎬ LCX
後側壁	○				○			◇	◇					⎭
下側壁		○	○			○					○	○		⎫
後壁								◇	◇					⎪
後下壁		○	○			○		◇	◇					⎬ RCA
下壁		○	○			○								⎪
下壁・右室		○	○			○							○	⎭

LCX＝左回旋枝，LAD＝左前下行枝，RCA＝右冠動脈，◇＝鏡像所見

図3-1　梗塞部位相当心電図誘導

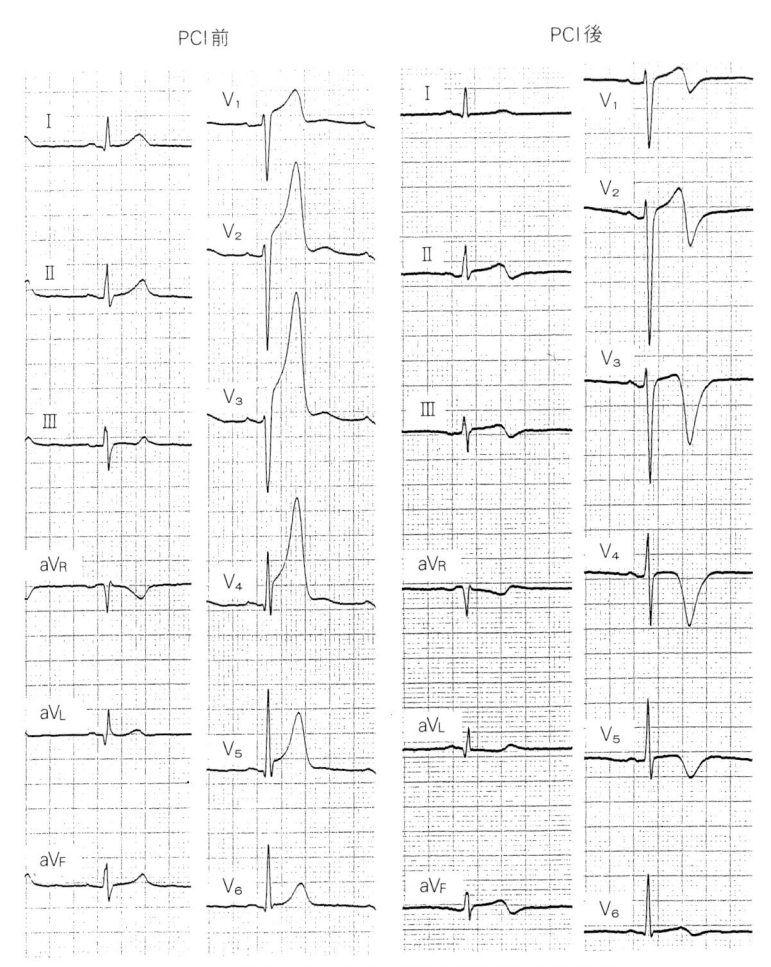

図3-2　ST上昇型心筋梗塞とQ波梗塞

　左側心電図は発症1時間目の記録で，V₁-V₅まで明確なST上昇を認める．直ちに閉塞左前下枝に対して，PTCA＋Stenting施行，ST下降，T波陰転あるもQ波は出現せず，ごく早期のprimary PCIにより多くの心筋が救済されたためと考えられ，ST上昇型梗塞＝Q波梗塞とは限らない例と言える．

塞は，おおむねST上昇梗塞，非ST上昇梗塞に該当するが，**図3-2**に示す例のように一致しない症例も見られる．しかし，救急レベルでは，基本的にはQ波出現時期以前に各症例に診断・治療を行う場合が多く，ST上昇・ST下降の有無による分類が有用となる．他方，Q波の形成が発症早期に生ずる例があり，発症1時間以内に半数でQ波形成を見るとする報告もあるが，この所見は再灌流療法の効果を否定するものではない[1]．

一般に，初診時12誘導心電図上のST上昇の程度と誘導数は，梗塞病巣の広がりと予後と関連することが示されているが[2]，**図3-3**に示すようにST上昇の総和と左駆出率の間には有意の相関がみられ，再灌流療法（血栓溶解療法）の適用により，同じST変化に対する左駆出率がより高値を示している．発症後間もない超急性期（30分〜1時間以内）に高く尖鋭化したT波（hyperacute T wave）を認める症例があることも念頭に入れる．その後，ST上昇を示し，対側の誘導ではreciprocal changeとしてのST低下を伴う．次いで，ST上昇の誘導にQ波（持続0.04秒以上，R波の25％以上）が出現，さらにT波陰転化を生ずる．再灌流

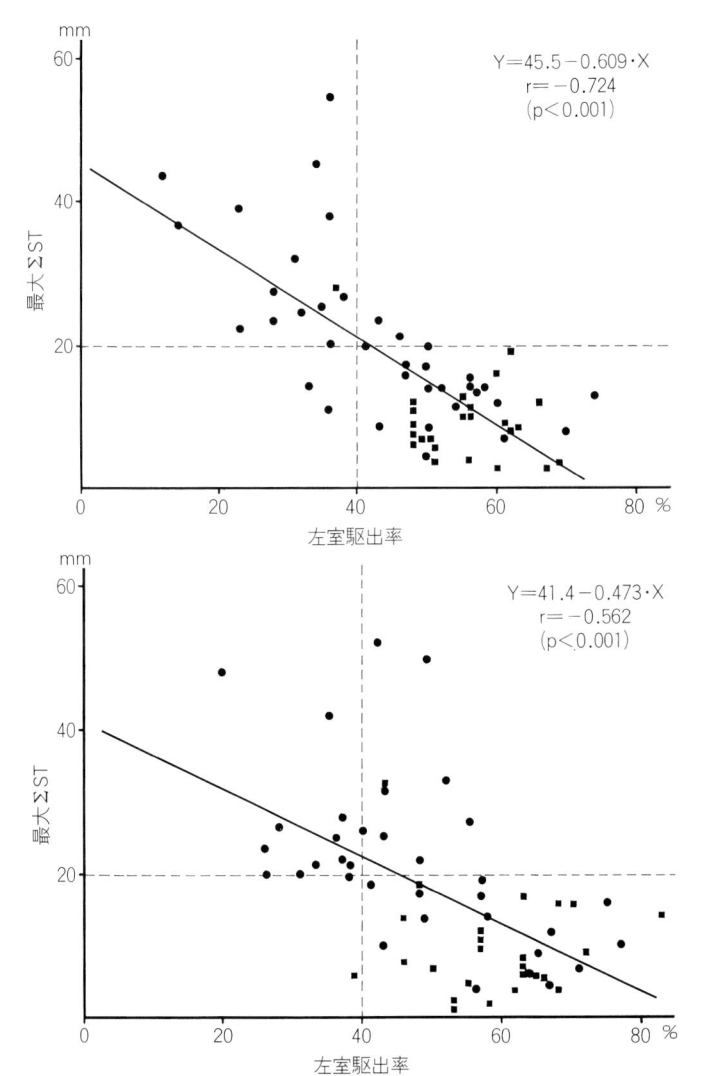

図3-3 ST上昇の総和（ΣST）と左室駆出率

上図：入院時ΣSTと駆出率の間に，r=-0.724の良好な相関が認められるが，これは再灌流療法未施行時代の成績である（●＝前壁梗塞，■＝下壁梗塞）．

下図：再灌流療法施行症例におけるΣSTと駆出率の相関はやや粗となり，大なるΣSTにても駆出率が維持される症例が増加する傾向が見られる．

第3章 検査所見

図3・4 PTCA施行前後におけるST上昇の総和（ΣST）の変化

上図：ΣSTはPTCA施行前56mmから施行直後17mmへ70％の改善を示し，おおむね良好な心筋再灌流が得られたと考えられる．

下図に示す例では，左前下枝完全閉塞に対して発症5時間目にPTC＋Stenting施行病変部は残存狭窄認めず良好な拡張を得たが，血流はTIMI 2 flowであり，PCI前後でST上昇総和の改善は36％に留まった．左室駆出率は25％で心原性ショックとなるも救命し得た．

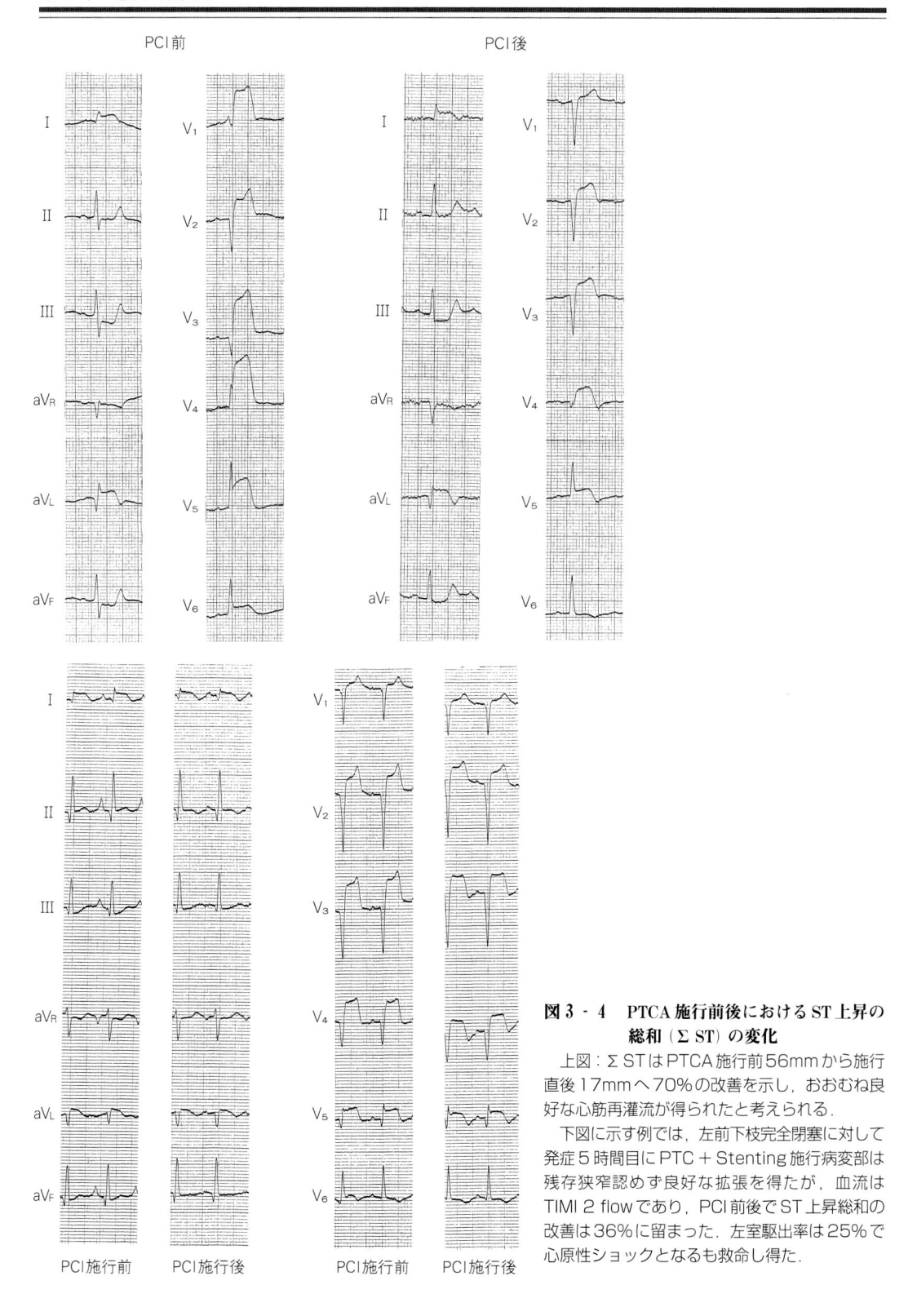

時代以前にはSTの上昇は数日持続し，1週間で基線に復し，これに伴いT波が陰転化，Q波出現はST上昇改善に伴って出現するとされた．冠動脈再灌流療法施行に伴い，以上の変化は極めて迅速に進行し，典型的には再灌流時代以前には数日をかけて見られたST上昇改善，Q波形成，陰性T波形成が，再灌流療法終了直後に相次いで起こり，後述のようにPCI施行後60〜90分で上昇したSTの50〜70%以上が改善しない場合は効果不十分とされるようになっている（図3-4）．

ST上昇が2週間以上持続する場合は心室瘤形成を考える．Q波は半永久的に持続するが，梗塞病巣の小さなものでは急性期にST上昇を認めても，Q波を形成しない例（ST上昇心筋梗塞だがQ波心筋梗塞ではない例），Q波がPCI後早期に消失する例も経験され，かかる現象は再灌流療法以前にも存在したが，primary PCI施行によりその頻度が高くなっている．左前行枝閉塞症例の第一対角枝より近位部での閉塞では，多くaVL誘導でのST上昇を伴う[3]（図3-5）．

前下行枝が長く心尖部を回り込むように下壁に分布する症例では，前壁梗塞所見に下壁梗塞所見を併せ示す症例がある（図3-6）．左対角枝の閉塞ではV3，V4誘導を中心とした限局性前壁梗塞となる．図3-7に示すように，前胸部誘導でST上昇が早期に改善し，巨大陰性T波を残す症例は左前下行枝近位部閉塞の早期再開，高度狭窄残存症例で，左室機能は良く保たれ，PCI早期施行適応例である．問題となるのは，左冠動脈回旋枝を責任冠動脈とする

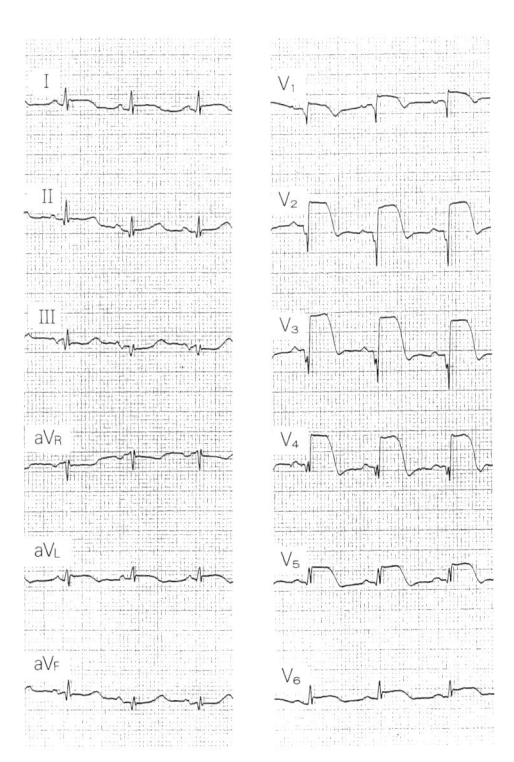

図3-5　左冠動脈前下行枝近位部閉塞による前壁梗塞
第一対角枝近位部の閉塞により，I, aVLのST上昇所見を伴う．

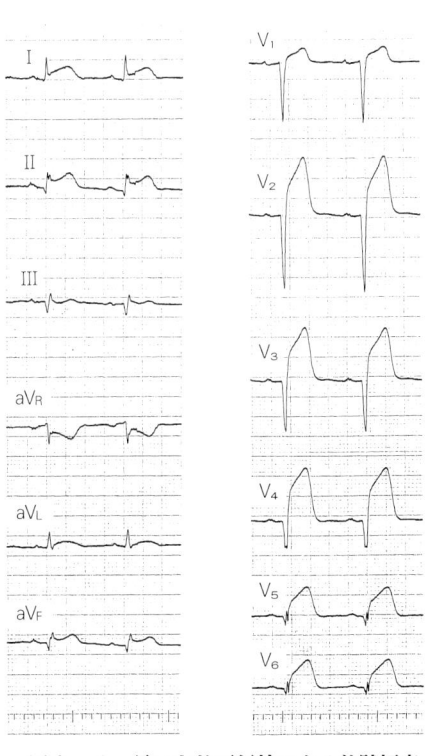

図3-6　長い左前下行枝による前壁梗塞
心尖部を越えて下壁をも灌流する長い左前下行枝の閉塞では，左胸壁誘導と同時に下壁誘導でST上昇所見を認める．

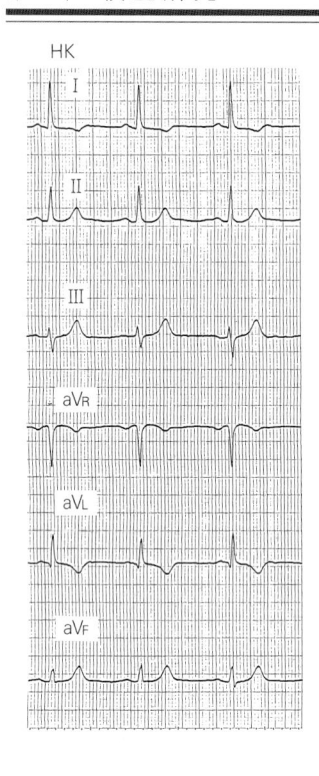

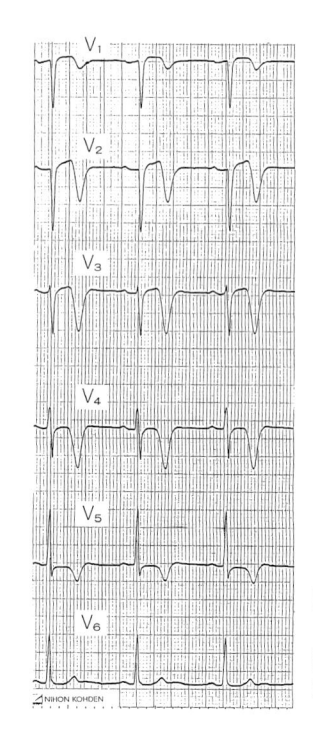

図 3-7　再灌流療法後の巨大陰性T波
　図に示すように，再灌流療法後に左胸部誘導で巨大陰性T波を伴う症例は，梗塞範囲が小で左室機能が良く保たれている．

 もので，約1/3は側壁梗塞心電図所見を，1/3は後下壁梗塞心電図所見を呈し，直ちにprimary PCIへ移行し得るが，残りの1/3の症例ではSTの上昇を認めず，ST低下所見を示すに留まり，後側壁梗塞の鏡面像としてV1‐V4誘導におけるpositive U波が診断の参考になる場合もあるが（図3-8a），不安定狭心症と診断され経過を見るうちに血中酵素の著明な上昇が示され，遅れてprimary PCIが施行されるに至る．詳細はともかく，一箇所でもST上昇が認められれば直ちにPCIに移行し得る点でも，当然ながらST上昇認知はとくに重要である（図3-8b）．

　最近では典型的な胸部症状があり，著明なST低下を示す症例は左冠動脈閉塞例としてprimary PCIの方向へ進めるが，この際，超音波による左室収縮異常所見も参考にすべきである．また，左冠動脈主幹部閉塞に伴う急性心筋梗塞の心電図診断は治療上極めて重要だが，左前下行枝閉塞所見としてのST上昇と左回旋枝閉塞所見としてのST低下が打ち消しあって，明確な心電図診断基準が得られ難い．最近，とくにaVR誘導のST上昇（>0.05mV）をもって冠動脈主幹部閉塞を診断する基準が提唱されており，aVRのST上昇がV1のSTと等しいか，より大であることを左冠動脈主幹部責任冠動脈病変の診断基準とすると，sensitivity 80%，specificity 81%とされる[4]（図3-9）．

　下壁梗塞は1/3の例で右室梗塞を伴うが，これは右側心電図誘導V1，V3R‐V5R（V6R），とくにV4Rにおける0.5～1.0mV以上のST上昇が診断根拠となり[5]，下壁心筋梗塞症例では初診時右側胸部誘導記録をルチーン化するのがよい（図3-10）．下壁心筋梗塞症例で前胸部誘導に著明なST低下所見を示す場合（図3-11），左前下行枝病変を含む多枝疾患を反映するものともされ，かつて多くの議論がなされたが[6]，このような所見は，下壁梗塞の広がり，とくに後側壁・後中隔壁への広がりを反映するreciprocal changeで，右室梗塞の合併によ

第 1 節 心 電 図

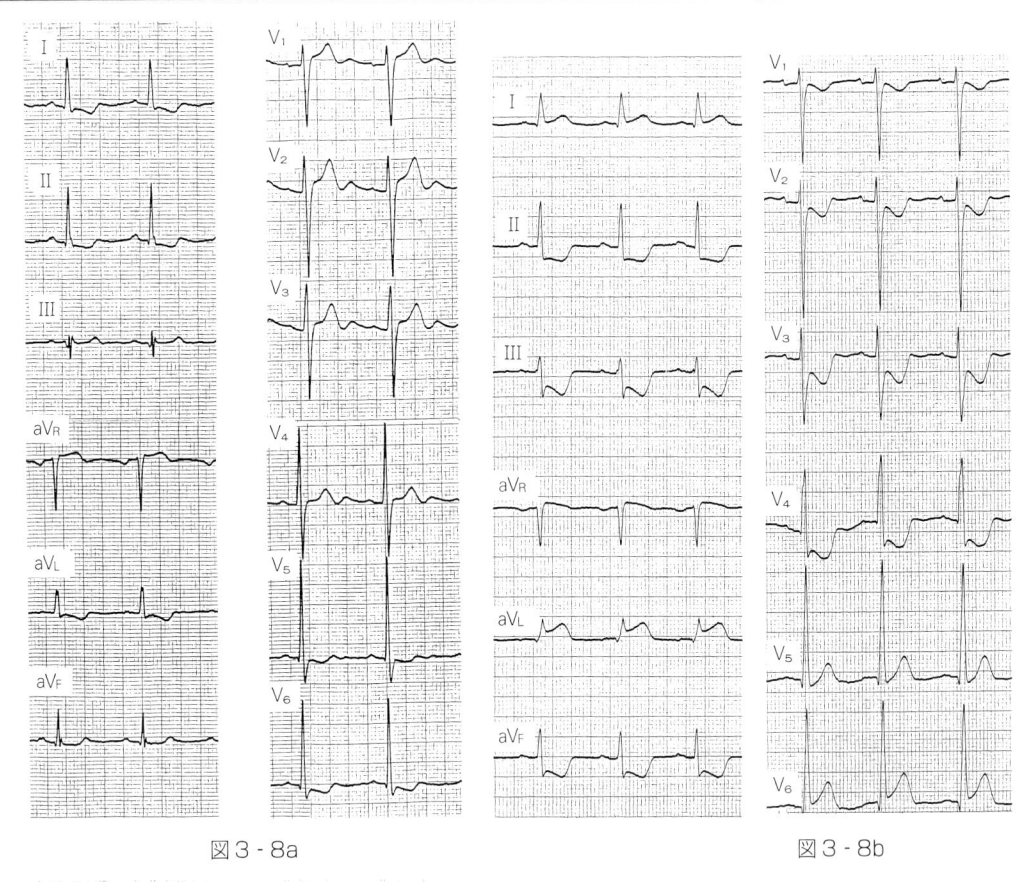

図 3 - 8a

図 3 - 8b

図 3 - 8 側壁梗塞
a：ST低下所見のみ見られるが，V1〜V4までU波が認められる．責任冠動脈左回旋枝#11の側壁梗塞症例．実際には確定診断が遅れやすいタイプ．
b：著明なST低下が目につくが，V6，aVLの上昇があり，直ちにprimary PCIへ移行出来る．

図 3 - 9 左冠動脈主幹部閉塞による急性心筋梗塞
aVRにおけるST上昇あり（0.2mV），かつこれがV1におけるST上昇（0.15mV）より大であることが診断根拠として挙げられる．

49

第3章 検査所見

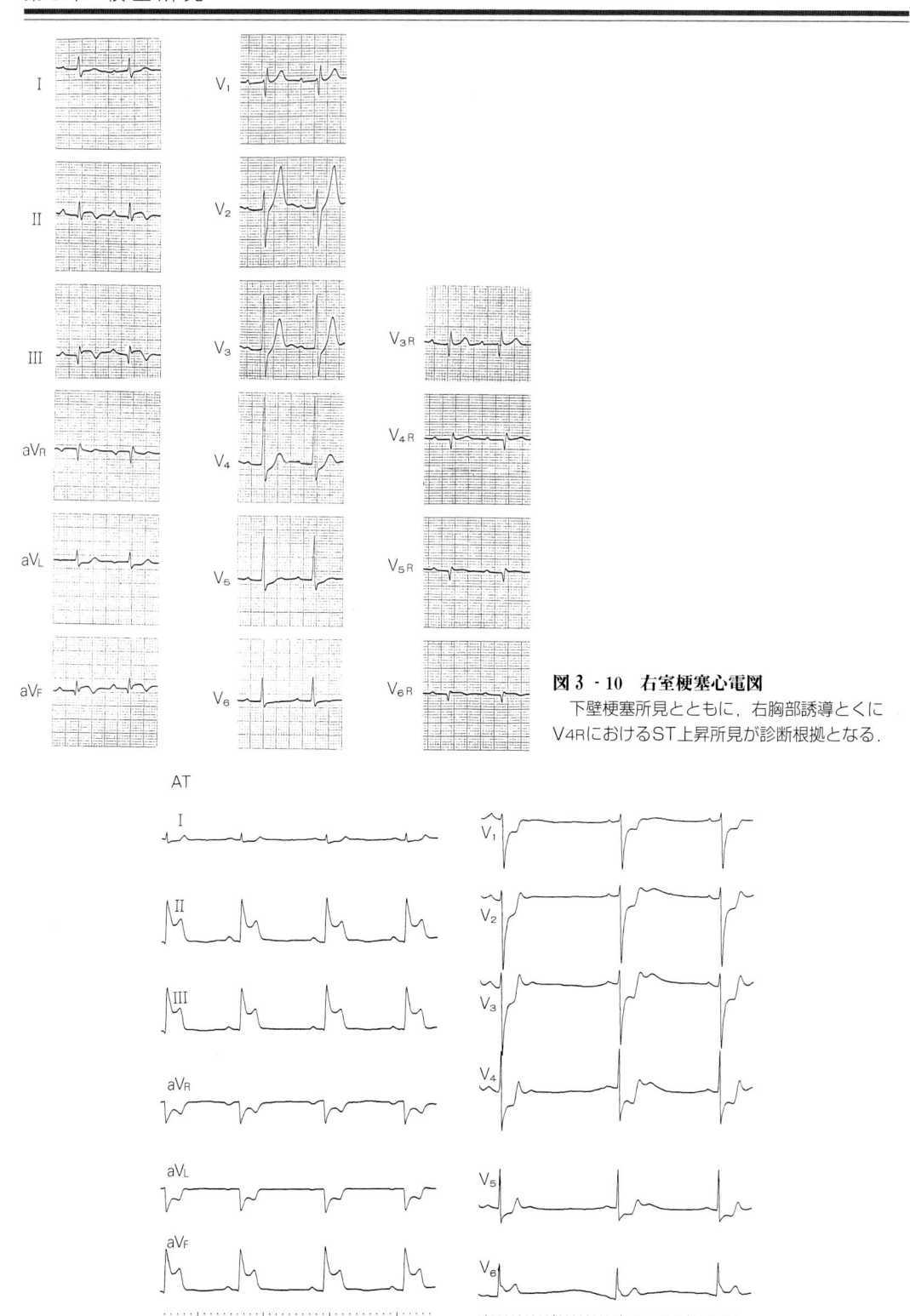

図 3-10 右室梗塞心電図
下壁梗塞所見とともに，右胸部誘導とくに V4RにおけるST上昇所見が診断根拠となる．

図 3-11 前壁領域でST低下を伴う下壁梗塞症例
左冠動脈高度狭窄を有する所見とする説もあるが，この例では左前下行枝には狭窄病変を有しない．

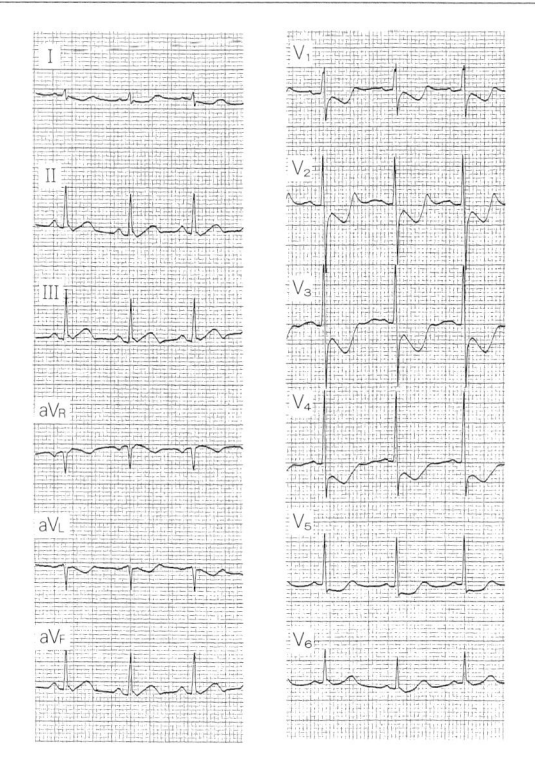

図3-12 後壁梗塞
V1誘導でR波の増高，ST低下所見あり，後壁のQ波，ST上昇の前胸部における鏡像所見．

り不明確化になるとする考え方が概ね妥当と思われる[7]．同様に前壁梗塞例における下壁相当誘導のST低下は，下壁の合併虚血所見とするよりも，広範な前壁梗塞によるreciprocal changeとするのが妥当と考えられる[7]．

後壁梗塞は，後壁の対側誘導となるV1，V2の所見で診断され，急性期にはこれらの誘導におけるSTの低下が特徴となり，以後V1，V2誘導におけるR波増高（R/S≧1），R幅≧0.04秒，上向き増高T波が特徴となり，慣れると一目で診断可能だが，初学者に理解され難い所見である（図3-12）．この後壁梗塞とI誘導とaVL，V5，V6誘導の1つ以上にST上昇を認める場合は，左冠動脈病変による可能性が高い[8]．左室側壁下部のST上昇は，12誘導心電図では網羅し難い領域であるが，鏡像所見として対側誘導であるaVRのST低下として検出し得る[9]（図3-13）．

鑑別診断として，拡張早期再分極（early depolarization）があり，これは健常若年男性に多く見られ，下壁や前壁相当誘導において上に凹のST上昇を示す．左室肥大心電図で左胸部誘導におけるST上昇，r波の減高により前壁梗塞との鑑別を要する場合もある．心筋炎におけるST上昇，Q波，肺梗塞におけるV1，V2のQ波，SIQIII波形，くも膜下出血例の陰性T波なども心電図所見のみからは鑑別診断に苦慮する症例が経験される．

心房梗塞の心電図診断は確立されていないが，V5，V6，I誘導のPTa部＞0.5mmの上昇，V1，V2，II，III誘導PTa部の鏡像変化，心房不整脈にて疑われる[10]．

● 2．非ST上昇心筋梗塞 ●

不安定狭心症が心筋梗塞へ移行しているかを判定することは，心電図診断では困難なケー

第3章 検査所見

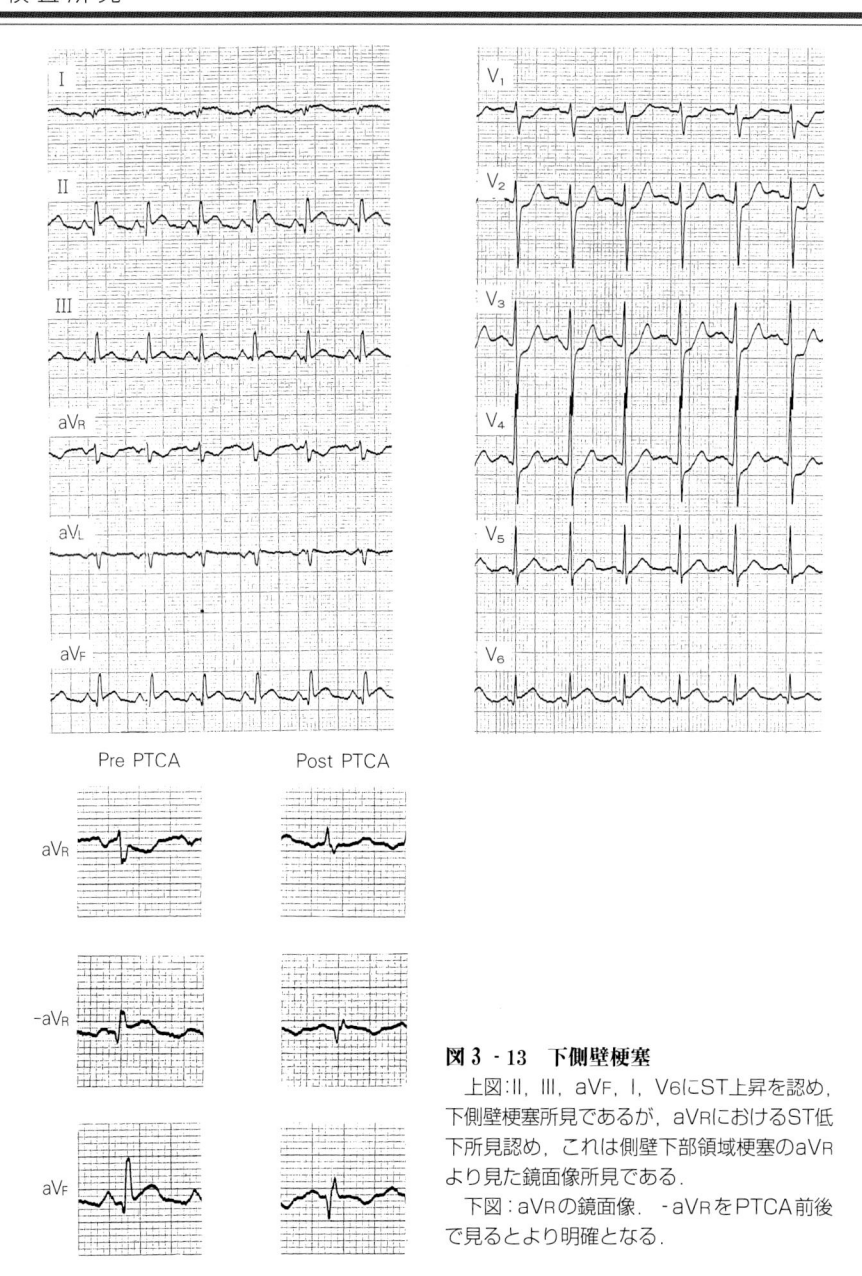

図3-13 下側壁梗塞
　上図：II, III, aVF, I, V6にST上昇を認め, 下側壁梗塞所見であるが, aVRにおけるST低下所見認め, これは側壁下部領域梗塞のaVRより見た鏡面像所見である.
　下図：aVRの鏡面像. -aVRをPTCA前後で見るとより明確となる.

スが多く, とくに梗塞既往症例で非Q波梗塞の再発を伴う場合など診断が遅れる傾向にある. Non ST elevation MI (NSTEMI), 非Q波梗塞の (NQMI) グループでは不安定狭心症, 心肥大, 心筋炎, 電解質異常, 薬剤効果などとの鑑別は心電図診断のみでは不可能で, 最終的には血中酵素上昇をもって診断されることになる. ST elevation MI (STEMI), Q波梗塞 (QMI) グループでも, 左脚ブロック, 左室肥大, 梗塞既往, 心筋炎, 心膜炎, early repolarization症例などでは心電図のみによる梗塞診断は困難であることも多く, 血中酵素上昇, 超音波法による左室収縮異常所見などを併せて診断される. 今日のPCI時代においては, 極論をすれば, 心電図診断の最も重要なポイントは梗塞が存在するか否かを確定することにつ

きる．したがって，心電図1枚から冠動脈の閉塞部位の細部まで正診出来ればそれに越したことはないが，心電図診断が困難な場合は，ともかく梗塞の有無を確定することを最低目標とし，発症早期例で心電図所見が診断的でない場合は時間をおいて再記録する．1誘導でもST上昇を見つける，超音波にて左室壁運動異常を検出する，心筋マーカーを参考にするなどの努力が必要となる．ST上昇を伴わない不安定狭心症，非Q波梗塞例で冠動脈病変部位を特定することは困難だが，V_1-V_6, I, aVLに陰性T波を認める場合は左前下枝病変，II, III, aVFに陰性T波を認める場合は右冠動脈病変が疑われる[11]．

● 3．脚ブロック ●

右脚ブロックに合併した急性心筋梗塞ではST上昇，Q波の検知は容易で通常心電図診断上の問題はない．しかし，左脚ブロック，WPW症候群，ペースメーカー調律症例におけるST変化，Q波確認は困難で，以前の心電図との比較により新たに出現したST-T変化や経時変化を参考にする．ペーシングを一時停止するなどの方法も有効の場合がある．

完全左脚ブロック例における急性心筋梗塞診断は困難だが，GUSTO-1試験の成績から，(1) 上向きQRS部で1 mm以上のST上昇（5点），(2) V_1, V_2, V_3誘導で1 mm以上のST低下（3点），(3) 下向きQRS部で5 mm以上のST上昇（2点）の基準で3点以上を急性心筋梗塞合併の診断基準として，sensitivity 78％, specificity 90％とされる[12]．

以前から急性心筋梗塞で，脚ブロックを合併する症例は予後極めて不良とされているが，primary PCI施行症例における脚ブロックの持つ意義についての報告はほとんど見られない．筆者の右脚ブロックについての経験では，再灌流療法施行前の時期では右脚ブロック合併例では急性期死亡率は51％に及んだが，primary PCI時代には13％へ減少しているものの，右脚ブロック非合併例の急性期死亡率7％に比べて依然として高率ではある．ただし，primary PCI時代には一過性の右脚ブロックが増加し，全体の67％を占め，その死亡率は6％と非脚ブロック症例と差を認めていない．とくに一過性の右脚ブロックはprimary PCI施行直後に出現1～2日内に改善するタイプが多く，一種のreperfusion injuryを示唆している（図3-14）．

● 4．再灌流療法の効果 ●

ST上昇を伴う急性心筋梗塞症において，血栓溶解剤静脈内投与により閉塞冠動脈再開の成否を検知する方法として，12誘導心電図のST上昇総和の改善率を用いる方法が試行された．血栓溶解療法による再灌流時には，上昇STの減高が見られ始めてから40～60分でST上昇の50％以上の減高が見られ，これは非再灌流例の自然経過の少なくとも5倍の速度とされ，再灌流診断の根拠となり得ることが示されている．ただし，再灌流例でも70％の症例でSTの完全回復は得られず，50％ではSTの減高とともに増減変動を反復する所見が認められる[13][14]．

一方，primary PCI施行60～90分後に12誘導心電図ST上昇総和の低下が50％を超える場合を有意改善，70％を超える場合を完全改善とし，これをprimary PCIによる冠動脈再開血流と比較，あるいは超音波ドプラー法による冠動脈血流予備量測定を施行対比した検討から，ST上昇改善は冠細小血管の血流が良好に改善されていることをよく表現することが示され，逆に冠血行再建良好であるにもかかわらずST改善不十分の場合，あるいはかえって

第3章 検査所見

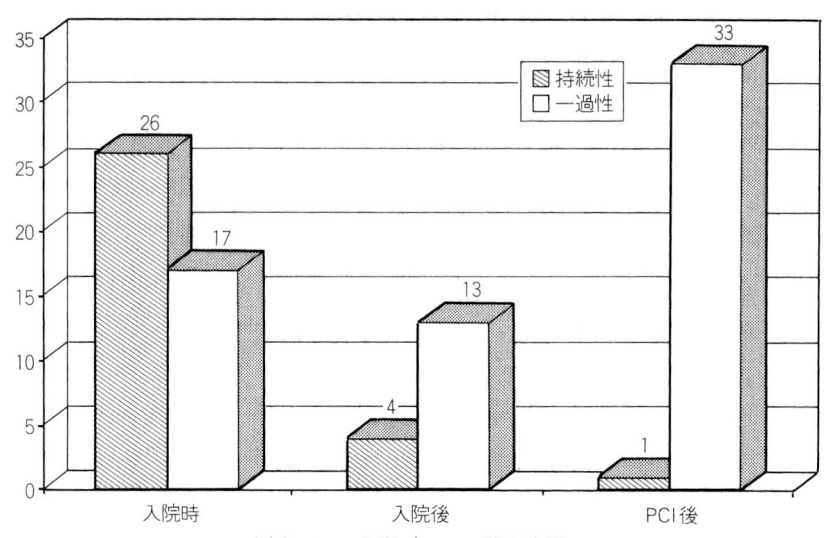

図3 - 14 右脚ブロック発症時期
心筋梗塞合併右脚ブロックの2/3は一過性で，その半数以上はprimary PCI後に発症，再灌流傷害効果も考えられる．

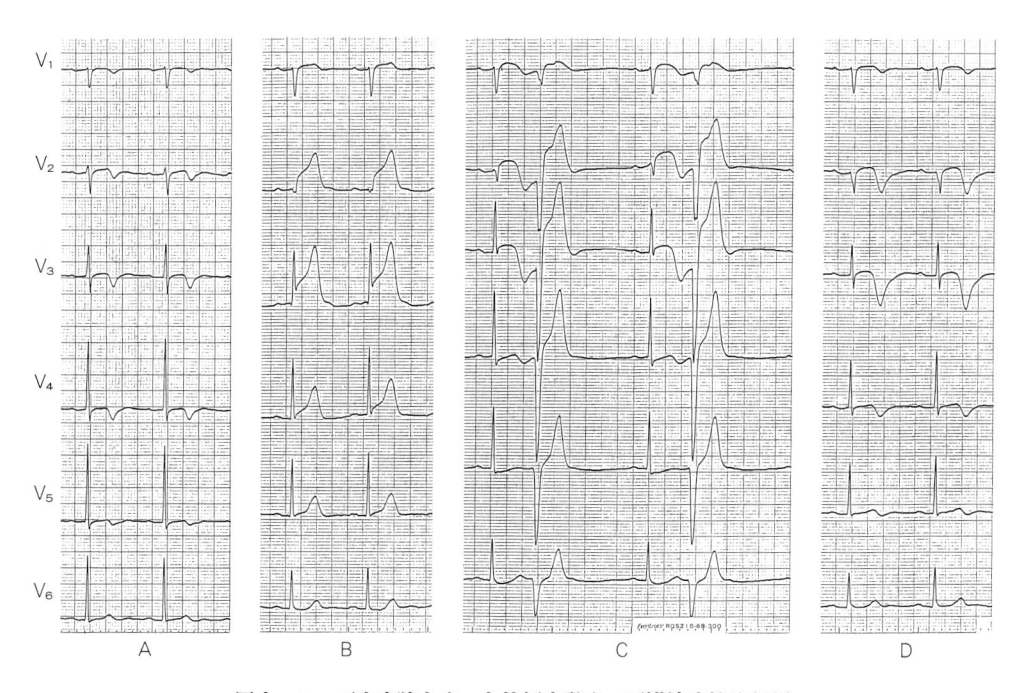

図3 - 15 不安定狭心症—心筋梗塞発症—再灌流療法施行例
A：不安定狭心症時期，B：限局性前壁梗塞発症，C：再灌流療法施行，再灌流不整脈を伴う，
D：ST上昇の改善を伴う．

ST上昇増悪する場合は，no‐reflowなど細小血管血流障害を診断する臨床上簡便にして有用な方法となっている[15)16)]（**図3-4**）．

5. 再灌流不整脈

再灌流時には，いわゆる再灌流不整脈の発現が見られ，特徴的な不整脈はaccelerated idioventricular rhythm (AIVR) で，心拍数50〜120/分の心室調律であり，急性心筋梗塞症例における血栓溶解療法による再灌漑流例50％，非再灌流例7％に見られるとする報告がある[17]．右冠動脈再灌流時には，洞徐脈，房室ブロックおよび低血圧が主になり，一過性に迷走神経過緊張による Bezold - Jarisch 反射によると考えられ，アトロピンが著効する[18]．不整脈の詳細は第5章を参照．

図3-15に不安定狭心症から心筋梗塞発症，再灌流療法施行例の心電図所見を示す．

第2節 心筋マーカー

> 1. 急性心筋梗塞診断のマーカーとして，CK (creatine kinase)，CK心筋特異性アイソザイムCK-MBが広く用いられているが，壊死心筋検出精度のさらに高いものとしてトロポニンTが用いられる．ただし，トロポニンは一部の不安定狭心症例でも上昇し，再梗塞検出には不適となる．早期診断目的にはミオグロビンが有効だが，心筋特異性が低く，最近H-FABPが早期診断に有効とされる．
> 2. トロポニン値により急性冠症候群の予後評価が可能とされる．再灌流療法施行により，心筋マーカーのピーク値は早期出現，高値を示し，必ずしも梗塞巣のサイズを表現するとは言えない．

1. 各論

通常心筋の逸脱酵素としては，creatine kinase (CK)，aspartate aminotransferase (AST) = glutamate oxaloacetate transaminase (GOT)，lactate dehydrogenase (LDH) が用いられる．逸脱心筋構成成分としてはミオグロビン myoglobin，ミオシン軽鎖 myosin light chain，トロポニンT troponin T がある．表3-1，図3-16に示すように，それぞれのマーカーには採血時条件の影響，心筋特異性，血中増加出現時間，ピーク時間，高値持続時間，検査価格などの上に大なる差異があり，各マーカーにつき使い分けが必要となる．

[CK：creatine kinase]

日常診療上一般的に用いられ，測定結果が迅速に得られ，コストの面からも頻回に測定が可能である．梗塞発症3〜4時間で上昇し，6時間における陽性率90％程度で，心筋傷害を鋭敏に検出し得ることから，心筋逸脱酵素として一般的に用いられる．ただし，心筋特異性はなく（CK-MMは骨格筋，CK-MBは心筋，CK-BBは脳，腸管，腎に特異的），臨床上の状況を考慮して用いる必要があるが，心筋障害検出における実際的な選択項目となる．

急性心筋梗塞治療の golden hour は発症3〜4時間以内であり，この時間帯では80％以

表3-1a 各種心筋マーカーの利点と欠点

CK-MB	利点	①迅速，経済的，かつ正確
	欠点	①骨格筋疾患，外傷，手術後では特異性（－）/ ②発症早期（6時間以内），発症後期（36時間以後），小梗塞（トロポニンでは検出可）では感度は低い
	備考	・大部分の臨床医が使いなれている
	臨床上の勧告	・かつての標準的測定法で，現在ほとんどの状況で容認される
CK-MB アイソザイム (CK-MB2)	利点	①梗塞の早期検出
	欠点	①特異度はCK-MBと同じ/②現在の測定法は特殊な技術を要する
	備考	・現在まで主として専門研究センターでの経験に限られる
	臨床上の勧告	・測定法に習熟したセンターで3～6時間の短時間内での極めて早期の検出が可能
ミオグロビン	利点	①高感度/②梗塞早期検出に有用/③再灌流検出/④梗塞を否定するには最適
	欠点	①骨格筋疾患，外傷下では特異度が極めて低い/②早期に正常域に戻るため，発症後期の感度が低下する．
	備考	・CK-MBアイソザイムに比し分析がより容易で，より便利で，迅速放出型動態のため，完成した梗塞の非侵襲的再灌流監視に有用
心筋トロポニン	利点	①強力なリスク層別化の方法/②CK-MBより感度・特異度良好/③発症2週間までの最近の梗塞/④治療選択に有用
	欠点	①発症早期6時間以内の梗塞/②発症後期の小梗塞検出には限界あり
	備考	・診断能力と治療への応用の可能性に関する成績が，臨床試験により得られつつあり

[Braunwald Eら：Circulation, 2000[19a]より抄訳]

表3-1b 急性心筋梗塞症例における血中心筋傷害マーカーレベルの変化

	分子量	立ち上がり	ピーク	再灌流時ピーク	回復
ミオグロビン	17,000	1～4時間	6～10時間	3～6時間	1～2日
ミオシン軽鎖	28,000	3～6時間	3～5日	3～5日	6～18日
トロポニンT	33,000	3～12時間	12～48時間	6～24時間	5～14日
CK-MB	86,000	3～12時間	20～28時間	6～16時間	2～4日
LDH	135,000	8～12時間	24～60時間	－	10～14日

上の症例でCKは正常範囲にあり，救急医療の現場でCKは意外に急性心筋梗塞診断の決め手にならない場面もあり，むしろ経過中のCK最大値による梗塞病巣サイズの大雑把な推測，CKピーク早期出現による閉塞冠動脈再開の推定，再梗塞診断などに有用となっている．

[CK-MB：creatine kinase-MB]

心筋傷害評価の意義は基本的にはCKと同じだが，心筋特異性が高く，骨格筋を始めとする他組織の傷害をおおむね除外し，心筋傷害を確認する目的で用いられる．

[LDH：lactate dehydrogenase]

梗塞発症後立ち上がりは遅いが，長期にわたり血中レベルを維持することから，急性期を過ぎた症例の評価に適している．心筋特異性はアイソザイム測定により相当程度解決される．

[ミオグロビン：myoglobin]

心筋傷害マーカーとして，最も早期（1～3時間）に血中に出現する点で有力な早期診断法として期待されたが，骨格筋ミオグロビンを区別し得ない難点があり，ラテックス凝集法

第2節 心筋マーカー

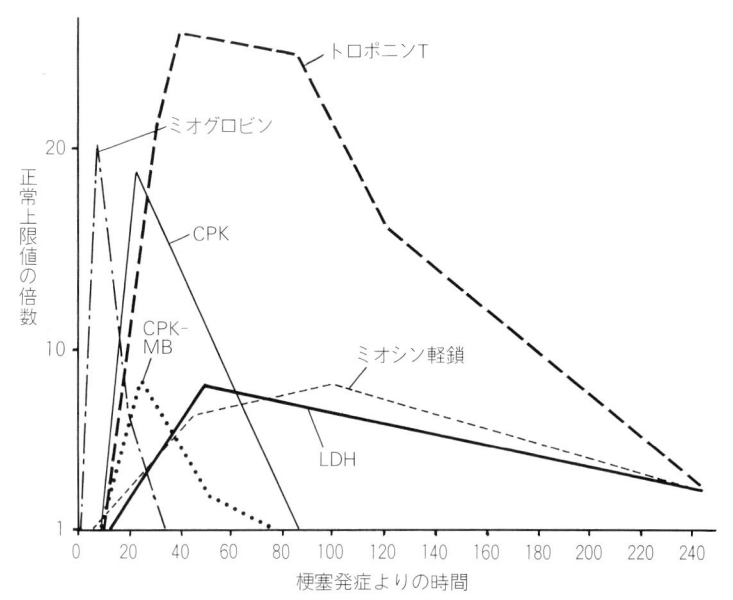

図3-16 急性心筋梗塞における心筋傷害マーカーの経時的変化

により15〜30分で測定可能となっているが，一般化していない．

[ミオシン軽鎖：myosin light chain]

心筋特異性が高く，血中レベルは梗塞発症後3-4時間の早期上昇，血中レベルが長期維持することから，心筋傷害出現後長期にわたる確診チャンスが期待できる．また，心筋梗塞症例における再灌流の影響を受けない特徴がある．

[トロポニンT：troponin T]

心筋特異的トロポニンT(cTnT)，心筋特異的トロポニンI(cTnI)は，骨格筋のそれらとはアミノ酸配列が異なっており，心筋特異性が高く，梗塞発症後3〜12時間で上昇，長期持続し，診断windowが広い．ただし，再梗塞の検出には半減期の短いCK，CK-MBの方が有用．モノクロナール抗体を用いた免疫測定法により，心筋組織に特異的なトロポニンT，トロポニンIの微量レベルでの測定が可能となっている．心筋傷害による血中レベルの増加は他マーカーに比して高く，市販されているキットではベッドサイドで採血後10〜20分内に測定可能であり，トロポニンT，トロポニンIは壊死心筋検出感度が高く，とくに欧米ではベッドサイドでの測定が広く行われ，acute coronary syndromesの第一選択マーカーとされている．一方，壊死心筋検出感度の高いトロポニンの導入により，従来認知されなかった程度の梗塞が検出されるようになり，従来のCK，CK-MBの測定から不安定狭心症とされる症例の1/3で，トロポニン値の有意上昇が検出されるに至り，心筋梗塞診断基準の再評価が行われ，欧州，米国共同のガイドラインが出されている[19]．

[H-FABP：human-fatty acid binding protein]

新しい心筋マーカーのヒト心臓由来脂肪酸結合タンパク質は心筋細胞に存在する分子量15kDaの小分子タンパクであり，発症2時間以内の心筋障害が診断可能である．感度はcTnTより良好であるが，特異性はcTnTに劣る．

2．臨床応用例

急性冠症候群症例で入院時1回のcTnT測定値が，心電図ST上昇，下降の如何を問わず予後判定に有用で，GUSTOIIa試験で30日死亡率はcTnT陽性例で11.8％，陰性例で3.9％とされる[20]．さらに，不安定狭心症においてはcTnT，cTnI値が予後判定の上に有力なマーカーとなり，かつこれらの値が高い程，低分子ヘパリンやGP IIbIIIa受容体拮抗剤の効果が顕著となるとされ，これらに関して多数の報告がなされている[21,22]．さらに最近の報告では不安定狭心症，非ST上昇心筋梗塞症例において，ST低下≧2 mmでTnT上昇例では6ヵ月死亡率は26.8％，ST低下認めずTnT陰性例では8.4％とされている[23]．

血栓溶解療法，primary PCIによる冠動脈再開通例では，CKピーク値が以前の24時間から12時間程度に短縮し，その分CKピーク値が増加している．したがって，CKピーク値から梗塞病巣サイズを推定するのは必ずしも妥当ではない．再発作，梗塞病巣の拡大の診断にはCK再上昇が重要な所見である．この間，CK‐MB，ミオシン軽鎖，トロポニンTにて心筋特異性を確認するが，コスト，保険診療面から頻回測定は問題となる．CK‐MB，TnT，TnIなどの心筋マーカーは腎不全，腎透析症例では高値をとり，false positiveに要注意とされる．

白血球数は非特異的ではあるが，発症早期数時間内に出現し数日間持続する．同様に，CRPも非特異的であるが，発症第一週内にピークに達し，さらに1〜2週間高値を示し，いずれも梗塞範囲，予後と相関するとされる．

第3節　胸部レントゲン

> 1. 急性心筋梗塞症例における心不全合併とその重症度診断，解離性大動脈瘤，肺梗塞などとの鑑別の上に，胸部レントゲンは必須の検査法である．
> 2. 肺うっ血所見として，上肺野，肺野末梢への血流再分布所見，肺動脈主幹部拡大所見，肺間質浮腫所見としてseptal lines，肺胞内浮腫所見として粒状陰影，bat wing所見を認める．

古典的な方法だが，左心不全に伴う肺うっ血，間質浮腫，胸水貯留，肺水腫などの認知には欠かせない．心不全をきたす可能性のある症例には，全例Swan‐Ganzカテーテルによる肺動脈楔入圧，心拍出量連続測定が行われ，レントゲン上の変化はこれら血行動態上の変化に数時間遅れるとされるが，肺血管，肺野全体像をvisualで認識し得る点で他に変え難い方法である．

正常例では立位または座位で，上肺野の血管陰影は下肺野の血管陰影に比べて重力の影響で淡いが，左心房，肺静脈圧の上昇に伴い（12〜18mmHg），肺うっ血所見として，肺静脈血圧上昇に伴い下肺野の血管が収縮し，肺血液上肺野の血管への再分布が生じ，上肺野の血管陰影と下肺野の血管陰影の濃度差が不明確になる．また，正常肺血管陰影は肺野中心から

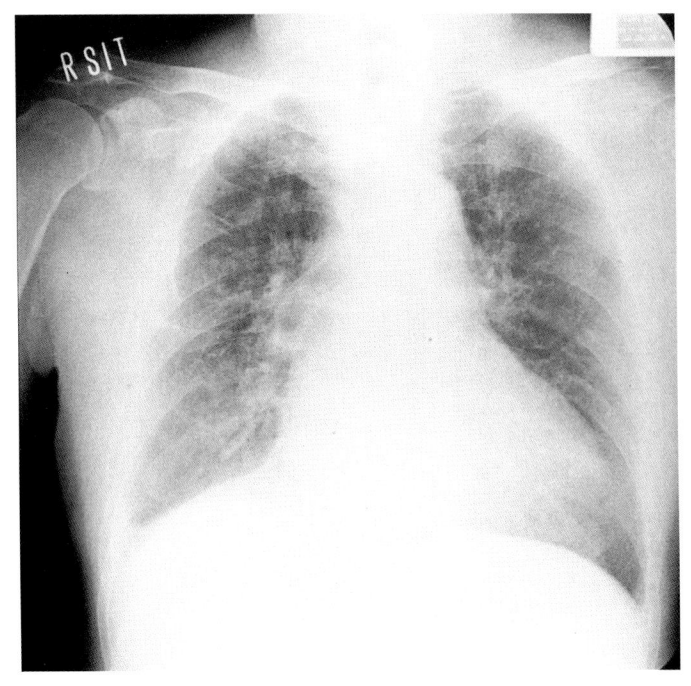

図3-17 急性心筋梗塞心不全症例胸部レントゲン所見
心陰影拡大，肺血管陰影増強，肺間質浮腫，Kerley's A line，少量の葉間胸膜液貯留，胸水を認める．

外側1/3まで追えるが，肺うっ血ではさらに外側まで肺血管影を認められる．正常例では肺門から下行する右肺動脈の太さは肋骨よりも小だが，うっ血肺ではこれを越えるなどの目安がある．さらなる肺静脈圧の上昇に伴い (18〜25mmHg) 肺間質浮腫を生じ，肺小葉間浮腫としてseptal lineを示す (急性心不全では下肺野に横走する短いKerley B lineよりも，肺門部に向かう長いA lineが特徴的)（図3-17）．さらに肺静脈圧の上昇により (25mmHg以上)，肺胞内浮腫，肺水腫を生じ，肺野に粒状陰影が出現，これが融合して斑状影となり，典型的な肺水腫像として肺門を中心に左右に羽を広げたような陰影が肺野内2/3を占めるbutterfly, bat wingの像を呈するに至る．多くは葉間，胸膜腔内液貯留を伴う．気管支壁の浮腫性肥厚による肥厚した気管支断端像cuff signを認める．心室瘤像を左室影心尖部付近に認める例があり，陳旧性心室瘤では瘤壁石灰化が明確に認められる例もある．とくに，高齢者，重篤心不全例では経過中呼吸器感染症を合併すること多く，これらの症例では定期撮影も欠かせない．また，急性心筋梗塞と鑑別すべき重要な疾患として解離性大動脈瘤（大動脈拡張所見），肺塞栓症（肺血管陰影の局所的減少）診断のきっかけになることもあり得る．

第3章 検査所見

●●●第4節　超音波・ドプラー●●●

> 1. 超音波法により梗塞発症超急性期における診断，心室の各セグメントにおける収縮障害の程度を評価し得る．
> 2. 合併症として心室中隔穿孔，乳頭筋病変による僧帽弁閉鎖不全，心膜腔内液貯留，心室瘤，左室内血栓，右室梗塞などの診断に最も有力な診断法となる．
> 3. コントラスト・エコー法により再灌流療法施行後の正常灌流心筋と灌流障害心筋を画像上にて鑑別し得る．回復期における負荷超音波法により心筋可逆的障害部位の評価が可能となる．
> 4. 血管内超音波法は不安定プラーク評価に最適な方法であり，偏在性のecholucentなlipid pool，薄い被膜などを描出し得る．

●1．心室収縮評価●

　初診時には心電図と同時にルチーンで記録，本症の診断精度を上げるうえで有効であり，(1)早期診断，とくに心電図上診断困難である超急性期梗塞，一部の側壁梗塞，非Q波梗塞の検出，心膜炎，解離性大動脈瘤の鑑別，(2)心機能評価として，左・右心室の収縮能，心筋虚血・壊死，(3)梗塞合併症の診断法として，心破裂，急性僧帽弁閉鎖不全，右室梗塞など，(4)予後・リハビリテーションの評価に有用である（図3-18）．

　左室収縮性を正常normokinesis，低収縮（壁運動低下）hypokinesis，無収縮akinesis，奇異性収縮（収縮期膨隆）dyskinesis，心室瘤aneurysm，その他の所見として過大収縮hyperkinesis，のように半定量的に評価し得る利点がある．例えばAHA分類による左室壁の7分画，米国超音波学会の16分画について，上記半定量スコアーを割り当て，左室収縮異常を定量表現することも可能となる．また，壁運動異常の程度を各区域において上記の要領で半定量化し，壁運動異常の総和を区域数で除して，wall motion score indexが算出される[24)-26)]（図3-19）．このwall motion score indexは左室機能障害を左室駆出率よりも正確に表現し，心筋梗塞症例の予後，血行再建適応検討のうえに有用である．例えばwall motion score indexが1.8以上の例では20％以上の虚血領域があり，再灌流療法による改善を達成しない場合には心不全など合併症発症の可能性がある[27)]．

　超音波法では，心筋収縮能の経時的変化を評価する上でとくに有用で，梗塞部心筋収縮性は再灌流施行後には不十分でも，いわゆるstunned myocardiumの改善に伴い，時間経過とともに改善を認める場合がある．再灌流療法による心筋収縮改善は1～2日より見られ始め，数カ月にわたり進行する．一方，心室壁収縮は一応内方運動をするが，収縮期に通常見られる壁厚の増大がない，あるいはむしろ薄くなるといった所見も無収縮，奇異性収縮と考えられる．

　初診時超音波法による収縮異常がない症例では，心電図，心筋マーカーと異なり，以後梗

第4節　超音波・ドプラー

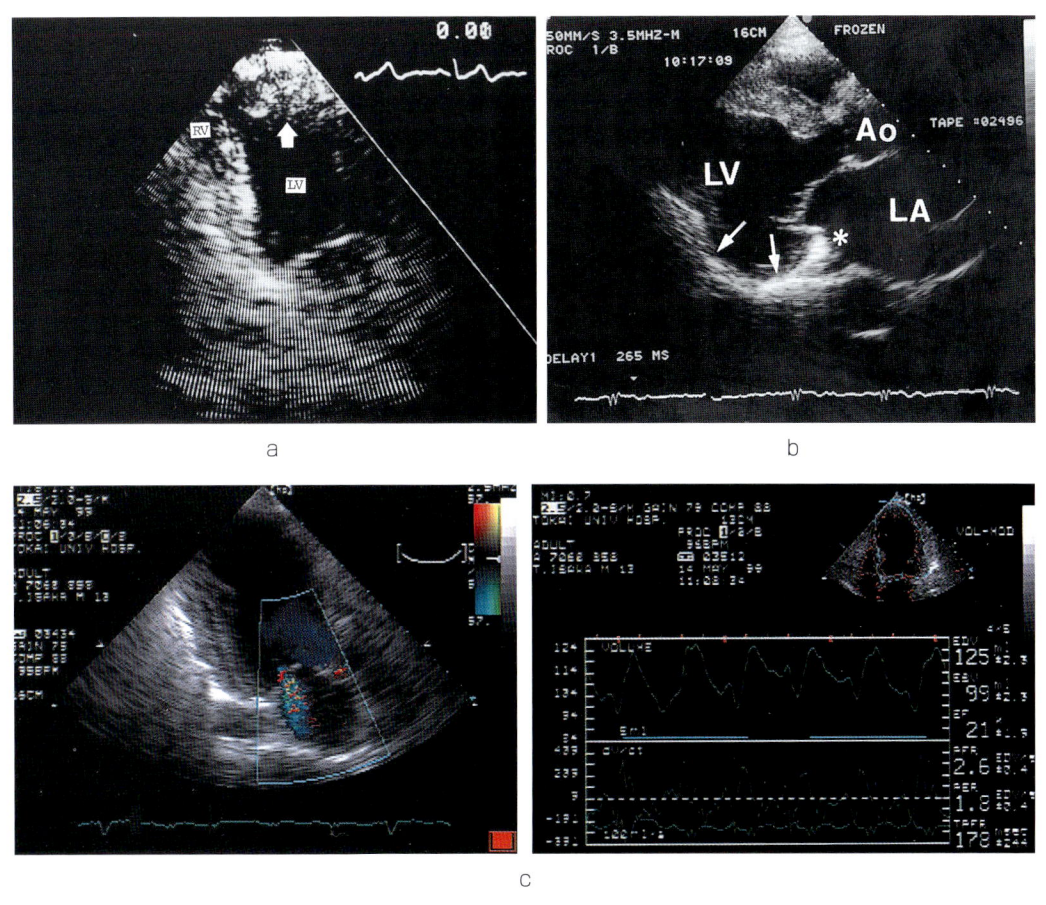

図3・18　急性心筋梗塞超音波所見
a：血栓形成（矢印）を伴う前壁心筋梗塞症例（LV＝左室，RV＝右室）．
b：下壁心筋梗塞，心室瘤形成（矢印，Ao＝大動脈，LA＝左房，LV＝左室）．
c：2度僧帽弁閉鎖不全を伴う広範前壁梗塞例（左図）と左室容積解析（右図）．

塞所見を示すことは稀で，受診時超音波法の活用により false positive を増加させることなく不必要な入院を30％減少し得る[28]．心電図による診断が困難である心筋梗塞症例，例えば超急性期例，一部の側壁梗塞，非ST上昇性心筋梗塞症例などで，超音波法による壁運動異常の検出が有力な診断根拠となる．なお，超音波法による心室asynergyの検出は壁厚の内膜側20〜25％以上の虚血・梗塞がある場合に可能とされる[29]．急性期心筋梗塞症例の梗塞病変を評価する際に注意すべきことは，超音波法では心室壁運動から陳旧性の梗塞と新鮮梗塞，壊死と一過性虚血の区別は必ずしも容易ではなく，梗塞巣を過大評価する傾向となることである．すなわち，梗塞心筋による近隣の正常心筋収縮機能的障害，いわゆる気絶心筋 myocardial stunning として知られる一過性の心筋虚血，梗塞責任冠動脈が側副血行を供給している対側心筋の収縮障害などにより，心筋壊死巣より広い範囲にわたり収縮障害所見を示す可能性がある．急性期心筋梗塞症例においては，梗塞部反対側の心筋収縮は代償性に過大収縮をしている．この過収縮が見られない場合は他冠動脈の狭窄の存在，すなわち多枝病変の可能性が考えられる．梗塞巣が瘢痕，繊維化すると壁厚の菲薄化とエコー輝度の増強

第3章 検査所見

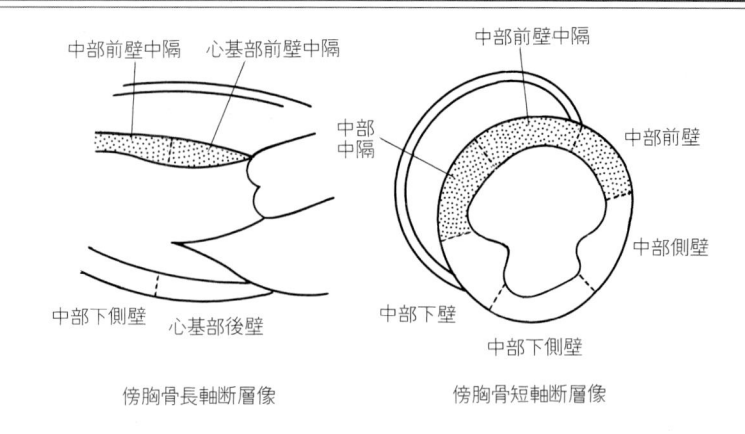

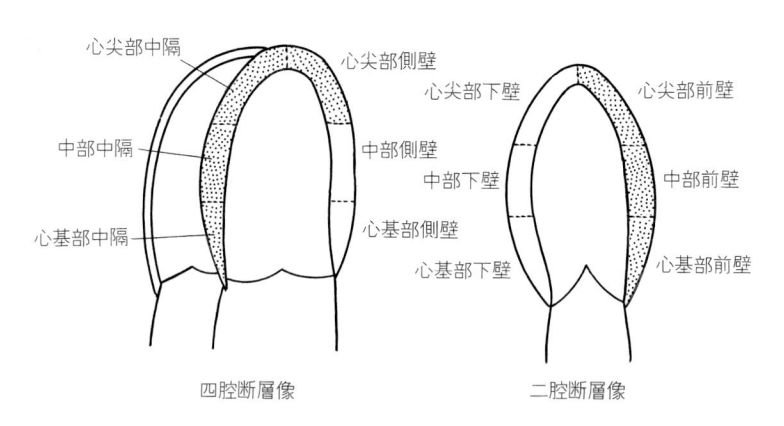

図3・19 超音波法による左室収縮収縮半定量分析法
左室壁を16分画し，各分画における収縮性を，(1)正常収縮 (5mm以上)，(2)低収縮 (2〜5mm)，(3)無収縮 (2mm未満)，(4)奇異性収縮に分け，スコア化し半定量評価．またスコアの総和を分画数で除し，収縮指標を算出する．　　　　　　　　　　　　[Bourdillon PDVら：J Am Soc Echo, 1989[25]より引用]

を示す．

　心機能評価に最も有用な左室内腔計測，とくに駆出率測定は通常の簡便法の短軸 (D) 3乗法はもとより，Teichholz補正法〔Volume＝$(7.0/2.4+D) \times D^3$〕を用いても，左室asynergyの影響もあり正確を期し難い．強いて言えばSimpson法が出来ればより正確である．左室機能評価は治療による左室機能改善，remodeling，リハビリテーション，社会復帰の目安の評価にも不可欠である．急性心筋梗塞後の心機能を検討したSAVE臨床試験では，梗塞後左室拡張が著明な症例ほど，追跡期間中心血管合併症を発症しやすく，この左室リモデリング効果はACE阻害剤により改善されることが示されている[30]．また，僧帽弁部血流ドプラー波形から左室流入障害所見ある場合は，左室リモデリング，心室拡張を示す予測因子とされる[31]．

● 2．機械的合併症 ●

　梗塞による機械的合併症として，心室中隔穿孔，乳頭筋機能不全・断裂に伴う僧帽弁閉鎖

第4節　超音波・ドプラー

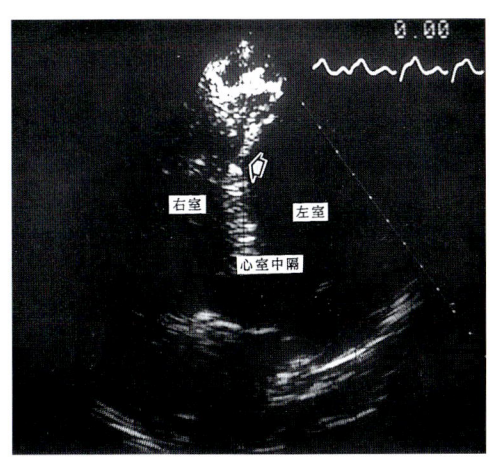

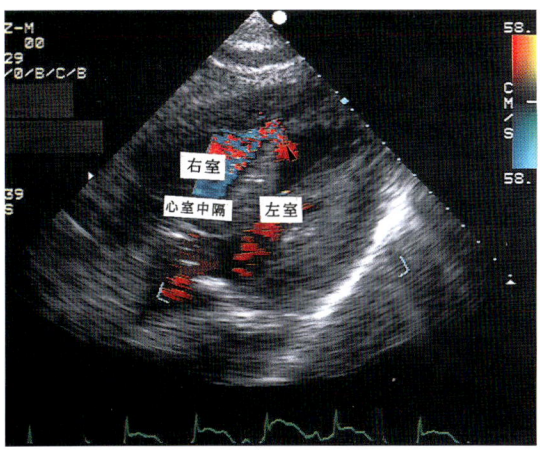

図3-20　心室中隔穿孔症例
左図：前壁梗塞例にて心室中隔穿孔部（矢印）が示される．
右図：前壁梗塞心室中隔穿孔症例カラードプラー所見．穿孔部（矢印）を通じて左室より右室へ流出する血流が示される．

不全，心膜腔内液貯留・出血，心室瘤形成，左室内血栓，右室梗塞の診断には最も有力な診断法となる．

心室中隔穿孔を直接描出することは発症早期で孔が小さい症例では困難だが，ドプラー法ではサンプル・ボリュームを右室に置き，左・右シャント血流が検出される（図3-20）．通常，穿孔は前壁梗塞では心尖部，下壁梗塞では心基部側であり，右室梗塞の合併も超音波法で認められる[32]．

心囊液貯留は急性心筋梗塞症例の1/3程度に認められるが，心室壁拡張，菲薄化を認める症例では，左室自由壁穿孔の切迫破裂状態を警戒，早急に対策を立てる[33]．心囊液貯留だけでは自由壁破裂の診断にはならないが，心膜腔内における血栓形成はエコー輝度を上げ，自由壁破裂の診断精度が高くなるとされる[34]．

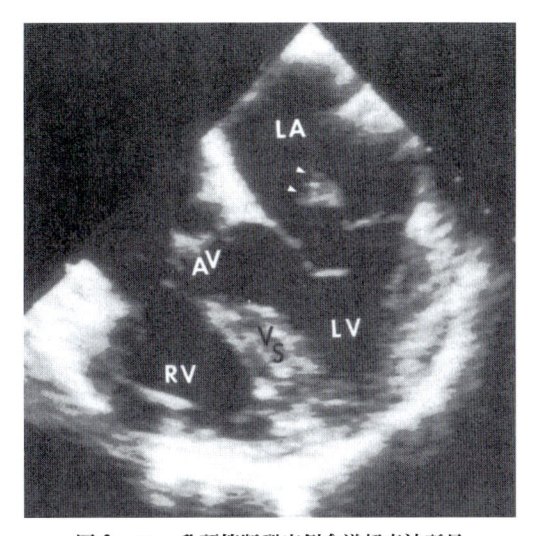

図3-21　乳頭筋断裂症例食道超音波所見
乳頭筋断端（矢印）が収縮期に左室（LV）から左房（LA）へ翻転する所見が見られる（AV=大動脈弁，RV=右室，VS=心室中隔）．
〔Oh JKら：Am J Cardiol, 1990[35]より転載〕

乳頭筋断裂は前乳頭筋に比して後乳頭筋に多いが，乳頭筋部分断裂では乳頭筋に亀裂を認め，乳頭筋完全断裂では遊離した僧帽弁腱索端に乳頭筋断裂片が付着する所見を認める[35]（図3-21）．急速に発症する左室・左房逆流はドプラー法により検出されるが[36]，左房圧の左室化に伴って減弱し，食道エコーでは肺静脈での血流逆転でより明確に認められる．

右室梗塞は下壁梗塞に合併し，右室の拡張，右室壁の収縮低下，心室中隔奇異性収縮などを認めるが，右室梗塞所見は急性期を乗り越えると迅速に改善を示す傾向がある[37)38]（図

第3章 検査所見

PCI 施行前　　　　　　　　　　PCI 施行後1時間

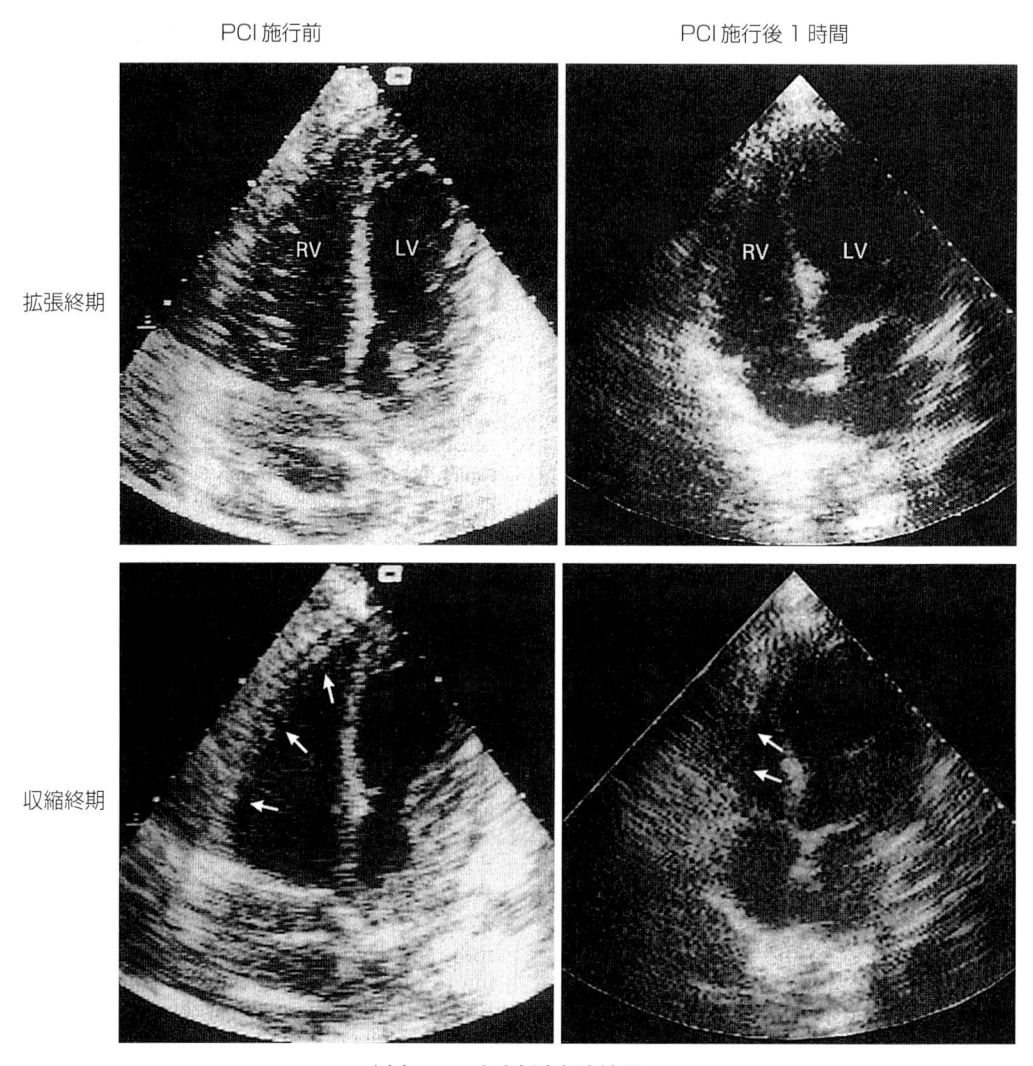

拡張終期

収縮終期

図3‑22　右室梗塞超音波所見
PCI施行前右心室(RV)の拡張と収縮不全(矢印)を認め，PCI施行後1時間で既に右室の縮小と収縮の改善(矢印)を認めている．(LV＝左室)
[Bowers TRら：N Engl J Med, 1998[38)]より転載]

3‑22)．右室梗塞部は自由壁84％，下壁66％，心尖部40％，中隔10％の頻度とされる[39)]．
　ドプラーで乳頭筋虚血，三尖弁輪拡張による三尖弁閉鎖不全所見を示す症例が見られる．心室瘤は収縮・拡張期両方で正常心筋と変曲点をもって突出する瘤形成であり，壁菲薄化，陳旧性ではエコー輝度亢進を示し，血栓形成を伴う例も少なくない．瘤内血流は遅く渦状を呈する．左室内血栓形成は心筋梗塞合併症のうちでも超音波法で最も容易に検出され，左室心尖部を含む梗塞では30～40％に認めるとされる[40)]．心室内腔に突出するタイプや可動性を有する血栓，周辺の血流異常やモヤモヤ・エコーを伴うものは血栓塞栓を起こす可能性が高い[41)]．比較的新しい血栓は顆粒状であり，器質化に伴ってエコー輝度は増加する．左室壁に層状に付着する壁在血栓は，これよりは安定して血栓・塞栓症の可能性は低いが，やはり

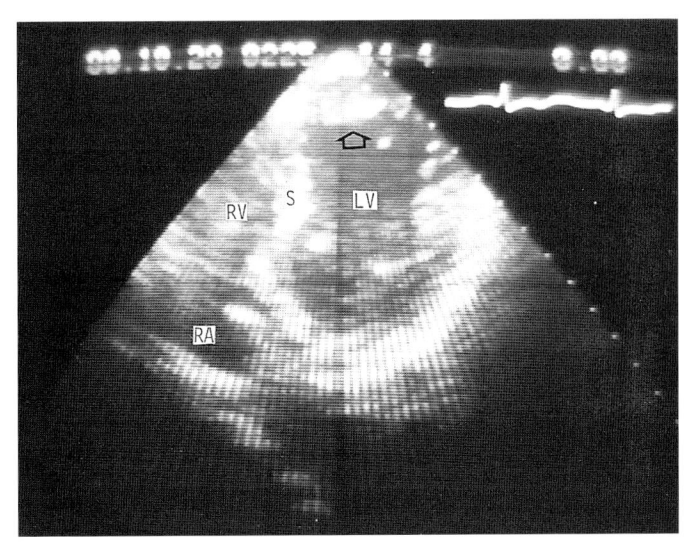

図3-23 左室心尖部壁在血栓
層状をなし，安定した血栓に見える(LV=左室, RA=右房, RV=右室, S=心室中隔).

抗凝固療法の適応になる(図3-23). 3/4の左室内血栓は梗塞発症2年内に消失するとされる[42]. 仮性心室瘤では，瘤入口部径が瘤径より小さいことが特徴で，入口部は心室壁エコーが不連続となる断裂を示す．ドプラー法により入口部の乱流，瘤内の遅い血流が左室内腔と交通する所見が得られる[43)44)](図3-24).

● **3. 負荷超音波法** ●

薬剤負荷超音波法とくに低用量ドブタミン負荷超音波法($10〜20\mu g/kg/$分)は，梗塞・虚血心筋のviability，梗塞責任冠動脈以外の病変評価，再灌流療法の有効性予測のうえに有効な手段と成っている[45)46)]．急性心筋梗塞症例で安静時収縮障害があり，低容量ドブタミン負荷により改善する心筋は回復の可能性がある可逆的障害部位であり，viableな心筋に対する治療法が進歩している現在，このような可逆的病変部の多い症例は予後が良いとされる[47)48)]．ドブタミン負荷超音波法により，発症1週間以内の急性心筋梗塞症例における責任冠動脈以外の冠動脈病変を，梗塞部以外の領域における負荷時左室壁厚の菲薄化所見(いったん改善し，負荷量増加に伴い菲薄へ移行する例を含めて)の出現から，安全かつ正確に(感度97%，特異度68%)診断可能とされる[49)]．

急性期にコントラスト・エコー法により，正常灌流域心筋と灌流障害心筋が画像上明確に区別して表現されるため，梗塞病巣の広がり，再灌流療法による虚血心筋救済，細小血管循環障害による心筋血流障害 no reflow の評価が可能となる[50)]．

[**血管内超音波　intravascular ultrasound (IVUS)**]

安定プラークは同心性concentric，外膜エコーと同輝度であるが，不安定プラークは低輝度，偏心性eccentricを示し，lipid poolはプラーク内部に低輝度エコー像として描出され，血管内腔とは交通を持たない．Lipid poolと血管内腔の境界部がfibrous capに相当する．プラーク崩壊を示すIVUS所見としては，プラーク辺縁の非連続性，flap形成，解離などが見

第3章 検査所見

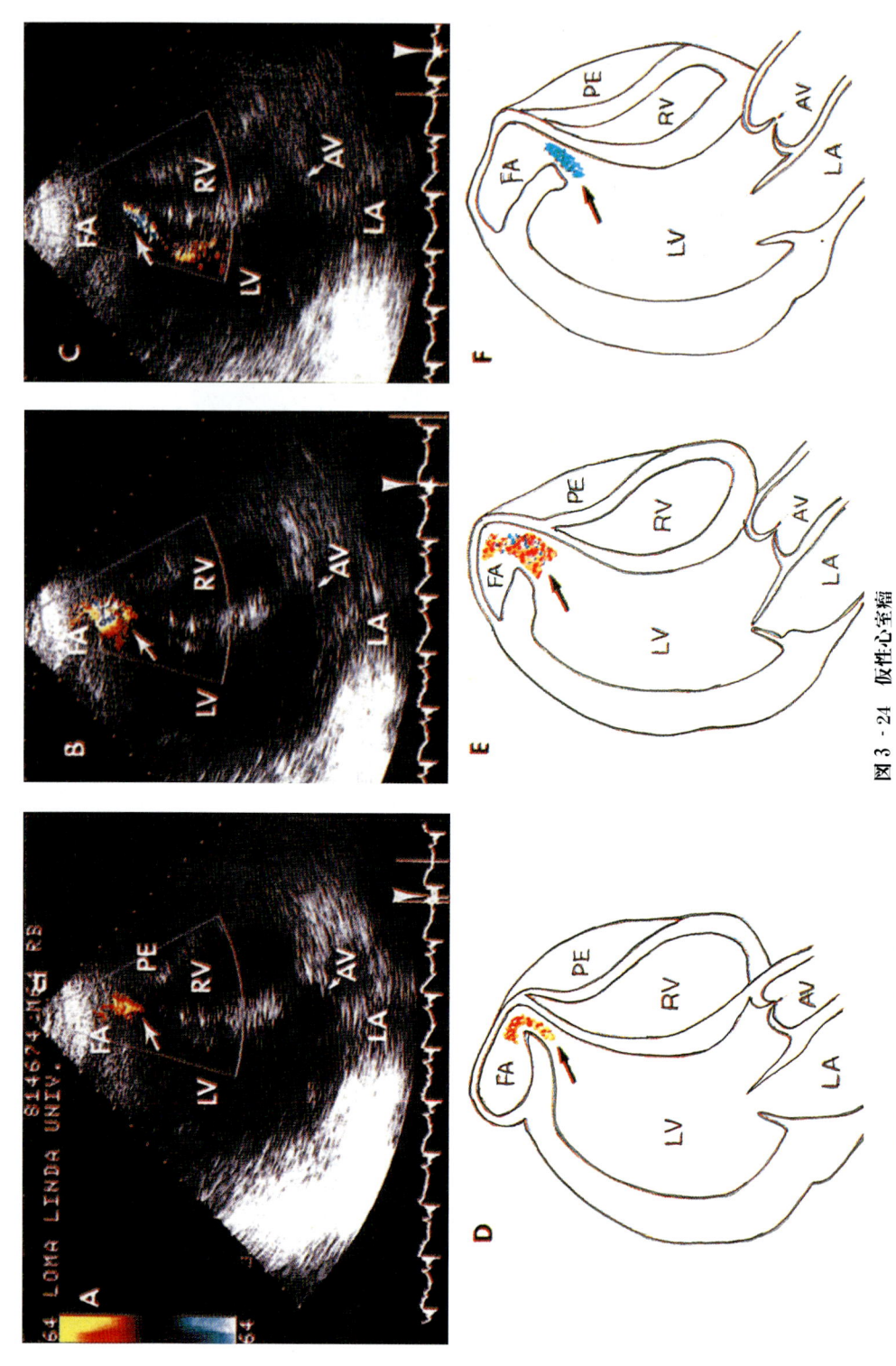

図 3-24 仮性心室瘤

A, D=前収縮期. B, E=収縮期. C, F=拡張中期 (AV=大動脈弁, FA=仮性心室瘤, LA=左房, LV=左室, PE=心膜腔内液貯留, RV=右室). 前収縮期から収縮期に仮性心室瘤内へ血液が流入し, 拡張期に仮性心室瘤に左室より左室に血液が流出する所見が見られる.
[Bansal RC ら: Am Heart J 1992[43] より転載]

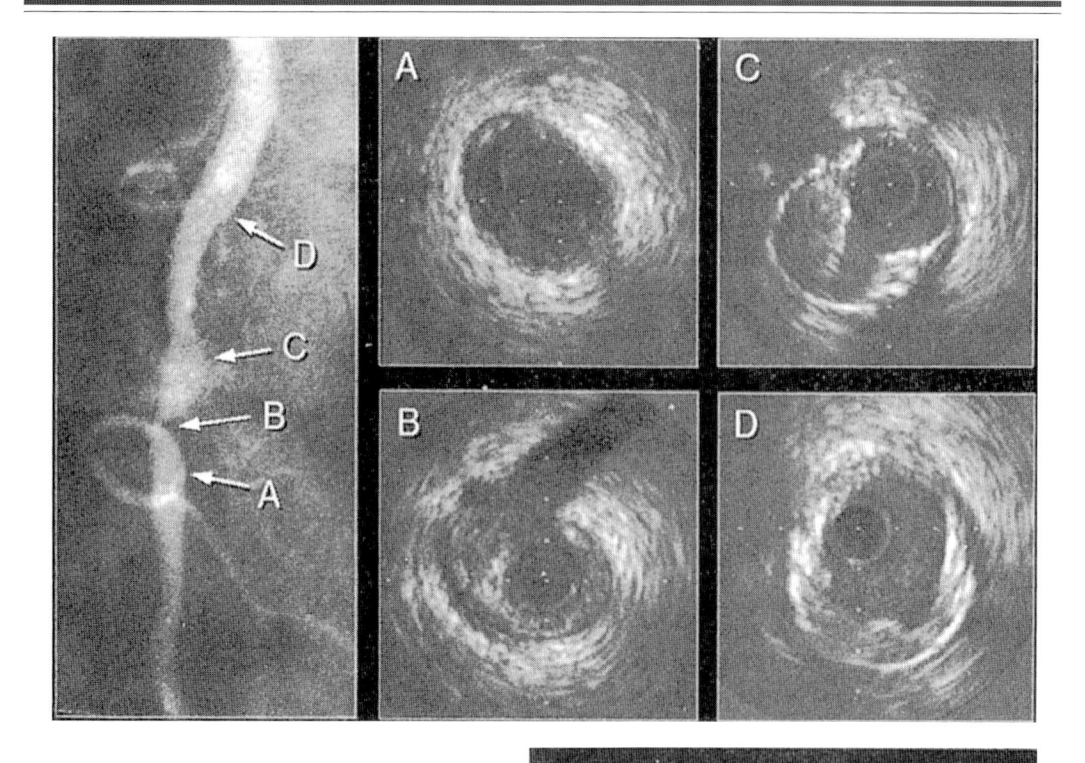

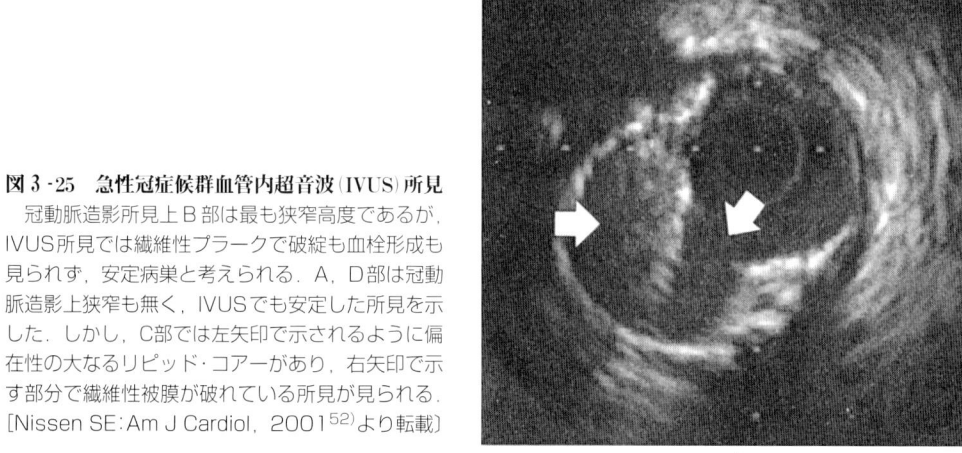

図3-25 急性冠症候群血管内超音波(IVUS)所見
　冠動脈造影所見上B部は最も狭窄高度であるが，IVUS所見では繊維性プラークで破綻も血栓形成も見られず，安定病巣と考えられる．A, D部は冠動脈造影上狭窄も無く，IVUSでも安定した所見を示した．しかし，C部では左矢印で示されるように偏在性の大なるリピッド・コアーがあり，右矢印で示す部分で繊維性被膜が破れている所見が見られる．
[Nissen SE:Am J Cardiol, 2001[52]より転載]

られる[51)52)] (**図3-25**)．内腔に突出したエコー塊が可動性 (worm-like scintillation) を持つ場合は血栓が疑われるが，血管内超音波法での血栓と周辺組織との鑑別は困難な場合も多い．冠動脈の完全閉塞をきたす症例は，閉塞発症前の血管内超音波所見ではeccentricな病変で，echolucentな病巣，浅在性病巣，plaque area大で，血管の代償性拡張により狭窄は比較的軽度の病変が多いことが示されている[53)]．Primary PCI施行前に施行した冠動脈血管内超音波像では50％の症例で責任病変部のプラークはeccentric，37％でecholucent area，41％でfissure/dissectionを伴い，とくに前2者の所見を伴う症例で急性冠動脈閉塞をきたす

傾向が見られるとされる[54].

●●●第5節 その他の画像診断●●●

> 1. 201-タリウム，99m-テクネティウム（^{99m}Tc-MIBI，^{99m}Tc-tetrofosmin）を用いて，再灌流療法による救済心筋の評価，回復期における可逆的傷害心筋の評価が可能である．脂肪酸代謝異常を検出する^{123}I-BMIPP，交感神経分布を検出する^{123}I-MIBGにより，壊死には至らない高度虚血心筋を描出し得る．99m-テクネティウムピロ燐酸により梗塞心筋自体を描出し得る．
> 2. CT法は，解離性動脈瘤との鑑別，心内血栓の描出などに有効．造影MRI法では1gm程度の壊死心筋をも描出し得る．CT，MRI法による非観血的冠動脈造影法の完成が期待される．
> 3. 冠動脈血管内視鏡により安定した冠動脈病変（白色プラーク），不安定な病変（黄色プラーク），血栓の性状の評価が可能である．

●1．心臓核医学●

　心筋シンチグラムを記録するには以前から201-タリウム（^{201}Tl）が用いられてきたが，^{201}Tlは総投与量の5％が心筋を循環し，このうち80％が心筋内に摂取される．^{201}Tlは，半減期73時間で減衰し^{201}Hgとなるが，この際69～83KeVのX線と135～167KeVのγ線を放出する．最近は99m-テクネティウム（^{99m}Tc）製剤である^{201}Tc-methoxyisobutyl isonitrile（MIBI），^{99m}Tc-tetrofosminが用いられる．^{99m}Tcでは半減期は6時間で140keVのγ線を放出，心筋摂取率は30～40％である．いずれの場合も断層法のひとつであるsingle photon emission computed tomography（SPECT）による記録が行われ，心筋灌流障害部位の3次元評価も可能となる．99m-テクネティウムのジェネレーターを設置しておけば，いつでも検査可能で，急性心筋梗塞症例の血行再建前の血流分布像が得られる．トレーサーの投与は術前に行う必要があるが，再分布がほとんど起こらないので撮像は術後に施行可能であり，さらに1～2週間以降の再検査所見と対比して，救済心筋の評価が可能である．^{99m}Tc製剤では，ゲート法により収縮期，拡張期に心筋シンチグラム記録が可能となり，左室駆出率，左室収縮性，左室収縮に伴う心筋壁厚の変化をも検出し得る（図3-26）．さらに，運動負荷，薬剤（ドブタミン，ジピリダモール）負荷による可逆的虚血心筋の検出も，症例によっては有用な情報となる．例えば急性心筋梗塞症例に対する^{99m}Tc sestamibi心筋シンチグラムによる検討では，左室心筋の15％以下の梗塞で2年間追跡期間中死亡例を認めず，予後不良例の特徴は心筋欠損像領域20％以上とされている[55]．

　わが国では，このほか脂肪酸代謝異常を検出する123-iodine beta-methyl iodophenyl pentadecanoic acid（^{123}I-BMIPP）により，壊死部と壊死には至らないが安静時にも虚血状

第5節 その他の画像診断

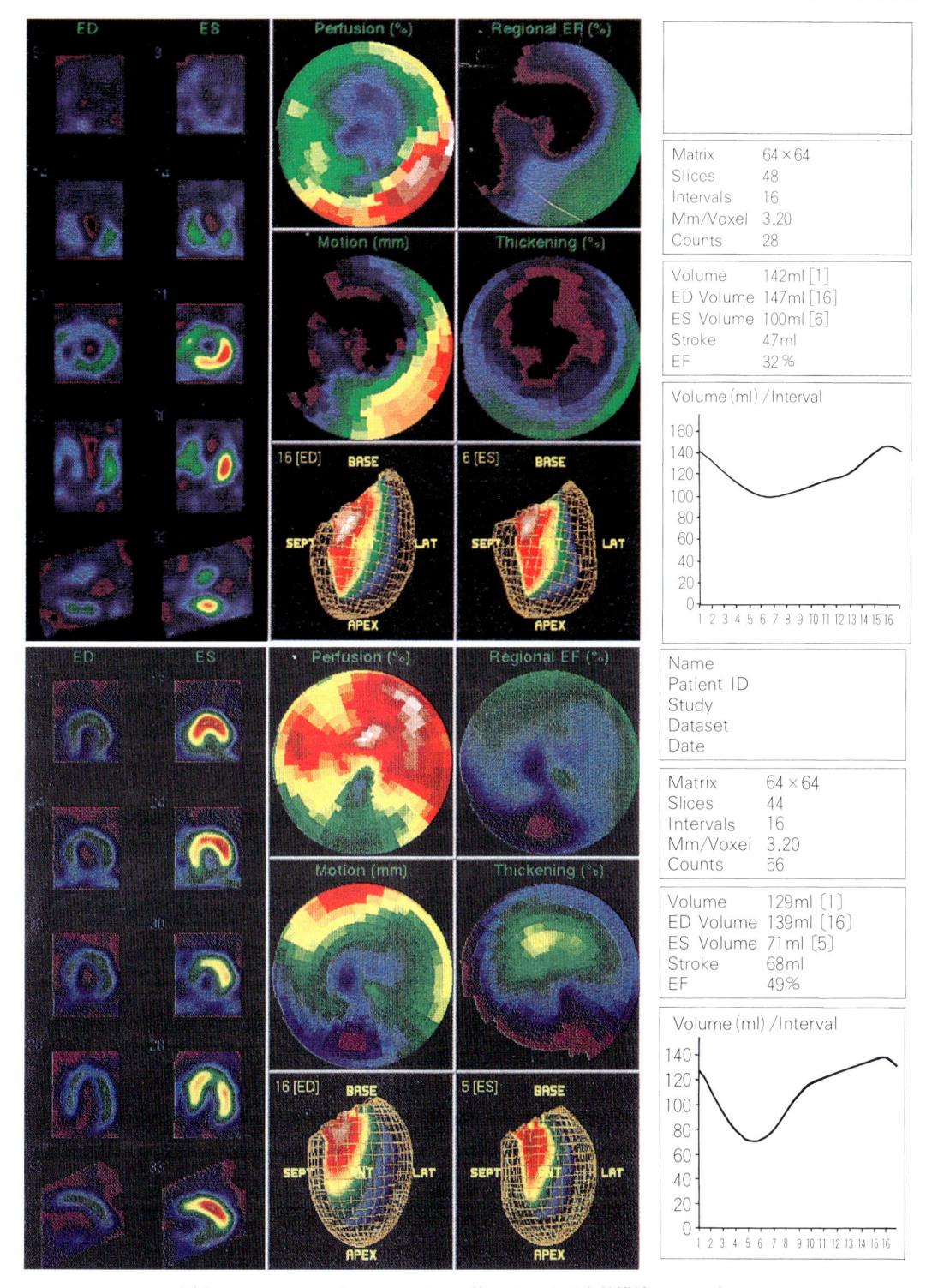

図3-26 99m-テトロフォスミン（99mTF）による心筋灌流シンチグラム
上図：前壁梗塞，下図：下壁梗塞．収縮終期（ES），拡張終期（ED）心筋灌流像，ブルズアイ表示による心筋灌流（perfusion），壁運動（motion），局所駆出率（regional EF），壁厚（thickening）を表示している．〔APEX＝心尖部，BASE＝心基部，LAT＝側壁，SEPT＝心室中隔〕

第3章 検査所見

Pre PTCA ^{123}I-BMIPP Images of a Patients With LCX Stenosis

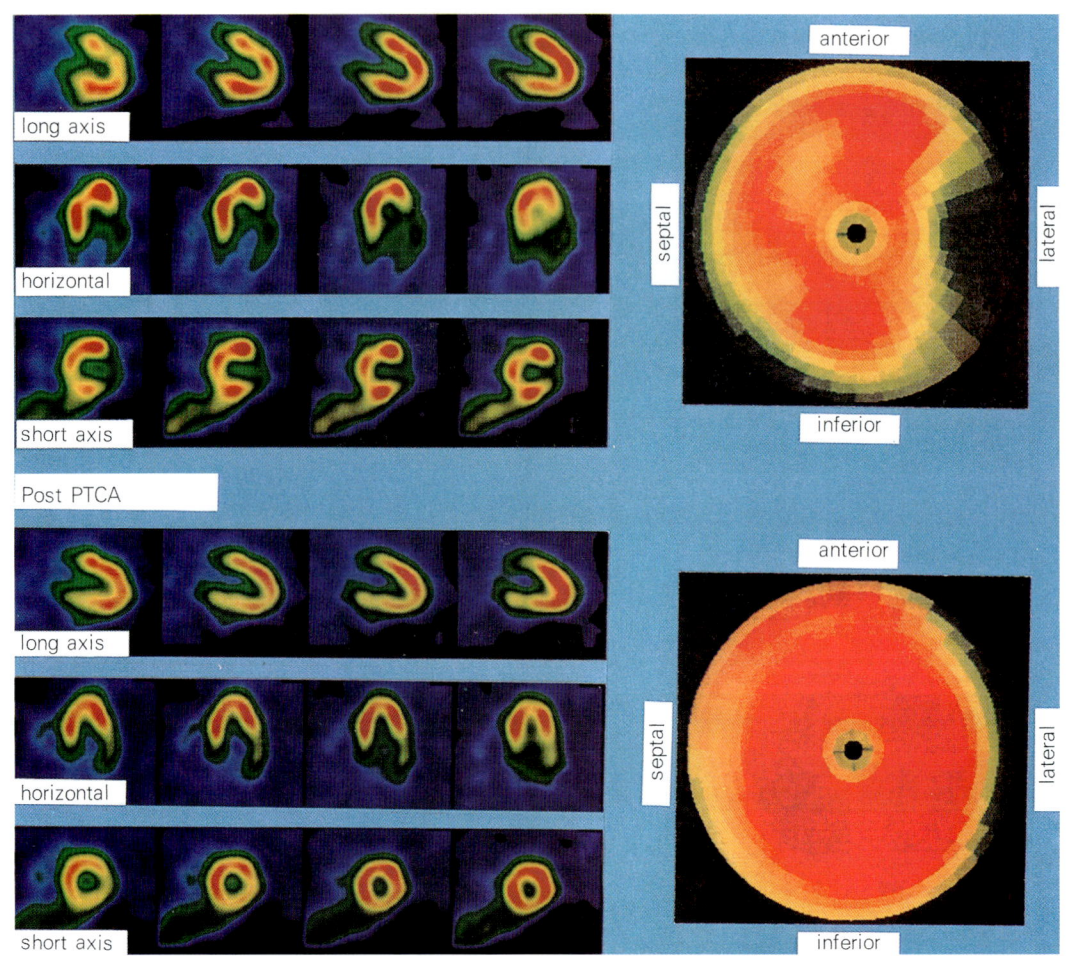

long axis

horizontal

short axis

Post PTCA

long axis

horizontal

short axis

anterior / septal / lateral / inferior

anterior / septal / lateral / inferior

図3・27　^{123}I‐BMIPPによる心筋脂肪酸代謝シンチグラム
　左冠動脈回旋枝の高度狭窄あり，PTCA施行前には灌流域である左室側壁の欠損見られるが，PTCA後には欠損部は僅少となり，この部には梗塞と可逆的虚血心筋が混在していたと考えられる．

態にある心筋（おそらく気絶心筋 stunned myocardium，冬眠心筋 hibernating myocardium を含めて）をトレーサー欠損部として記録し得る[56]（**図3‐27**）．また，123‐iodine meta-iodobenzyl guanidine（^{123}I‐MIBG）は心筋交感神経受容体に親和性を有し，急性期心筋梗塞では，^{123}I‐MIBGによる梗塞部を中心とする脱交感神経領域は，^{201}Tlによる心筋灌流欠損領域より大きい傾向があり，心室不整脈誘発の素地となるとされる．また，交感神経は心筋よりも虚血に対するする抵抗が弱く，非Q波梗塞や持続時間の長い不安定狭心症による虚血部を描出し得る[57]（**図3‐28**）．新鮮な心筋梗塞病巣に集積して梗塞病巣を描出する放射性物質として，99m‐テクネティウム・ピロリン酸（^{99m}Tc‐PYP）がある．壊死心筋ミトコンドリア内にカルシウムが沈着しており，このカルシウムに親和性を有する^{99m}Tc‐PYPが結合する．ペースメーカー，脚ブロックなどにて心電図上診断困難な場合，非Q梗塞，右室梗塞のように^{201}Tlを用いても描出困難な場合に適応がある（**図3‐29**）．なお，Positron

第5節 その他の画像診断

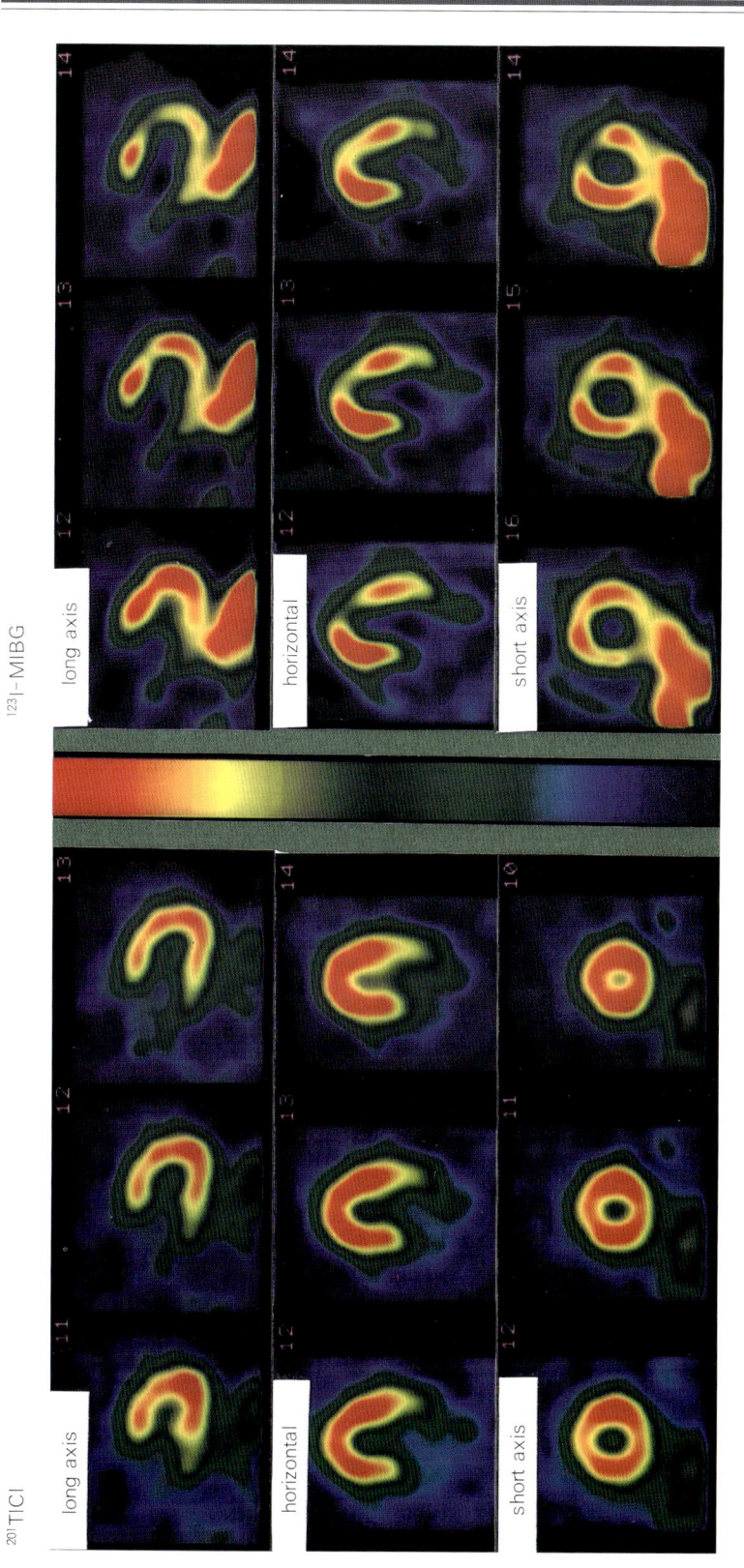

図3-28 非Q波梗塞の^{123}MIBGによる評価

左側の^{201}Tl心筋灌流シンチグラムでは、灌流低下部は明確でないが、右側の心筋交感神経分布を示す^{123}I-MIBGシンチグラムでは、左室前壁に限局性の集積低下部が認められ、交感神経が心筋よりも虚血に感受性が高い性質を利用して、比較的軽度の虚血既往歴による変化を増幅表示し得る。

第3章 検査所見

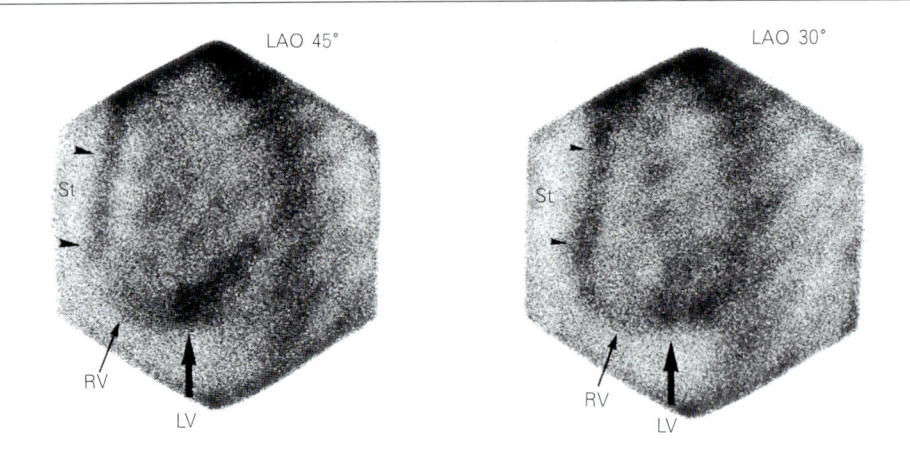

図3 - 29　^{99m}Tc - PYPによる右室梗塞病巣の描出
99mTc-PYPは骨，新鮮心筋梗塞病巣に集積する性質があり，骨(St)と肋骨の像とともに，左心室下壁梗塞(LV)および右室梗塞(RV)が描出されている．

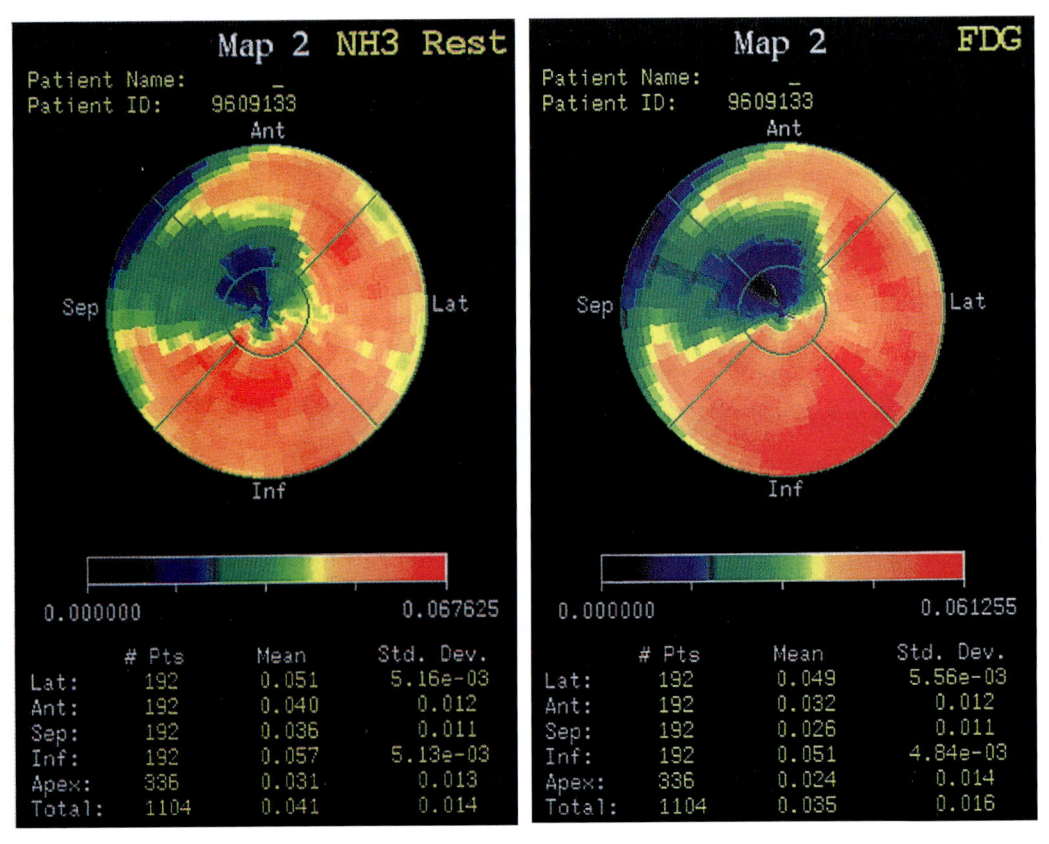

図3 - 30　PETによる虚血心筋評価
前壁心筋梗塞症例で，心筋血流を表すNH₃PETと心筋ブドウ糖代謝を示すFDG PET施行，心筋血流と代謝異常範囲に関して有意な差異を認めず，可逆的心筋虚血は略認めないものと考えられる．

第5節 その他の画像診断

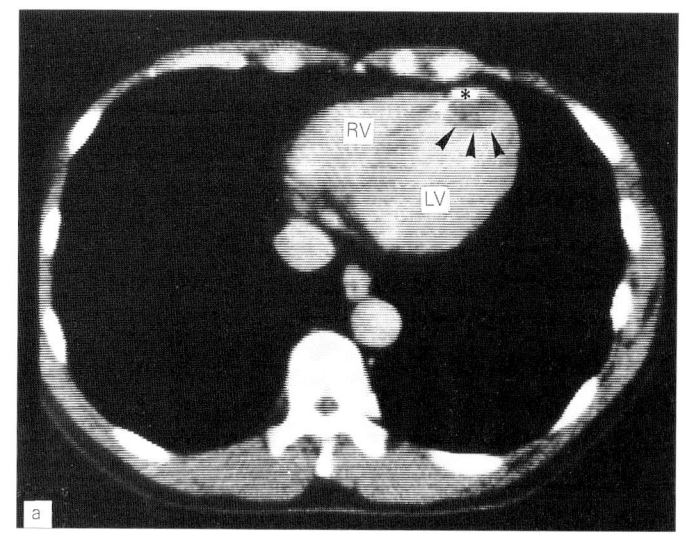

図3-31 CT法による左室内血栓の検出
a. CT像, b. 左室造影, c. 超音波所見. いずれの方法でも左室内血栓を検出し得るが, 一般にCT像が最も明確な像を示し, 本例では血栓(矢印)の基部に石灰化(＊)が示されている.
LV: 左室, RV: 右室.

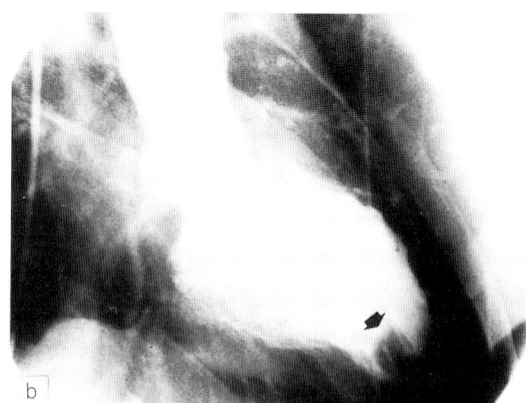

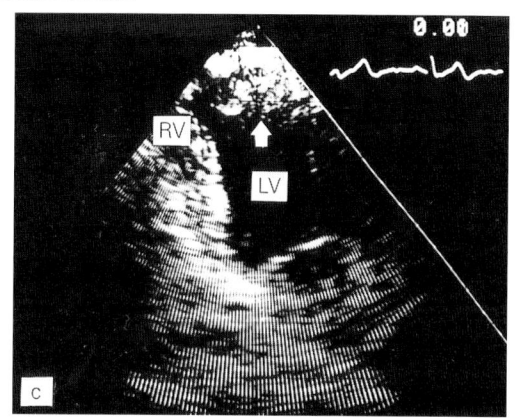

emission tomography (PET) では心筋血流と代謝の評価が可能となり[58], 急性心筋梗塞症例に適用される可能性は実際にはないが, 回復期梗塞症例への応用例を図3-30に示す.

● 2. CT法: computed tomography ●

急性心筋梗塞症例にCT検査が適応となることはほとんどないが, 胸痛の鑑別で解離性大動脈瘤の可能性を除外する目的で行われるのが最も多い. 左室瘤および左室内血栓は超音波法でよく観察し得るが, 左室内血栓は必ずしも超音波法では確定し難い場合があり, このような例ではCT法がより診断精度が高いので試行される[59] (図3-31).

● 3. MRI法: magnetic resonance imaging ●

現在, 心筋梗塞病巣を検出するうえで最も感度の高い方法は造影MRI法と考えられる. すなわち, ガドリニウムにて造影したMRI断層法では, 0.5〜1 gmまでの心筋梗塞病巣を描き出せることが示されており, 壊死心筋を描出する最も鋭敏な方法と思われる. MRI法では, 造影剤 (gadopentetate dimeglumine 0.1〜0.15mmol/kg) 投与により心内膜下梗塞の92％を検出 (SPECT法では28％), 急性冠症候群検出法としては, MRIで sensitivity 84％,

第3章 検査所見

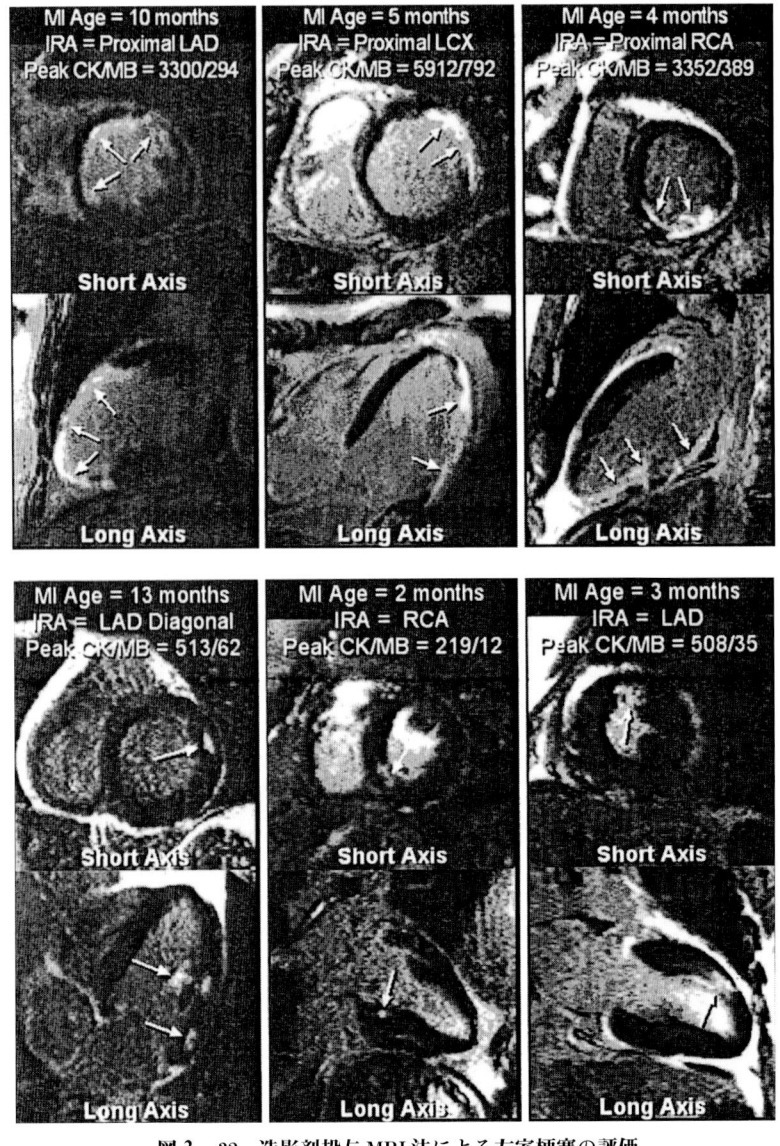

図3-32 造影剤投与MRI法による左室梗塞の評価
上段左から前壁，側壁，下壁梗塞（病巣矢印）．
下段左から左前下行枝対角枝，右冠動脈，左前下行病変による小梗塞（病巣矢印）．
発症後3〜13ヵ月の所見． [Wu Eら：Lancet 2001[61)]より転載]

specificity 85%，同様にECGで80%，61%，toroponin-Iで40%，97%，TIMI risk score で48%，85%とされる[60)-62)]（**図3-32**）．さらに，冠動脈直接描出法が検討され，CT法とともに非侵襲的冠動脈病変評価法として完成されることが期待されている．

● **4．血管内視鏡** ●
　白色プラークはlipid coreを有するがfibrous capの厚い病巣またはlipid coreを有しない繊維性プラーク，黄色プラークはlipid coreを有しfibrous capの薄い不安定な病巣と考

えられる．急性心筋梗塞症例ではフィブリン・赤血球凝集塊からなる赤色血栓が主体だが，血栓溶解療法後には血小板血栓と思われる白色血栓の残存が見られる[63]．不安定狭心症では，血小板血栓である灰色血栓や赤色血栓と白色血栓の混合血栓となる[64]．

●●●第6節　血行動態モニター●●●

> いわゆるスワン・ガンツカテーテルによる血行動態モニターは心不全，ショック，右室梗塞，心室中隔穿孔，僧房弁閉鎖不全症例などには，薬物療法，再灌流療法，補助循環などの適応，効果判定の上にも必須となる．一方，本法には心室不整脈，肺塞栓，感染などの合併症も有り得ることもあり，低リスク例にも一律に使用することは不可である．

　1970年にSwan，Ganzらにより，急性心筋梗塞症例の血行動態をベッドサイドでモニターするべく，末梢静脈から肺動脈まで血流に乗ってブラインドで挿入可能で，肺動脈楔入圧，熱希釈法を用いた心拍出量を頻回反復測定可能な，いわゆるSwan-Ganzカテーテルが考案された（図3-33）．当時，筆者は同施設に勤務中で，彼らの検討のごく一部に参加した経験があるが，急性期心筋梗塞症例の左室にカテーテルを挿入し左室圧などの分析から詳細な指標を算出した場合も，Swan-Ganzカテーテルから右心系圧，心拍出量測定のみとした場合も差はなく，急性心筋梗塞重症例の管理にも，より侵襲の低いSwan-Ganzカテーテルによる測定で十分とする研究である[65]．
　その後30年以上経過して，まだ本法が心筋梗塞管理のうえで広く用いられるとは当時は想像されなかった．本法はしかしながら，血行動態的に問題のある症例に限り，急性心筋梗

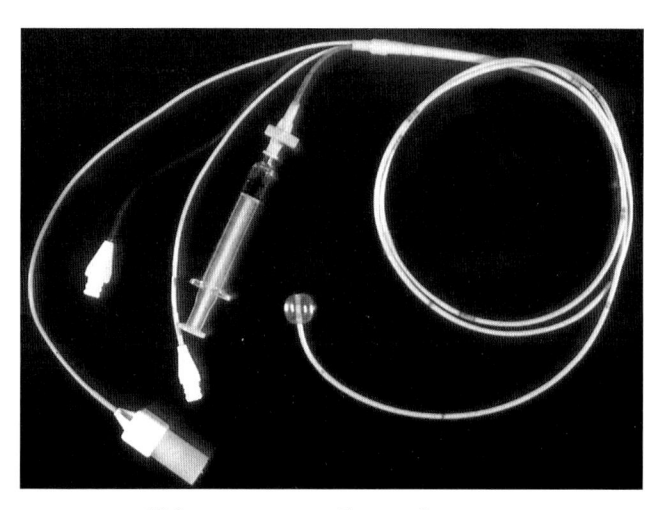

図3-33　スワン・ガンツ　カテーテル

第3章 検査所見

塞症例の全例に施行する必要はない．筆者らは77%に施行しているが，cost‐effectivenessの観点からも使用頻度は多過ぎると思われる．すなわち，血行動態モニターは，重症または進行性のうっ血性心不全あるいは肺水腫症例，心原性ショックまたは進行性血圧低下例，僧帽弁閉鎖不全，心室中隔穿孔，心タンポナーデなどの機械的合併症例，肺うっ血を伴わないが輸液に反応しない低血圧症例，右室梗塞例などが適応となり，利尿剤，血管拡張剤によるコントロール，Intraaortic balloon pumping (IABP) の適応と管理などに不可欠となる．急性心筋梗塞の過半数を占める血行動態的に安定し心不全徴候を認めない症例にはとくにその必要はないとされる．なお，本法では心室不整脈，肺梗塞，感染などの合併症もあり得るので，定期的に圧波形の確認，同一カテーテル長期（5日以上）留置を避けるなどの配慮も必要である．また，動脈内圧モニターは心原性ショック，高度低血圧，血管収縮薬，血管拡張薬静脈内投与例が適応となり，radial arteryが最適血管であるが，同一血管部位への留置は72時間以内とする．

●文　献●

1) Bar FW, Volders PG, Hoppener P, et al: Development of ST-segment elevation and Q- and R-wave changes in acute myocardial infarction and the influence of thrombolytic therapy. Am J Cardiol 1996 ; 77 : 337 - 343.
2) Mauri F, Gasparini M, Barbonaglia L, et al : Prognostic significance of the extent of myocardial injury in acute myocardial infarction treated by streptokinase (the GISSI trial). Am J Cardiol 1989; 63 : 1291 - 1295.
3) Birnbaum Y, Sclarovsky S, Solodky A, et al: Prediction of the level of left anterior descending coronary artery obstruction during anterior wall acute myocardial infarction by the admission electrocardiogram. Am J Cardiol 1993 ; 72 : 823 - 826.
4) Yamaji H, Iwasaki K, Kusachi S, et al: Prediction of acute left main coronary artery obstruction by 12-lead electrocardiography. ST segment elevation in lead aVR with less ST segment elevation in lead V1. J Am Coll Cardiol 2001 ; 38 : 1348 - 1354.
5) Klein HO, Tordijman T, Ninio R, et al: The early recognition of right ventricular infarction: Diagnostic accuracy of the elctrocardiographic V4R lead. Circulation 1983 ; 67 : 558 - 565.
6) Gibson RS, Crampton RS, Watson DD, et al: Precordial ST-segment depression during acute inferior myocardial infarction : Clinical, scintigraphic and angiographic correlations. Circulation 1982 ; 66 : 732 - 741.
7) Parikh A, Shah PK: New insight into the electrocardiogram of acute myocardial infarction. I Acute myocardial infarction. In Gersh BJ, Rahimtoola SH (ed), Acute myocardial infarction. 2nd ed, Chapman & Hall, 1996. p163 - 188.
8) Bairey CN, Shah PK, Lew AS, et al : Electrocardiographic differentiation of occlusion of the left circumflex vs. right coronary arterirs as a cause of inferior acute myocardial infarction. Am J Cardiol 1987 ; 60 : 456 - 459.
9) Menown IBA, Adgey AAJ: Improving the ECG classification of inferior and lateral myocardial infarction by inversion of lead aVR. Heart 2000 ; 83 : 657 - 660.
10) Lazar EJ, Goldberger J, Peled H, et al : Atrial infarction ; Diagnosis and management. Am Heart J 1988 ; 116 : 1058 - 1002.
11) Hains DE, Raabe DS, Gundel WD, et al: Anatomic and prognostic significance of new T-wave inversion in unstable angina. Am J Cardiol 1983 ; 52 : 14 - 18.
12) Sgarbossa EB, Pinski SL, Barbagelata A, et al: Electrocardiographic diagnosis of evolving acute myocardial infarction in the presence of left bundle branch block. GUSTO-1 Investigators. N Engl J Med 1996 ; 334 : 481 - 487.
13) Shah PK, Cercek B, Lew A, et al: Angiographic validation of bed side markers of reperfusion. J Am Coll Cardiol 1993 ; 21 : 55 - 61.
14) Tomoda H : Electrocardiographic prediction of the success of coronary reperfusion by intravenous thrombotic therapy ; An experimental study. Angiology 1992 ; 43 : 631 - 640.
15) Poli A, Fetiveau R, Vandoni P, et al: Integrated analysis of myocardial blush and ST-segment

elevation recovery after successful primary angioplasty. Real-time grading of microvascular reperfusion and prediction of early and late recovery of left ventricular function. Circulation 2002;106:313-318.
16) Feldman LJ, Coste P, Furber A, et al：Incomplete Resolution of ST‐segment elevation is a marker of transient microcirculatory dysfunction after stenting for acute myocardial infarction. Circulation 2003；107：2684‐2689.
17) Gorgels APM, Vos MA, Letsch IS, et al：Usefulness of accelerated idioventricular rhythm as a marker for myocardial necrosis and reperfusion during thrombolytic therapy in acute myocardial infarction. Am J Cardiol 1988；61：231‐235.
18) Esente P, Giambartolomei A, Gensini G, et al：Coronary reperfusion and Bezold-Jarisch reflex (bradycardia and hypotension). Am J Cardiol 1983；52：221‐224.
19) The joint European Society of Cardiology/American College of Cardiology committee for the redefinition of myocardial infarction. J Am Coll Cardiol 2000；36：959‐969.
19a) Braunwald E, Antman EM, Beasley JW, et al：ACC/AHA guidelines for the management of patients with unstable angina and non‐ST‐segment elevation myocardial infarction：Executive summary and recommendations. Circulation 2000；102：1193‐1200.
20) Ohman EM, Armstrong PW, Christenson RH, et al：Cardiac troponin T for risk stratification in acute myocardial ischemia. N Engl J Med 1996；335：1333‐1341.
21) Lindhal B, Venge P, Wallentin L, et al：Troponin T identifies patients with unstable coronary artery disease who benefit from long-term antithrombotic protection. J Am Coll Cardiol 1997;29: 43‐48.
22) Heeschen C, Hamm CW, Goldmann B, et al：Troponin concentrations for stratification of patients with acute coronary syndromes in relation to therapeutic efficacy of tirofiban. Lancet 1999；354：1757‐1762.
23) Kaul P, Newby K, Fu Y, et al. Troponin T and quantitative ST-segment depression offer complementary prognostic information in the risk stratification of acute coronary syndrome patients. J Am Coll Cardiol 2003；41：371‐380.
24) Schiller NB, Shah PM, Crawford M, et al：Recommendations for quantitation of the left ventricle by two‐dimensional echocardiography. J Am Soc Echocardiography 1989；2：358‐367.
25) Bourdillon PDV, Broderick TM, Sawada SG, et al：Regional wall motion index for infarct and noninfarct regions after acute myocardial infarction：Comprison with global wall motion index. J Am Soc Echo 1989；2：398‐407.
26) Gibson RS, Bishop HL, Stamm RB, et al：Value of early two dimensional echocardiography in patients with acute myocardial infarction. Am J Cardiol 1982；49：1110‐1119.
27) Oh JK, Gibbons RJ, Christian TF, et al：Correlation of regional wall motion abnormalities detected by two-dimensional echocardiography with perfusion defect determined by technetium-99m sestamibi imaging in patients treated with reperfusion therapy during acute myocardial infarction. Am Heart J 1996；131：32‐37.
28) Sabia P, Afrookteh A, Touchstone DA, et al：Value of regional wall motion abnormality in the emergency room diagnosis of acute myocardial infarction：A prospective study using two‐dimensional echocardiography. Circulation 1991；84（Suppl I）：85‐92.
29) Liberman AN, Weiss JL, Jugdutt BI, et al：Two‐dimensional echocardiography and infarct size：Relationship of regional wall motion and thickening to the extent of myocardial infarction in the dog. Circulation 1981；63：739‐746.
30) St. John Sutton M, Pfeffer MA, Plappert J, et al：Quantitative two dimensional echocardiographic measurements are major predictors of adverse cardiovascular events after acute myocardial infarction. The protective effects of captopril. Circulation 1994；89：68‐75.
31) Cerisano G, Bolognese L, Carrabba N, et al：Doppler‐derived mitral deceleration time：An early strong predictor of left ventricular remodeling after reperfused anterior acute myocardial infarction. Circulation 1999；99：230‐236.
32) Miyatake K, Okamoto M, Kinoshita N, et al：Doppler echocardiographic features of ventricular septal rupture in myocardial infarction. J Am Coll Cardiol 1985；5：182‐187.
33) Deshmukh HG, Kohsla S, Jefferson KK：Direct visualization of left ventricular free wall rupture by transesophageal echocardiography in acute myocardial infarction. Am Heart J 1993；126：475‐477.
34) Lopez-Sendon J, Gonzalez A, de sa Lopez E, et al. Diagnosis of subacute ventricular wall rupture after acute myocardial infarction：Sensitivity and specificity of clinical, hemodynamic and echocardiographic criteria. J Am Coll Cardiol 1992；19：1145‐1153.

第3章　検査所見

35) Oh JK, Seward JB, Khandheria BK, et al：Transesophageal echocardiography in critically ill patients. Am J Cardiol 1990；66：1492-1495.
36) Minz GS, Victor MF, Kotler MN, et al：Two-dimensional echocardiogarphic identification of surgically correctable complication of acute myocardial infarction. Circulation 1981；64：91-96.
37) Jugdutt BI, Sussex BA, Sivaram CA, et al：Right ventricular infarction：Two-dimensional echocardiogarphic evaluation. Am Heart J 1984；107：505-518.
38) Bowers TR, O'Neill WW, Grines CL, et al：Effect of reperfusion on biventricular function and survival after right ventricular infarction. N Engl J Med 1998；338：933-940.
39) Lopez-Sendon J, Garcia-Fernandez MA, Coma-Canella I, et al：Segmental right ventricular function after acute myocardial infarction：Two-dimensional echocardiographic study in 63 patients. Am J Cardiol 1983；51：390-396.
40) Asinger RW, Mikell FL, Elsperger J, et al：Incidence of left ventricular thrombus after acute myocardial infarction：Serial evaluation by two-dimensional echocardiography. N Engl J Med 1981；305：297-302.
41) Delemarre BJ, Visser CA, Bot H, et al：Prediction of apical thrombus formation in acute myocardial infarction based on left ventricular spatial flow pattern. J Am Coll Cardiol 1990；15：355-360.
42) Nihoyannopoulos P, Smith GC, Maseri A, et al：The natural history of left ventricular thrombus in myocardial infarction：A rationale in support of masterly inactivity. Am J Cardiol 1989；14：903-911.
43) Bansal RC, Pai RG, Hauck AJ, et al：Biventricular apical rupture and formation of pseudoaneurysm：Unique flow patterns by Doppler and color flow imaging. Am Heart J 1992；124：497-500.
44) Sutherland GR, Smyllie JH：Croelandt JRT. Advantages of colour flow imaging in the diagnosis of left ventricular pseudoaneurysm. Br Heart J 1989；61：59-64.
45) Smart SC, Sawada S, Ryan T, et al：Low-dose dobutamine echocardiography detects reversible dysfunction after thrombolytic therapy of acute myocardial infarction. Circulation 1993；88：405-415.
46) Pellikka PA, Roger VL, Oh JK, et al：Stress echocardiography. Part II. Dobutamine stress echocardiography：Techniques, implementation, clinical applications, and correlations. Mayo Clin Proc 1995；70：16-27.
47) Carlos ME, Smart SC, Wynsen JC, et al：Dobutamine stress echocardiography for risk stratification after myocardial infarction. Circulation 1997；95：1402-1410.
48) Picano E, Sicari R, Landi P, et al：Prognostic value of myocardial viability in medically treated patients with global left ventricular dysfunction early after uncomplicated myocardial infarction：A dobutamine stress echocardiographic study. Circulation 1998；98：1078-1084.
49) Smart SC, Knickelbine T, Stoiber TR, et al：Safety and accuracy of dobutamine-atropine stress echocardiography for the detection of residual stenosis of the infarct-related artery and multivessel disease during the first week after acute myocardial infarction. Circulation 1997；95：1394-1401.
50) Ito H, Tomooka T, Sakai N, et al：Lack of myocardial perfusion immediately after successful thrombolysis：A predictor of poor recovery of left ventricular function in anterior myocardial infarction. Circulation 1992；85：1699-1705.
51) Hodgson JM, Reddy KG, Suneja R, et al：Intracoronary ultrasound imaging：Correlation of plaque morphology with angiography, clinical syndrome and procedural results in patients undergoing coronary angioplasty. J Am Coll Cardiol 1993；21：35-44.
52) Nissen SE：Clinical images from intravascular ultrasound：Coronary disease, plaque rupture, and intervention — the inside view. Am J Cardiol 2001；88 (8A)：16K-18K.
53) Yamagishi M, Terashima M, Awano K, et al：Morphology of vulnerable coronary plaque；Insights from follow-up of patients examined by intravascular ultrasound before an acute coronary syndromes. J Am Coll Cardiol 2000；35：106-111.
54) Tanaka A, Kawarabayashi T, Taguchi H, et al：Use of preintervention intravascular ultrasound in patients with acute myocardial infarction. Am J Cardiol 2002；89：257-261.
55) Miller TD, Christian TF, Hopfenspirger MR, et al：Infarct size after acute myocardial infarction measured by quantitative tomographic ^{99m}Tc sestamibi imaging predicts subsequent mortality. Circulation 1995；92：334-341.
56) Morimoto K, Tomoda H, Yoshitake M, et al：Prediction of coronary artery lesions in unstable angina by iodine 123 beta-methyl iodophenyl pentadecanoic acid (BMIPP), a fatty acid analogue, single photon computed tomography. Angiology 1999；50：639-648.
57) Tomoda H, Yoshioka K, Shiina Y, et al：Regional sympathetic denervation detected by iodine 123

metaiodobenzylguanidine in non‐Q‐wave myocardial infarction and unstable angina. Am Heart J 1994 ; 128 : 452‐458.
58) Tamaki N, Kawamoto M, Tadamura E, et al：Prediction of reversible ischemia after revascularization. Circulation 1995 ; 91 : 1697‐1705.
59) Tomoda H：Evaluation of intracardiac thrombus with computed tomography. Am J Cardiol 1983 ; 51 : 843‐852.
60) Kwong RY, Schussheim AE, Rekhraj S, et al：Detecting acute coronary syndrome in the emergency department with cardiac magnetic resonance imaging. Circulation 2003 ; 107 : 531‐537.
61) Wu E, Judd RM, Vargas JD, et al：Visualization of presence, location, and transmural extent of healed Q‐wave and non‐Q‐wave myocardial infarction. Lancet 2001 ; 357 : 21‐28.
62) Wagner A, Mahrholdt H, Holly TA, et al：Contrast‐enhanced MRI and routine single photon emission computed tomography (SPECT) perfusion imagig for detection of subendocardial myocardial infarcts：An imaging study. Lancet 2003 ; 361 : 374‐379.
63) Ueda Y, Asakura M, Hirayama A, et al：Intracoronary morphology of culprit lesions after reperfusion in acute myocardial infarction：Serial angioscopic observations. J Am Coll Cardiol 1996 ; 27 : 606‐610.
64) Mizuno K, Satomura K, Miyamoto A, et al：Angioscopic evaluation of coronary artery thrombi in acute coronary syndromes. N Engl J Med 1992 ; 326 : 287‐291.
65) Parmley WW, Diamond G, Tomoda H, et al：Clinical evaluation of left ventricular pressures in myocardial infarction. Circulation 1972 ; XLV : 358‐366.

第4章 救急治療

●●●第1節 一次救命法●●●

> 1. 心肺蘇生法はアメリカ心臓学会(AHA)国際ガイドライン2000ガイドラインに準拠して行う.
> 2. 心マッサージは80〜100回/分,人工呼吸は700〜1,000ml/回を2秒以上かけて心マッサージ15回毎2回連続施行.
> 3. 発症5分以内はまず除細動,5分以後は心マッサージ,人工呼吸後除細動が有効.心停止3分以内に心肺蘇生術開始,15分以内に除細動成功した症例では救命の可能性が期待できる.
> 4. 除細動には自動式体外式除細動器(AED)の活用が期待される.

● 1. 心肺蘇生法：American Medical & Heart Associations ●

急性心筋梗塞による死亡の半数が院外で死亡している現実から,医療従事者のみならず一般市民も含めて心肺蘇生術の基本を理解,習得することが必要とされる.以下,American Medical Association および American Heart Association 編による BLS (basic life support) のうち,心肺蘇生法 cardio‐pulmonary resuscitation (CPR) の ABC (Airway, Breathing, Circulation) の要点を示す[1)2)].ただし,外傷その他の状況では当然それぞれに応じて特別の配慮,禁忌があるので,ここでは症例は心疾患,とくに急性心筋梗塞による心肺停止例であることを前提としている.

第4章　救急治療

気道確保（Airway）
1．呼びかけにより意識レベルを確認する．
2．反応がない場合は他の応援を大声で求め，救急隊出動の要請を依頼．
3．患者が腹臥位である時は，身体を捻ることなく頭，肩，躯幹同時に回して仰臥位とし，頭，頸，躯幹を同一平面にくるように保ち，両上肢を躯幹の両側に置く．
4．術者は患者の脇に両膝をつき施術中膝を動かさないで済む体勢をとる．
5．口腔内吐物などを2，3指を用いて手早く除去する．気道確保にhead-tilt/chin-lift法を用いる．術者の手掌を患者の額に当て，前頭部を背方へ押し頭部を背方へ後屈せしめる．同時に，別の拇指以外の手指で患者の下顎骨を上前方に挙上する（あくまで下顎骨部で舌根部を含む可能性のある軟部組織を圧迫しない）．この操作で舌根の沈下と気道閉塞が解除される．

人工呼吸（Breathing）
6．患者の胸郭の上下運動を観察し，耳を近付けて呼気の音，気流を確認する．自発呼吸がある場合も気道確保は維持する．自発呼吸が無い場合人工呼吸を始める．
7．Mouth-to-mouth法の実施：head-tilt/chin-lift操作は持続したまま，前額に置いてhead-tiltを保持している手に示指，拇指で患者の鼻を摘んで塞ぎ，患者の口を術者の口唇でシールした形で1回2秒以上かけて700～1,000ml（10ml/kg）の呼気を吹き込む（酸素投与可能の場合は400～600mlを1～2秒で）．患者の胸郭の動きで換気量は調節するが，800mlが基準で，送気速度が速すぎたり，多すぎると食道・胃内送気を伴う．最初の換気は2回施行可能の場合は，以後心マッサージ15回に2回の割合とする．開口困難，口の密着が困難などmouth-to-mouth施

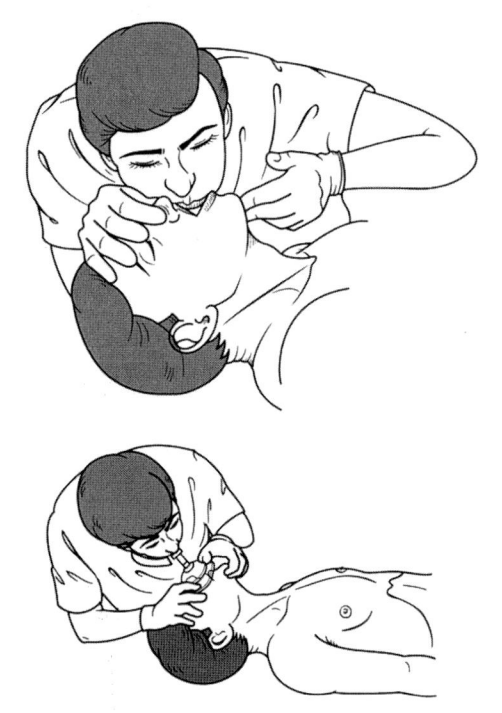

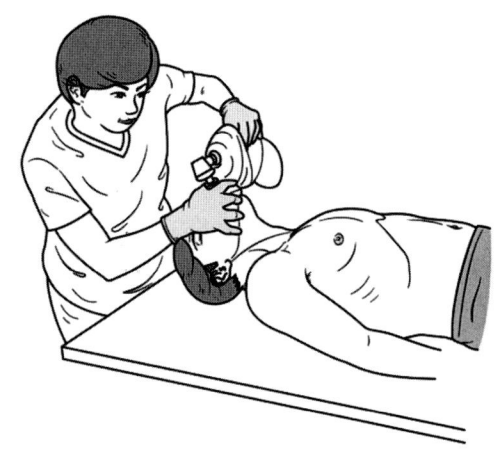

図4-2　バッグマスク換気
[Guidelines 2000 for cardiopulmonary resuscitation and emergency cardiovascular care. Circulation, 2000[2]より改変]

図4-1　口対口，口対マスク換気
[Guidelines 2000 for cardiopulmonary resuscitation and emergency cardiovascular care. Circulation, 2000[2]より改変]

行不可の場合mouth‐to‐nose法を行う．chin‐liftに用いている手で口をシールし鼻腔から換気施行する．顔面シールド使用可だが，出来れば口対マスク，バッグマスク使用する（図4-1, 2）．ただし，バッグマスク使用時には口唇周囲からのリークを防ぐことが重要で，一般にバッグマスクで十分な換気を得るには，ある程度のトレーニングが必要である（図4-2）．人手に余裕があれば，甲状軟骨下位の輪状軟骨後方圧迫法により食道を圧迫，胃内送気，胃内容逆流を防止する．

心臓マッサージ（Circulation）

8. 頸動脈を触れ，心停止の有無を確認する．ただし，10秒以内とし，一般市民救助者では脈触知の精度は65％に過ぎず，実際には呼吸，咳，体動がないことをもって心肺蘇生術施行開始する．

9. （救急隊に連絡がとれていない場合は連絡を考えるが，術者1人の場合は心肺蘇生術を1分間施行，連絡に走るか，第3者が来るのを待つか，状況判断しかないが，連絡のとりようがない場合には1人で心肺蘇生法を持続する．）

10. 心マッサージを施行する．ベッド上の患者の場合は身体の下に十分大きい硬い板を入れる．胸骨下端を中指で触れ，示指をその上に置き，他の手掌をこの示指に接して，胸骨下半分を圧迫する位置に置く（図4-3）．一方の手掌をその上に重ね，

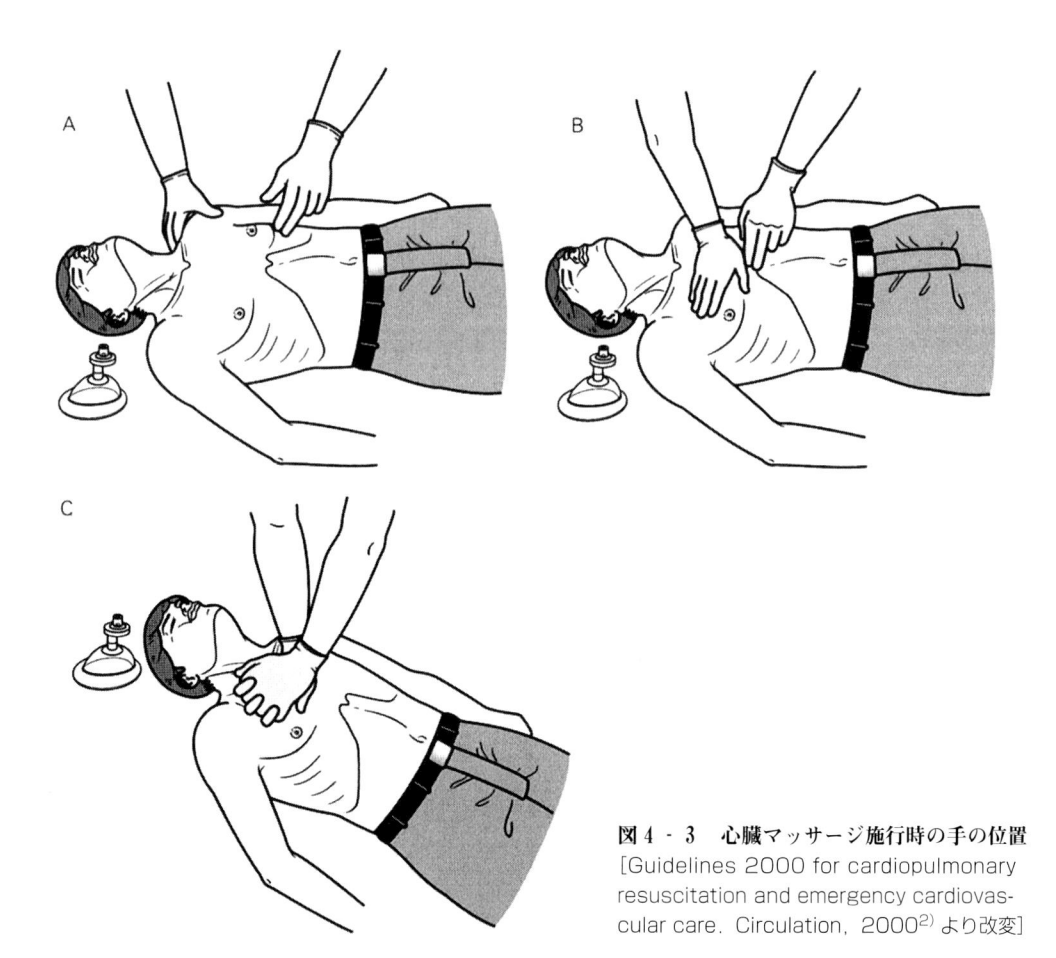

図4‐3 心臓マッサージ施行時の手の位置
[Guidelines 2000 for cardiopulmonary resuscitation and emergency cardiovascular care. Circulation, 2000[2)] より改変]

第4章 救急治療

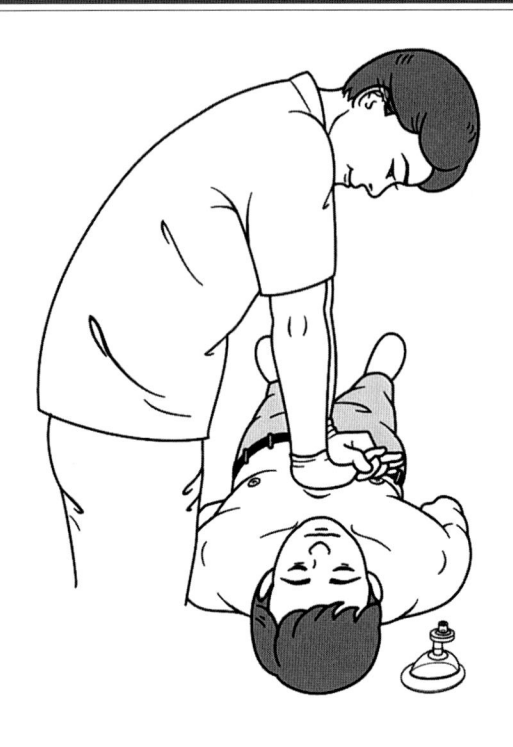

図4・4 心臓マッサージ施行
[Guidelines 2000 for cardiopulmonary resuscitation and emergency cardiovascular care. Circulation, 2000[2]より改変]

　股関節を支点として，両腕を伸ばし，肘関節は固定，両肩の力が胸壁上の両手に直接かかるように体重をかけて胸骨を圧迫，胸骨は4～5cm沈む程度の力をかける．1分間に80～100回の頻度が望まれる．心肺蘇生法を1人で行う場合は人工呼吸を2回続け，心臓マッサージを15回施行する方式を採る．胸骨圧迫相と弛緩相は各50％とし，施術中は所定の胸骨上から手を離さない（**図4-4**）．循環・呼吸の再評価は最初の心臓マッサージ15回＋人工呼吸2回を4回反復後，以後数分後毎に施行する．

コメント
1．心臓マッサージは，適切な方法で行われる場合は収縮期血圧は60～80mmHgを超えるが，拡張期血圧は低く，頸動脈平均圧は高々40mmHgまでで，頸動脈血流も正常の1/4から1/3に過ぎない．
2．心臓マッサージによる心拍出の機序はcardiac pump theory（心臓が胸骨と胸椎の間で圧迫されて心拍出が得られる）とthoracic pump mechanism（胸腔内圧上昇に伴い心拍出が得られる）の2説があるが，心肺蘇生法の実際はどちらの説でも現行で大過ないとされる．

　実際的には，心肺停止例の大部分は心室細動によるもので，心肺蘇生法のみで改善することは期待し難く，電気的除細動の実施を早急に施行する．発症から除細動までの時間遅れ1分につき救命率は7～10％減少する．院外発症の心室細動に対して，米国では自動式体外式除細動器 Automated external defibrillator（AED）が空港，カジノ，ショッピングセンターなど，5年間に1回使用される可能性のある場所での設置が勧告され，一般病院内，歯科医院などにも設置されている（**図4-5**）．非医療従事者によるAED除細動 public access

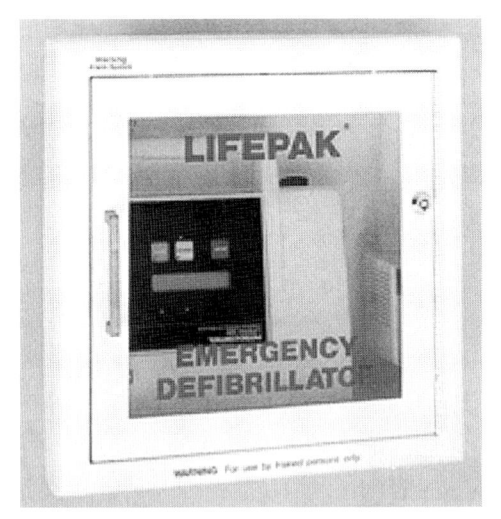

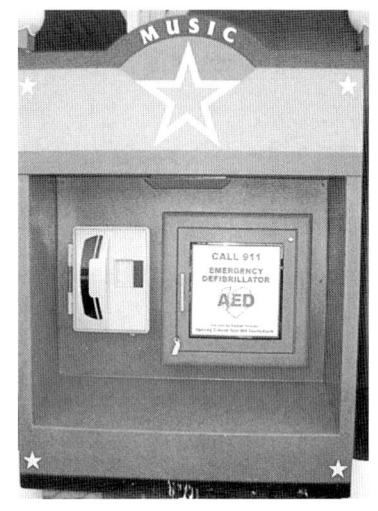

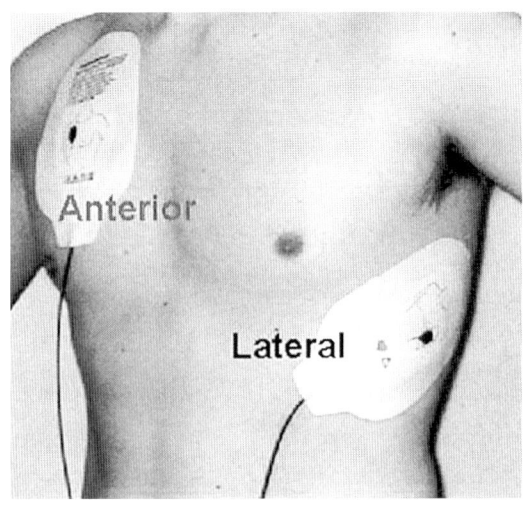

図4-5　自動式体外式除細動器と電極貼附の位置
[日本メドトロニクのご好意による]

defibrillation(PAD)は，一般市民により行われることが理想だが，当面，警察官，消防隊員，警備員，スポーツトレーナー，旅客機，客船乗務員，会社，公的機関の従業員，高リスク例の家族などが講習を受け，実績が積まれつつある．設置場所からAEDを取り出し(多くは自動的に救急医療サービスへ連絡される)，電極パッドを右鎖骨下，左乳頭側方に貼付(図4-5)，電源を入れ，以後は音声による指示により心室細動が確認されれば，通電の指示が出される．無効であれば，反復指示が出され，3回まで反復，60秒の心肺蘇生術施行，さらに無効であれば除細動3回まで反復，60秒間心肺蘇生術の処置を除細動成功まで繰り返す[3]．

● 2．循環器専門施設への搬送 ●

院外での心室細動例に対しては，まず心肺蘇生法施行しその後に除細動施行する方式は，救急隊現着までの時間が5分以内の場合は有効性が認められず，5分以上の場合はまず心肺蘇生法施行する方が良好な成績が得られるとされる[4]．

今日，心筋梗塞による急性期死亡率の半数以上が入院前に死亡し，院外死亡の大部分は心

第4章 救急治療

図4-6 急性心筋梗塞死亡時期
[Guidelines 2000 for cardiopulmanary resuscitation and emergency cardiovascular care. Circulation, 2000[2] より引用]

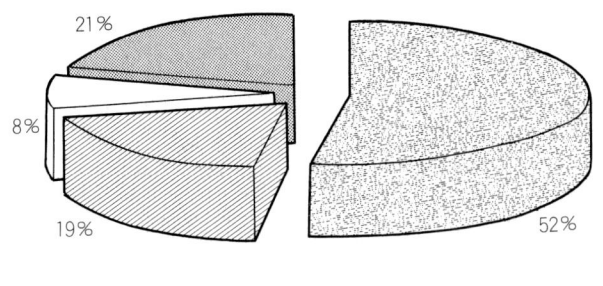

心筋梗塞による死亡
- 入院前
- 24時間
- 48時間
- 30日

室細動によると思われ，心室細動の大部分は発症24時間内に起こり，その半数は発症1時間以内の死亡とされる[1]（図4-6）．心室細動以外の院外死の死因は除脈性不整脈，急性ポンプ失調が考えられる．心停止後3分以内にCPR開始，15分以内にDC除細動施行した症例では救命の可能性が期待される．したがって，患者側からの要請を受け直ちに除細動を含めた心肺蘇生術に熟練した救急隊を派遣，設備とスタッフの揃った施設へ迅速に搬送することが重要であることは言うまでもない．しかし，この流れの中で最も時間を食うのは，症状出現から救急隊要請までの時間で，日頃から一般市民の啓発が重要となり，前述のように現場からの移送中の加療を可能とする救急車内に梗塞治療の機材を搭載したドクターカーMobile CCU（MCCU）では救命率の向上が見られ，さらに最近ではドクターヘリによる移送時間の短縮が得られている．

●●●第2節 入院時ルチーン処置●●●

1. CCUにおける二次蘇生法もAHAガイドラインに準拠し，各症例の心電図，病態から収容施設の医療設備，スタッフの状況をも加味して，早期血行再建術施行の要否，方法（血栓溶解療法，primary PCI）を即決，カテーテル室，CCU，Intermediate Care，他施設転送を決定する．
2. この際，症例のトリアージをTIMI scoreなどで行う．
3. 一般的治療法としてはMONA（モルフィン，酸素，硝酸剤，アスピリン）を活用．低リスク例では早期離床，2～3日には室内歩行，3～4日病棟内歩行などへ進める．

●1. Coronary Care Unit●

Coronary Care Unit（CCU）には，心電図モニター，除細動器，レスピレーター，体外式

第2節 入院時ルチーン処置

```
一次ABCD評価　要点：一次心肺蘇生と除細動
  ・反応を確認
  ・救急救命体制の立ち上げ
  ・除細動器の要請
A Airway（気道）：気道を開く
B Breath（呼吸）：陽圧換気施行
C Circulation（循環）：心臓マッサージ施行
D Defibrillation（除細動）：心室細動または脈を触れない心室頻拍を確認後，
  要に応じて除細動を200J，200-300J，360J（2相性除細動器では左記相当エ
  ネルギー）で3回まで施行
```
↓
3回除細動後のリズム？
↓
持続性・再発性VF/VT
↓
```
二次ABCD評価　要点：さらに進んだ評価と治療
A Airway（気道）：早急に気管内挿管
B Breathing（呼吸）：気管内チューブ位置確認
B Breathing（呼吸）：気管内チューブを専用ホルダーで固定
B Breathing（呼吸）：有効な換気と酸素化が行われている事を確認
C Circulation（循環）：静脈ルートの確保
C Circulation（循環）：心電図モニターで不整脈診断
C Circulation（循環）：不整脈と全身状態に適切な薬剤の投与
D Differential Diagnosis（鑑別診断）：可逆的病因探索とその治療
```
↓
・エピネフリン1mg静脈内ボーラス投与，3〜5分毎反復
・バゾプレッシン40単位を1回のみ静注
↓
除細動の再開
30〜60秒以内に360Jで除細動施行
↓
抗不整脈剤考慮
アミオダロン，リドカイン，マグネシウム
（低マグネシウム血症），プロカインアミド
（間欠性・反復性VF/VT）
↓
除細動の再開

図4-7　二次心肺蘇生法
[Guidelines 2000 for cardiopulmonary resuscitation and emergency cardiovascular care. Circulation, 2000[2] より引用]

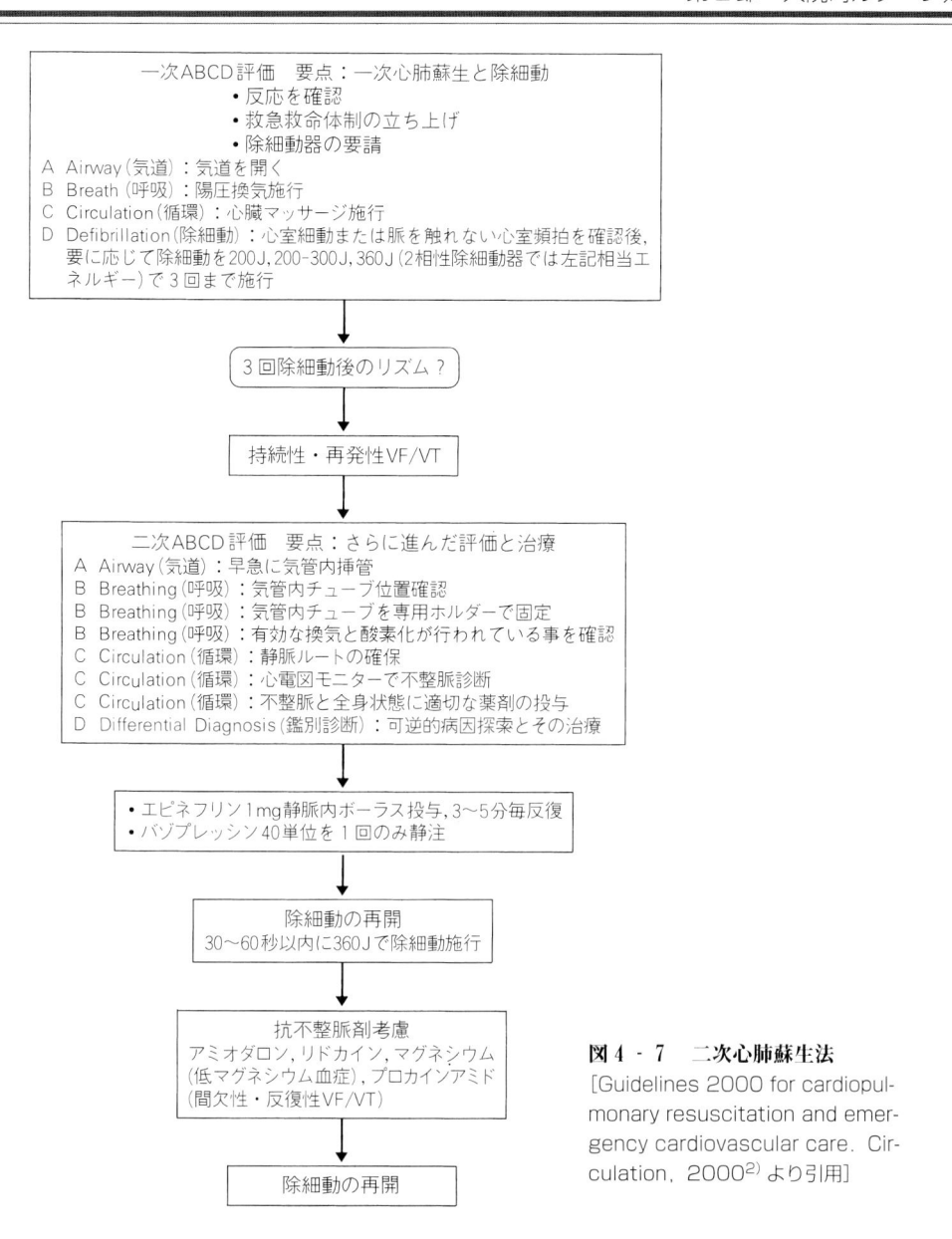

ペースメーカー，ペーシング・カテーテル，スワン・ガンツカテーテル挿入のための設備が常備され，心電図モニター，抗不整脈薬，血管作動薬，抗凝固薬の投与調節，除細動を含めた心肺蘇生法に熟練したスタッフが常駐する．前節記載の院外一次心肺蘇生施行症例に対する二次心肺蘇生につき，2000年AHAガイドラインを図4-7に示す．一方，不整脈の問題がなく，血行動態的に安定した低リスク症例は，心電図モニターと熟練したスタッフによる管理が可能なintermediate care unitでの治療で可能となる．救急医療部に搬送後10〜20分内に問診，バイタル，身体所見，心電図，胸部レントゲン，採血などを含め初期評価を施行．同時進行で経鼻チューブ酸素吸入，静脈ルート確保する．

急性心筋梗塞トリアージの例としてTIMI risk scoreがある．（1）年齢65〜74/75以上→

第4章 救急治療

2/3点，(2) 収縮期血圧＜100mmHg→3点，(3) 心拍数＞100/分→2点，(4) Killip 2～4→2点，(5) 前壁ST上昇・左脚ブロック→1点，(6) 糖尿病，高血圧既往，狭心症既往→1点，(7) 体重＜67kg→1点，(8) 治療までの時間＞4時間→1点とし，図4-8に示すような30日死亡率層別化が得られている．

われわれは発症12時間以内primary PCI施行症例につき，簡略法でA．70歳以上，糖尿病，梗塞既往のいずれかがある群(30日死亡率11.6%)と，B．70歳未満，糖尿病，梗塞既往のない群(30日死亡率1.9%)に分けると，両群ともとくに喫煙者はさらにリスクの低い群として分類される(図4-9)．

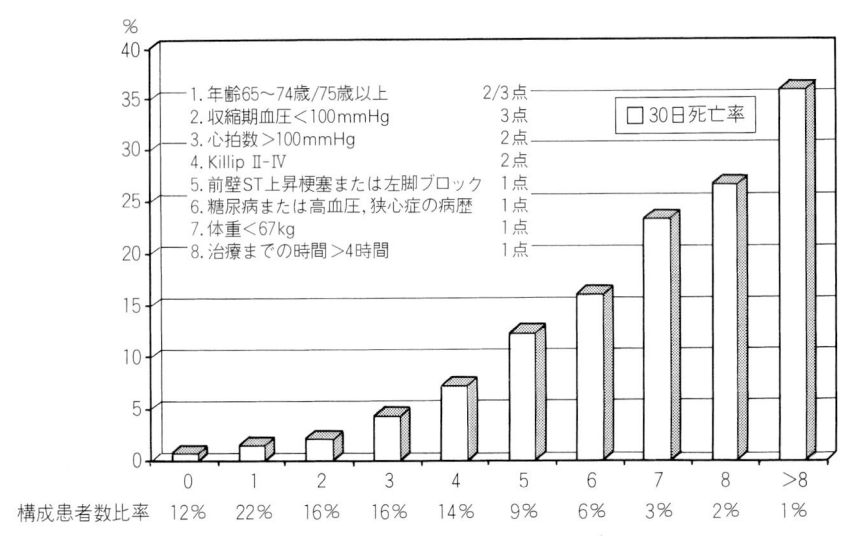

図4-8 急性心筋梗塞症例 TIMIリスク評価法

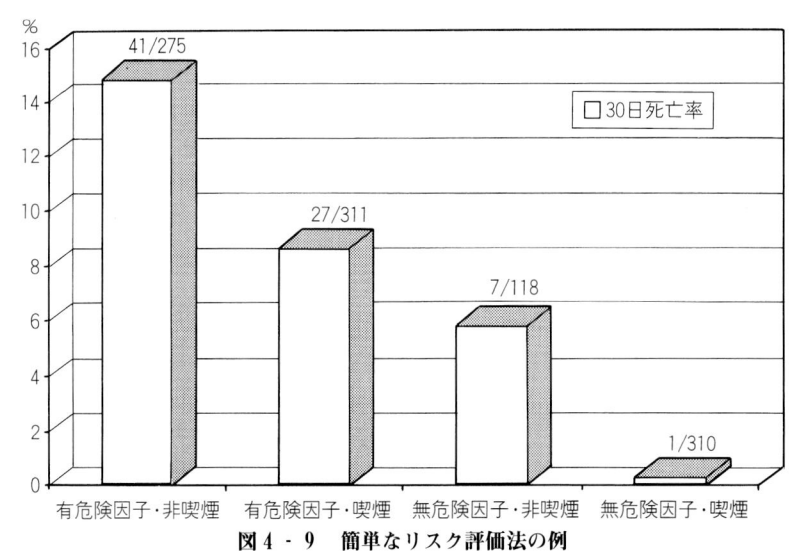

図4-9 簡単なリスク評価法の例
(危険因子＝心筋梗塞既往，年齢≧70歳，糖尿病)

2．一般治療

　静脈確保は取り敢えず末梢静脈でも可だが（5％糖液または生食），急性心筋梗塞の加療には中心静脈内ルートが必要となる．スワン・ガンツカテーテル挿入する場合はこのルートを使用．

　酸素は，全例にルチーンで最初の2〜3時間投与するのは可だが（2〜6L/分），肺うっ血認めず，SaO_2が90％以上の症例ではそれ以後は中止する．

　ニトログリセリンは，収縮期血圧90mmHg以上，心拍数50〜100/分の症例に舌下投与，効果不十分の場合は静脈内投与へ（脱水，右室梗塞症例投与時には静脈拡張，右室前負荷減少による心拍出量減少，血圧低下に注意，24時間以内にバイアグラ sildenafil服用者は禁忌）．血圧低下に対してはアトロピン，輸液にて対応する．

　モルフィンは，胸痛持続症例に対し（5〜10mgを2〜4回に分けて，胸痛改善するまで5〜10分毎静注反復，または1回5〜10mg皮下注）．モルフィン投与により静脈拡張による低血圧，徐脈，ブロックを伴う場合があるが，下肢挙上，輸液，アトロピン静注で対応する．高齢者，呼吸器疾患例では呼吸抑制に注意する．モルフィンの代わりとしては，ブプレノルフィン buprenorphine hydrochloride（レペタン，1回0.2mgを徐々に静注）．

　アスピリンの血栓凝集抑制作用，急性心筋梗塞症例死亡率低下効果は大規模試験でも実証ずみ．入院時160〜300mg経口投与（バファリン81またバイアスピリン2〜3錠，噛み砕いて服用）．活動性消化性潰瘍，喘息既往症例は比較的禁忌である．

　ベータ遮断剤投与は欧米では，とくにメトプロロール5mgを5分毎に3回静脈内投与が薦められ，本邦では静脈内投与としてはインデラール，エスモロールの使用が可能であるが，一般に本邦人では冠スパスムの頻度が高く，ベータ遮断剤耐容性低いなどの問題もあり，現実には急性静脈内投与は一般的ではない．急性心筋梗塞症に対する初期治療と，最終的治療法選択の例をAHAガイドラインより示す（図4-10）．

　さらに，臨床評価を進めた時点での評価では，早期持続性心室頻拍または心室細動（－），早期持続性低血圧，心原性ショック（－），冠動脈1〜2枝病変，左室駆出率40％以上症例が重大合併症の可能性少ない低リスクグループとされる．

　低リスク症例でのルチーン管理は，発症後12時間までベッド上安静臥床，Valsalva動作を避け，ベッドサイド便器使用，12時間以後より病態に応じて安静度の軽減，ベッド上座位24時間までに椅子腰掛へ移行する．さらに病態が安定している場合には2〜3病日には室内歩行，シャワー可．3〜4病日には200m歩行を1日3回へ．心筋梗塞症例では，長期安静臥床は静脈血栓症，全身および循環系の退行性順応deconditioning防止の面からも好ましくない．食事は胸部症状消失まで最低4〜12時間禁食，以後徐々に流動食少量から，粥食，軟菜へ進め，心臓病食（全カロリー脂肪比率30％以下，コレステロール300mg/日以下，炭水化物50％以上，減塩，高いカリウム，マグネシウム，高植物繊維，1日1,000〜15,000カロリー程度）へ移行．排便はベッドサイドで，便秘予防に緩下剤投与を．マイナー・トランキライザー，催眠剤投与による安静・鎮静の確保も有用．酸素投与も合併症ない場合は3時間までとする．CCU入室後，症状・所見から見た病態が安定した症例は24〜36時間後に退室可能．ただし無論，合併症を有する高リスク群では，各症例の病態に応じて安静度緩和は徐々に行い，増悪がないことを確認しつつ活動度を上げる．

第4章 救急治療

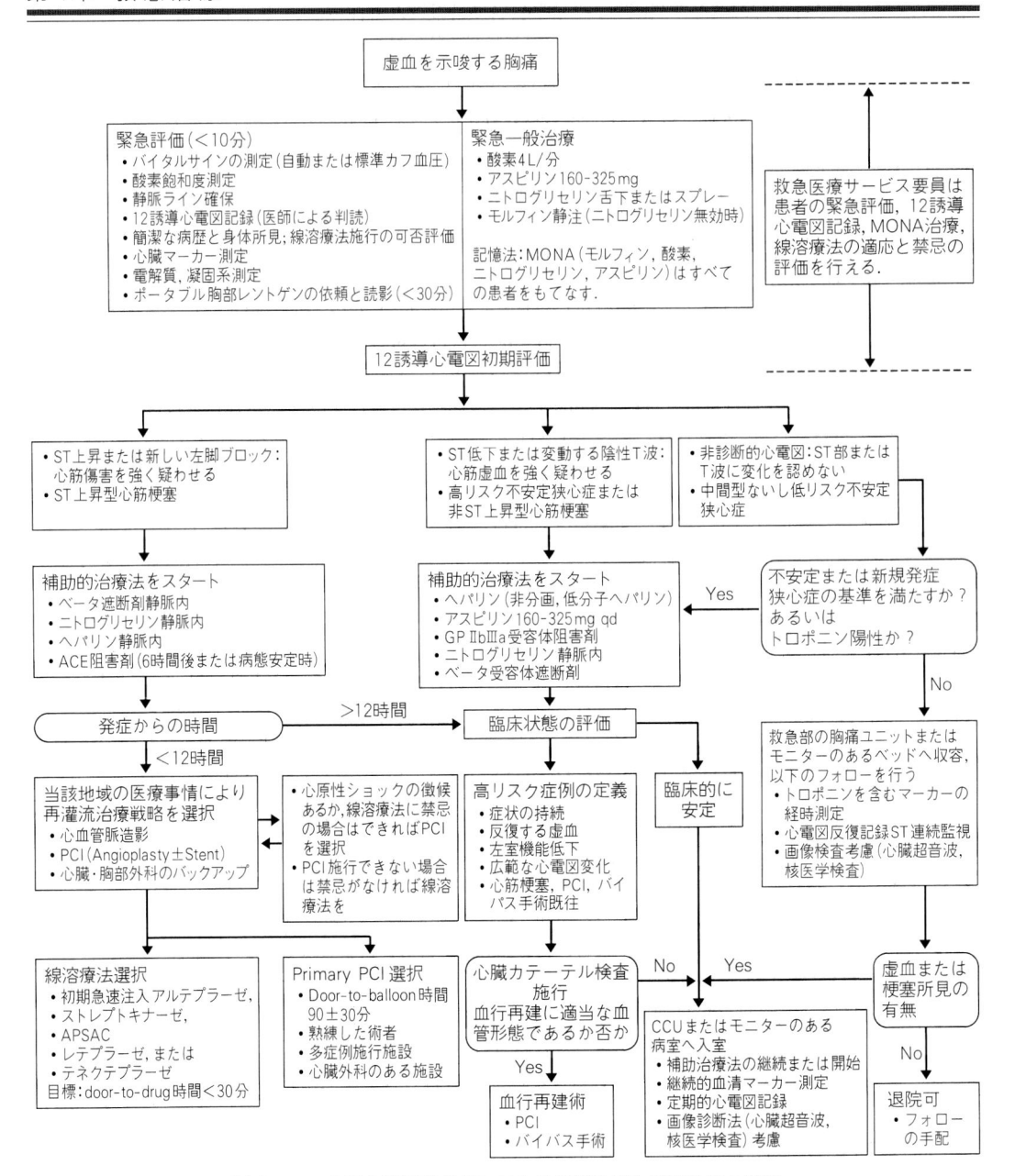

図4・10 急性心筋梗塞症例に対する初期治療と最終治療の選択
[Guidelines 2000 for cardiopulmanary resuscitation and emergency cardio-vascular care. Circulation, 2000[2] より引用]

第3節　クリニカルパス　Clinical pathway

> 急性心筋梗塞はクリニカルパスが最も効果を発揮する疾患の一つであり、とくに本症治療の鍵となる責任冠動脈再灌流療法施行までの時間(door-to-needle time, door-to-balloon time)の短縮効果が期待される.

クリティカパス Critical pathway, ケアパス Care pathway とも言われ, 効率的な診断, 治療を行い医療の質を向上させ, 医療コストを軽減させる目的で設定され, 最善の効率で治療目標を達成するために適切な時期に, 評価と医療行為を施行し得るよう指示された計画表である.

急性心筋梗塞の場合は, 診断・治療の性質上診断的・治療的クリニカルパス diagnostic/treatment pathway を設定しやすい疾患と言える. 急性心筋梗塞症の場合は, (1)診断時間の短縮, 再灌流までの時間(door-to-needle time, door-to-balloon time)の短縮, (2)不要な検査・手技の減少, (3)ガイドラインなどで推奨されている薬剤の適切な使用, (4)検査・治療法施行の適切なタイミングを示す, (5)救急・CCUの滞在期間を短縮などと, (6)これに伴い各症例の転帰の改善を図ることを目的としている. 再灌流療法施行までの時間短縮を目的としたクリティカルパスの例を**図4-11**示す[5].

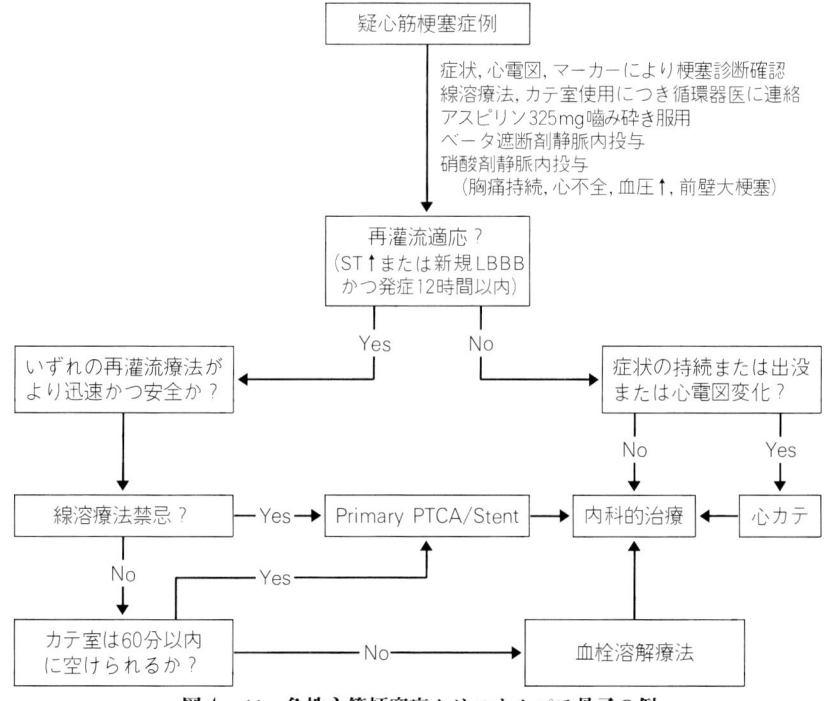

図4-11　急性心筋梗塞症クリニカルパス骨子の例
[Cannon CPら: Am Heart J, 2002[5]より引用]

第4章　救急治療

●文　　献●

1) Standards and guidelines for cardiopulmonary resuscitation (CPR) and emergency cardiac care (ECC). JAMA 1986 ; 255 : 2905 - 2922.
2) Guidelines 2000 for cardiopulmanary resuscitation and emergency cardiovascular care. An international consensus on science. Circulation 2000 ; 102 (Suppl) : I - 1 - I - 384.
3) AHA : The automated external defibrillator. Key link in the chain of survival. Circulation 2000 ; 102 : I - 60 - I - 76.
4) Wik L, Hansen TB, Fylling F, et al : Delaying defibrillation to give basic cardiopulmonary resuscitation to patients with out - of - hospital ventricular fibrillation. A randomized trial. JAMA 2003 ; 289 : 1389 - 1395.
5) Cannon CP, Hand MH, Bahr R, et al : National Heart Attack Alert Program (NHAAP) Coordinating Committee Critical Pathways Writing Group. Critical pathways for management of patients with acute coronary syndromes : An assessment by the National Heart Attack Alert Program. Am Heart J 2002 ; 143 : 777 - 789.

第5章
合併症

●●●第1節 うっ血性心不全●●●

> 1. 急性心筋梗塞に伴う心不全においてもカテコラミン，レニン，アンジオテンシン，アルドステロン系の活性化が見られる．
> 2. 心不全分類のKillip, Forrester分類は，再灌流療法時代においても有用な分類として広く用いられている．
> 3. 心不全に対する一般治療法としては，酸素，利尿剤，硝酸剤や心房利尿ペプチドによる血管拡張療法，効果不十分例にドブタミン，ドパミンさらにフォスフォジエステラーゼ阻害剤を投与．調節呼吸，PEEP，症例により体外式限外濾過なども有効となる．

●1. 病態と所見●

梗塞心筋が左心筋の10％未満は小梗塞，10～30％は中型梗塞，30％超で大型梗塞，25％以上ある場合に心不全症状・所見が出現し，40％以上では心原性ショックとなるとされる．

心筋壊死，虚血心筋のstunningによる一時的な収縮低下に伴う心機能低下に対して，いくつかの代償機能が作動する．まず，壊死・虚血心筋の収縮消失，減退に対し，対側健常心筋は過収縮 hyperkinetic contraction を示しこれを補う．尿量減少による循環血液量増加により心室拡張期圧は上昇し，Frank-Starling効果により心拍出量の相対的増加をはかる．さらに交感神経緊張により心拍数の増加，残存心筋収縮性の増強，血管収縮を招来する．これに伴い，カテコラミン分泌が増大し，これは心筋梗塞例の血中カテコラミンレベルが心不全の

第5章 合併症

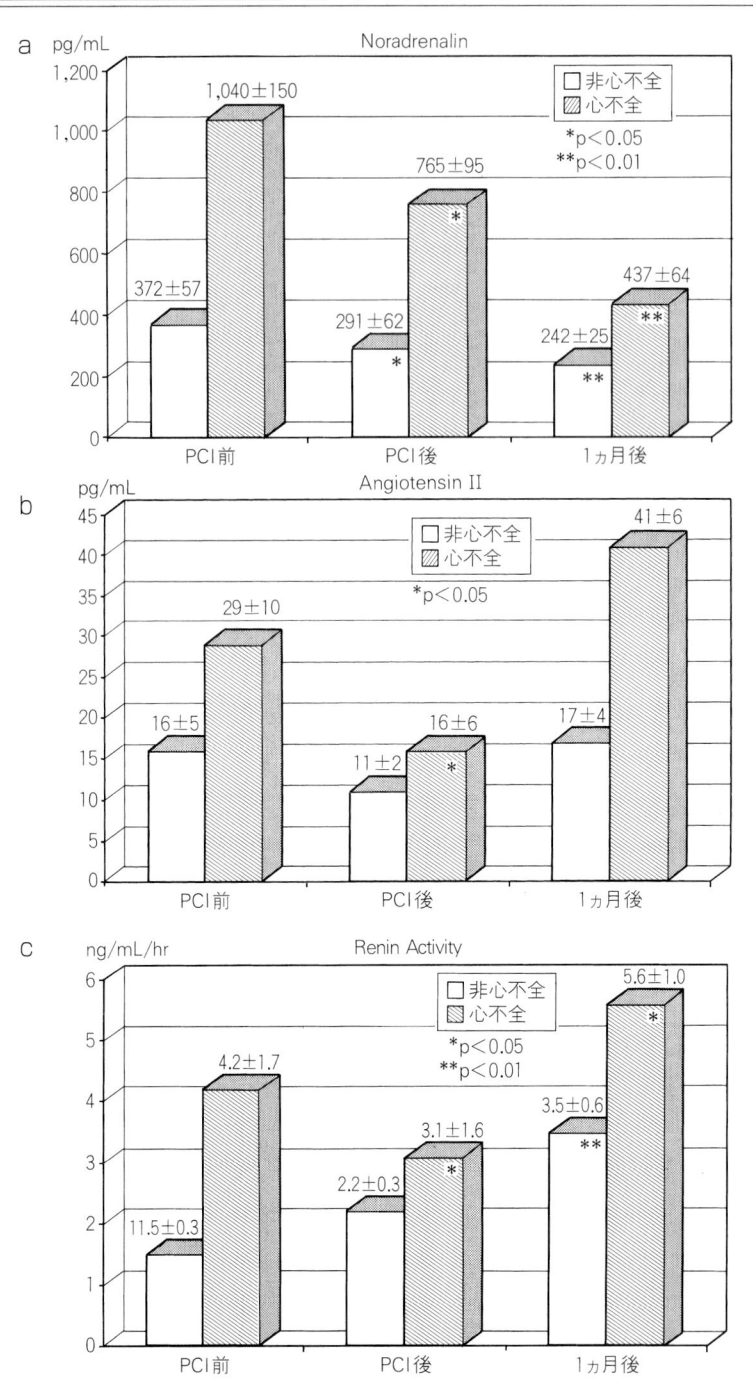

図5・1　急性心筋梗塞症例における神経体液因子の変化（アンジオテンシン変換酵素阻害剤，ベータ遮断剤未投与例）

a-c：入院時，冠動脈形成術（primary PCI）施行前では，心不全例群ではノルアドレナリン，アンジオテンシンII，レニン活性いずれも非心不全群に比して高値を示す．これらはprimary PCI施行後には有意の低下を示し，1ヵ月後にはノルアドレナリン値はさらに低下するが，アンジオテンシンII，レニン活性は再度上昇を示している．これらの所見は，急性心筋梗塞症例に対するアンジオテンシン変換酵素阻害剤，ベータ遮断剤有効性の機序の一端を窺わせる．

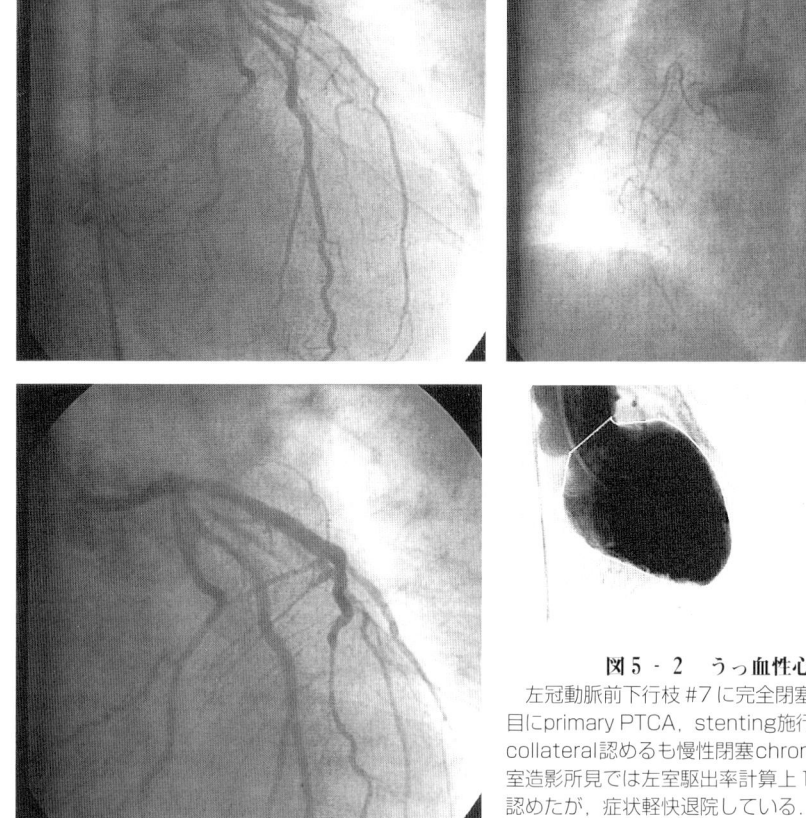

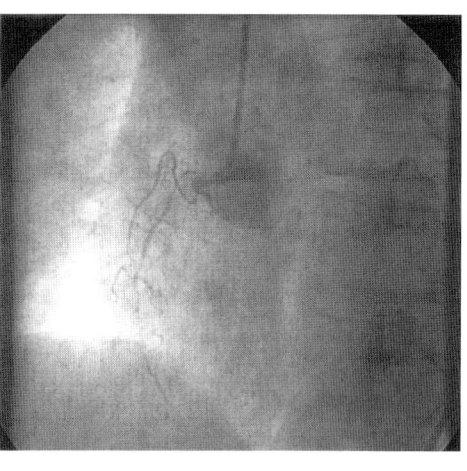

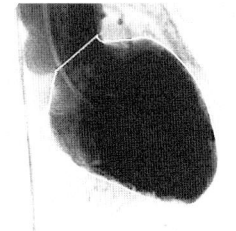

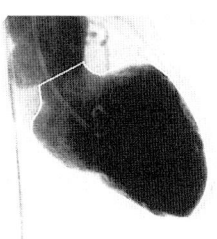

図 5-2 うっ血性心不全造影所見例
左冠動脈前下行枝 #7 に完全閉塞に対し（a 上段）発症 6 時間目に primary PTCA, stenting 施行 (a 下段), 右冠動脈は bridge collateral 認めるも慢性閉塞 chronic total occlusion (b), 左室造影所見では左室駆出率計算上 17%(c), 肺うっ血, 肺水腫認めたが, 症状軽快退院している.

程度に応じて上昇する事実にも示されている．一方，レニン，アンジオテンシン，アルドステロン系も活性化され，アンジオテンシンIIの全身血管収縮作用，アルドステロンによる抗利尿作用が惹起される（図5-1）．

全身血管抵抗の増大は，脳，腎，冠動脈領域への血流を再配分する利点もあるが，梗塞心の後負荷を増大し，心筋虚血の増悪，心拍出量の低下，うっ血増強という悪循環に陥り，うっ血性心不全，心原性ショックといったポンプ失調状態に陥るに至る（図5-2）．Killip分類[1]およびForrester分類[2]を表5-1に示す．

これら分類は今日も広く用いられているが，血栓溶解療法による再灌流療法の前の時期に作成されたもので，当然ながら今日では原報告の分類に比して死亡率の高値が見られる．

● 2. 治　　療 ●

うっ血性心不全症例では通常低酸素血症を認め，血液ガス所見によりフェイスマスク，鼻腔カニューレにより酸素 2〜6 L/分を投与する．酸素投与にもかかわらず，肺うっ血，水腫，低酸素血症を伴う症例では挿管，調節呼吸，呼気終末陽圧呼吸 positive end-expiratory pressure (PEEP) も併用する．本法では，肺胞内圧を高めて肺間質組織の浮腫を減少させ，静脈還流を抑制，肺うっ血改善効果が期待される．

第5章 合併症

表 5-1 Killip, Forrester による急性心筋梗塞心機能分類

Killip 分類
- I 心不全なし：肺または静脈系にうっ血所見を認めない（死亡率 0〜5％）．
- II 中等度心不全：肺基底部にラ音（肺野の 50％以下の領域でラ音を聴取する），S3，過呼吸，静脈・肝臓うっ血を含む右心不全所見あり（軽症ないし中等度心不全）；死亡率 10〜20％．
- III 重症心不全：肺水腫（肺野の 50％以上の領域でラ音を聴取する）（重症心不全）；死亡率 35〜45％．
- IV 心原性ショック：収縮期圧＜90mmHg，末梢血管収縮，末梢性チアノーゼ，意識レベル低下，乏尿（心原性ショック）；死亡率 85〜95％．

Forrester 分類
- I 群（正常型）：群心拍出係数（CI）＞2.2L/分/m^2，肺動脈楔入圧（PCWP）≦18mmHg，死亡率 3％；ベータ遮断剤．
- II 群（肺うっ血型）：CI＞2.2L/分/m^2，PCWP＞18mmHg，死亡率 9％；利尿剤，血管拡張剤．
- III 群（末梢低灌流型）：CI≦2.2L/分/m^2，PCWP≦18mmHg，死亡率 23％；補液．
- IV 群（肺うっ血，末梢低灌流型）：CI≦2.2L/分/m^2，PCWP＞18mmHg，死亡率 51％；IABP，カテコラミン．

　肺うっ血に対しては，まず利尿剤の投与を行うが，利尿剤としてはフロセミドなどループ利尿剤が用いられる．血管拡張剤として，ACC/AHA ガイドラインにはニトロプルシドの適応も示されているが，急性心筋梗塞症例に対しては，ニトログリセリンはニトロプルシドに比べて死亡率低下率が 45％対 23％でより有効であり[3]，本症に使用する静脈内投与血管拡張剤は基本的にはニトログリセリンを用いる．硝酸剤は血管内投与で血圧，左室充満圧，中心静脈圧，心拍出量，尿量をモニターしながら微量調節する．急性期心筋梗塞例には，肺ラ音，胸部レントゲン所見には血行動態変化に時間遅れをもって表現されるので，血行動態監視下に血管拡張療法行われることが望ましいが，これらの情報が得られない場合はとくに血圧を指標に収縮期圧 100〜120mmHg 程度を目標に調節する．心房利尿ペプチド遺伝子組み換え心房利尿ポリペプチド atrial natriuretic polypeptide（ANP）は，α 型ヒト心房性利尿ペプチド受容体に結合し，血管拡張作用，利尿作用を発現，急性心不全を適応とする．重篤な低血圧，心原性ショック，右室梗塞，脱水症例は禁忌となるが，うっ血性心不全コントロールには使いやすい薬剤である．

　利尿剤，血管拡張剤にて病態の改善不十分の場合，あるいは当初からこれが予想される場合はカテコラミンの静脈内投与を開始する．製剤としては，ドパミン dopamine は β 受容体刺激による陽性変力作用（心筋収縮力増強）と陽性変時作用（心拍増加作用），増量により α 受容体刺激により血管収縮作用を示すが，5μg/kg/分以下では腎血管の拡張作用を示す（1〜5μg/kg/分から増量 20μg/kg/分まで増量）．ドブタミン dobutamine は β 受容体刺激による陽性変力作用（心筋収縮力増強）と陽性変時作用（心拍増加作用）を有するが，催不整脈作用はドパミンより少ない[4]（1〜5μg/kg/分から始め 20μg/kg/分まで増量）．一般的に，左室充満圧正常ないし軽度上昇，低血圧，低心拍出量症例にドパミン，左室充満圧上昇，正常血圧症例にドブタミンがよい適応となるが，両者の効果を期待して併せて投与する症例も少なくない．

　フォスフォジエステラーゼ阻害剤（PDE），ミルリノン，アムリノン，オルプリノンはその強心作用，血管拡張作用，前負荷減少作用によって心不全例に対する効果が期待され，カ

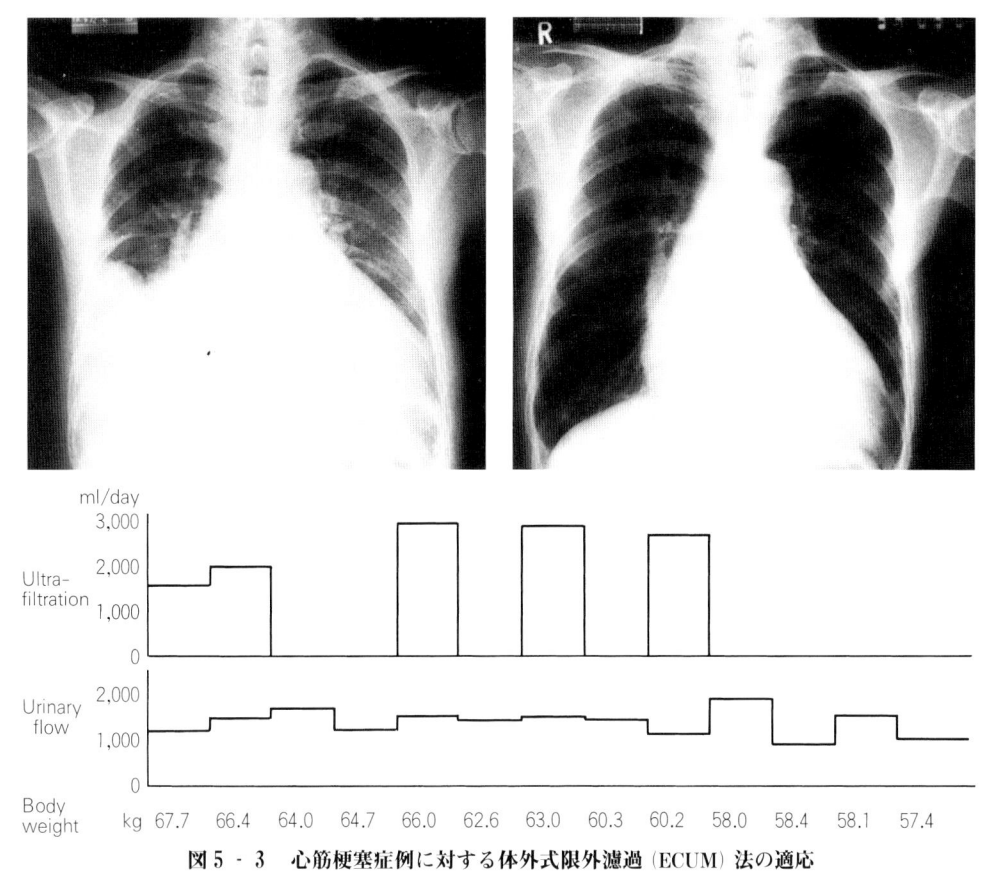

図5-3 心筋梗塞症例に対する体外式限外濾過（ECUM）法の適応
心筋梗塞症例，治療抵抗性心不全，胸水貯留に対し，ECUM施行，体重減少，胸水消失，うっ血性心不全の著明な改善を得た症例．

テコールアミン無効例に用いられる．さらに，十分な治療効果が得られない場合はcAMP賦活剤（コルホルシン）によりアデニル酸シクラーゼを活性化し，陽性変力作用と血管拡張作用を示す効果も期待される．

全身水分貯留の除水困難例では，体外式限外濾過法 extracorporeal ultrafiltration method（ECUM）あるいはcontinuous arteriovenous hemofiltration（CAVH）が有効の場合がある[5]（図5-3）．

最近の報告で616,159例の急性心筋梗塞症例を対象とした調査〔米国National Registry of MI（NRMI）〕では，心不全がある場合と心不全が無い場合では，血栓溶解療法施行率は33.4％対58.0％，primary PCI施行8.6％対14.6％，ベータ遮断剤投与27.0％対41.7％，ACE遮断剤投与25.4％対13.0％，院内死亡率は21.4％対7.2％（$p < 0.0005$）と報告されている[6]．

第5章　合併症

●●●*第2節　心原性ショック*●●●

> 1. 急性心筋梗塞における心原性ショックは，迷走神経反射，脱水などによらない血圧低下（収縮期血圧90mmHg未満，平常血圧より30mmHg以上の低下）および末梢循環障害所見を伴う．
> 2. Primary PCI施行により心原性ショックの頻度は減少傾向にあるが，左室心筋の広範な壊死，右室梗塞，心室中隔穿孔などの合併により発症し，前壁梗塞，梗塞既往例，多枝病変例，高齢者に多い．
> 3. カテコラミンを中心とする薬物療法，IABP (intra-aortic balloon counterpulsation)，症例によってはPCPS (percutaneous cardio-pulmonary supporting system) が効果的である．
> 4. 最近の多施設検討では，早期PCI，CABG施行群で保存的治療群に比し有意に良好な成績が示され，ACC/AHAガイドラインでも発症36時間以内のショック例をprimary PCI適応としている．

●**1．定　義**●

　急性心筋梗塞症例で血圧低下を伴う症例には心原性ショック，右室梗塞，心タンポナーデ症例のような重篤な症例もあるが，疾患自体あるいは治療行為による不安，疼痛に起因する迷走神経反射によるものも少なからずあり，この場合はアトロピンの静脈内投与が著効を示す．このほか発汗，嘔吐，利尿剤などによる脱水状態の可能性も考慮，とくに中心静脈圧低値，尿素窒素上昇など伴う場合はvolume challengeを試みる．
　臨床上の定義としては，Braunwaldらは30分以上持続する収縮期圧80mmHg以下への低下，心拍出量1.8L/分/m^{2}以下，左室充満圧18mmHg以上とするが，MIRU (Myocardial Infarction Research Unit) の定義では，収縮期圧90mmHg未満，意識レベルの低下，冷たい湿った皮膚，尿量30ml/時間以下などの末梢低灌流所見，心拍出量2.0L/分/m^{2}以下とされている．National Heart and Lung Instituteの定義では，(1) 収縮期血圧90mmHg未満，または通常血圧より30mmHg以上の低下，(2) 以下の循環不全所見を伴う．(a) 尿量20ml/時未満，(b) 意識障害，(c) 末梢血管収縮（四肢冷感，冷汗）[7]．

●**2．病態と臨床所見**●

　基本的な病態としては，広範な心筋壊死・虚血による心拍出量低下と体血圧低下，冠灌流圧低下と心筋虚血の増悪の悪循環となる（図5-4）．これに対して，交感神経系の緊張，レニン・アンジオテンシン・アルドステロン，カテコラミン分泌亢進，末梢血管収縮機序が作動して，心拍数増加，心筋収縮性亢進，末梢血管収縮，循環血液量増加などが起こり対応されている．24時間以内の再虚血発症を伴う例がショック例では非ショック例より多い（38％対13.2％，$p<0.001$）ことから，虚血・壊死巣の拡大もショック発症の要因となっている

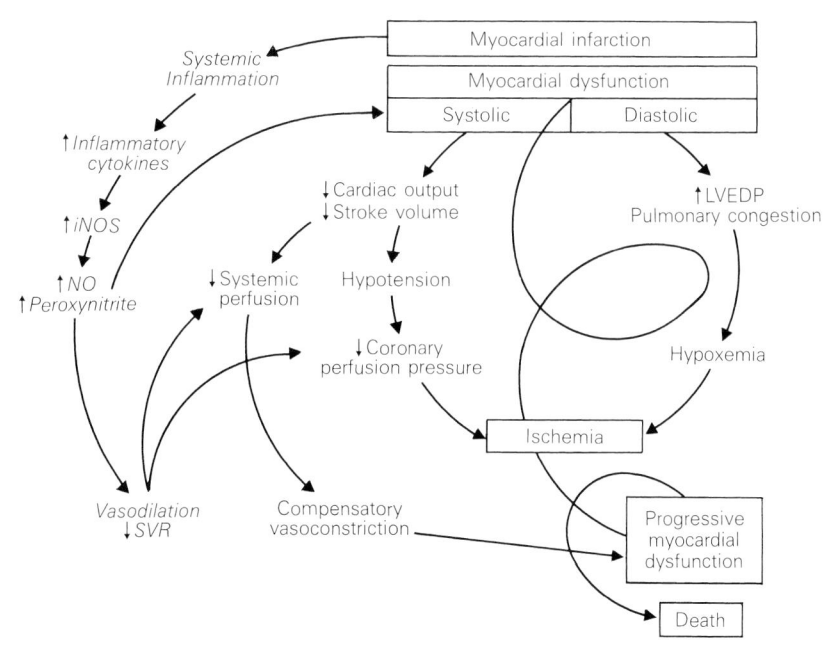

図5-4 急性心筋梗塞症例における心不全悪化悪循環モデル
Braunwaldによる有名なダイアグラムであり，あえて原図のまま提示．[Antman EM ら：Harrison's Principles of Internal Medicine. 15th 2d (Braunwald E, et al). New York, NY, McGraw-Hill, 2001[8]) より転載]

ことが示唆される．ただし，再梗塞の頻度に差は無いので(8.2%対8.3%)，虚血の成因としては側副血行の障害，交感神経緊張，カテコラミン投与による心筋酸素需要亢進，血圧低下による心筋灌流低下，再灌流傷害などの可能性が挙げられる[9]．重症心不全例に用いられる血管拡張療法は，血圧のさらなる低下，冠動脈灌流圧低下を伴いショックの病態をさらに悪化させる可能性がある．最近のSHOCK studyによる臨床的所見では，左室駆出率は平均30%で，重症心不全状態にしては極端に低くはない．さらに，末梢血管抵抗は昇圧剤投与下でも1,350〜1,400 dyne・sec・cm^{-5}程度で，従来考えられていたほどの血管収縮は見られない．また，全身性の炎症反応が見られることも指摘されている[10]．

かつて，心原性ショックの頻度は血栓溶解療法時代までは急性心筋梗塞症例の20%とされ，Killip[1]の250例中でも19%とされたが，血栓溶解療法の導入により7%(6.6%：1994年，6.0%：1995〜1997年程度)までに減少したとされる[11)-13)]．われわれのprimary PCI(施行率93%)時代の頻度は5%に減少している．その内訳は前壁梗塞62%，下壁梗塞38%，1枝病変26%，2枝病変42%，3枝病変32%(多枝病変74%)，心筋梗塞既往例40%，70歳以上例46%，70歳未満例54%であり，内容的には従来の報告通り前壁梗塞，多枝病変例，高齢者，梗塞既往例に多いことが分かる(図5-5)．SHOCK検討では多枝病変77%で，左主幹部病変を16.2%に認めている[14)]．文献的には発症48時間以上経過して起こるショックは梗塞巣の拡大extensionや梗塞再発作によるものが多いとされ[13)]，冠動脈内血栓自然溶解，血栓溶解療法，primary PTCAにて開通していた責任冠動脈が再閉塞することによると思われるが，ステントを用いたprimary PCIではかかる問題がほとんどなく，本症合併率減少

第5章 合併症

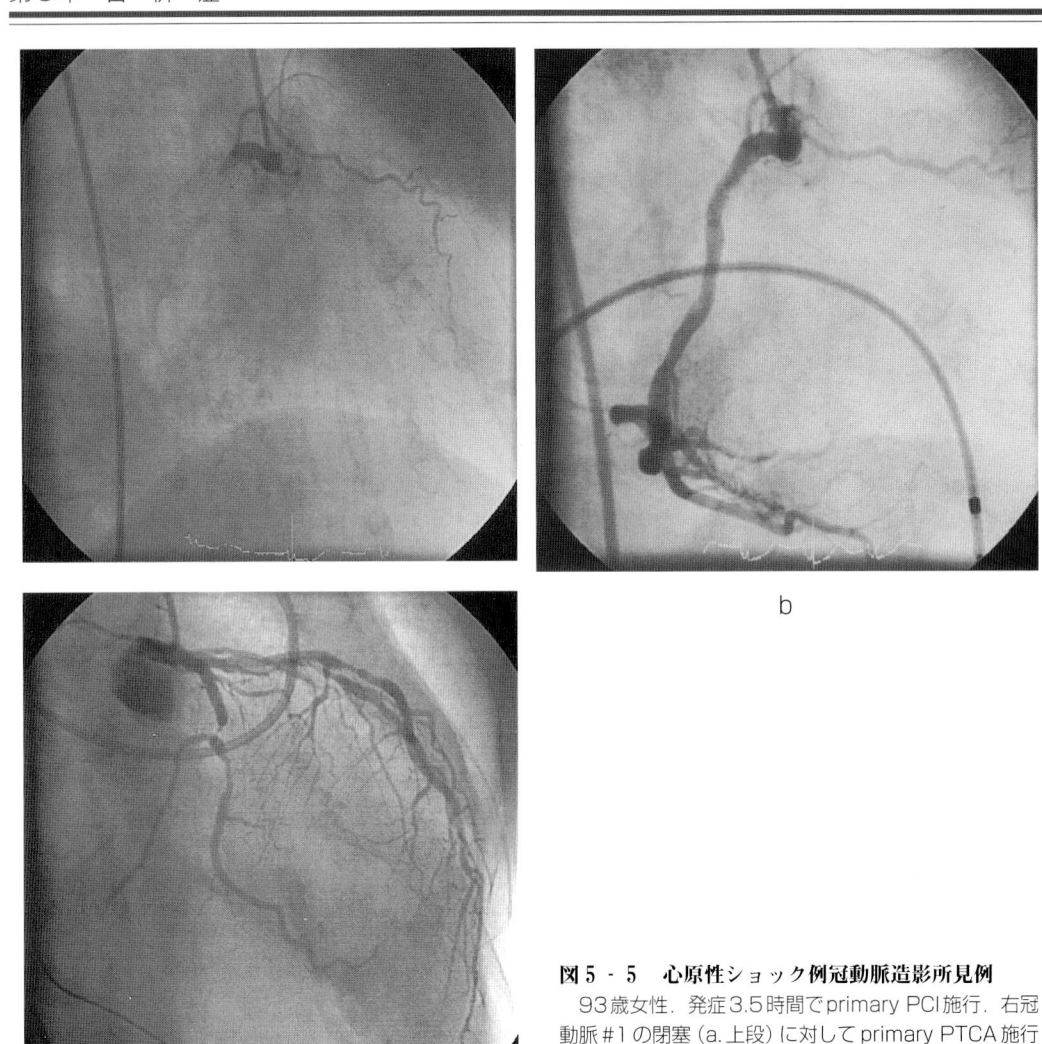

図5-5 心原性ショック例冠動脈造影所見例
93歳女性．発症3.5時間でprimary PCI施行．右冠動脈#1の閉塞（a.上段）に対してprimary PTCA施行（b）．左冠動脈回旋枝90％，左前下行枝に75％狭窄を有する（a.下段）．超音波所見から推定した左室駆出率は35％．肺水腫より心原性ショックに移行し死亡している．

の原因とも思われる．病理学的には，左心室壁の40％が壊死になるとショック状態になるとされているが，心原性ショックはこのほか心室中隔穿孔，心室自由壁穿孔による心タンポナーデ，乳頭筋断裂，などの機械的合併症，右室梗塞にても生ずる．SHOCK試験では，心室中隔穿孔4％，急性僧帽弁閉鎖不全7％，右室梗塞3％，自由壁破裂1％，左室機能不全78％，その他7％である[15]．心原性ショックは入院時に見られるのは10％で，その90％は入院後に発症するとされ，SHOCK試験では入院時9％，6時間内に46％，24時間内74％である[16]．高齢，女性，梗塞既往，狭心症既往，頻脈，血圧低下傾向，うっ血性心不全，不安興奮状態，脚ブロック，多枝病変，左室広範収縮異常などがショック発症予測因子となる．MILLIS試験ではさらに，CK-MB>160 IU/L，左室駆出率<35％を予測因子として挙げている[13]．したがって，入院後早期に再還流療法施行することにより，心原性ショックの発症

100

頻度を減少させる可能性も考えられる．SHOCK臨床試験ではショック例14%が心電図上貫壁性梗塞所見を示さず，非ST上昇型相当心筋梗塞とされたが[17]，GUSTO-IIb試験の成績では，ショック合併頻度は非ST上昇型梗塞で2.6%，ST上昇型梗塞で4.4%とされている[18]．非ST上昇型心筋梗塞症例のショックは高齢，糖尿病，3枝病変，梗塞既往例が多く緩徐な経過であるが，GUSTO-IIb試験では30日死亡率はST上昇型心筋梗塞症例の63%に対して73%の高率が示されている[18]．心原性ショックの特殊形として，前壁心尖部梗塞で心基部健常部心筋の過剰収縮が起こり，僧帽弁収縮期前方運動 systolic anterior motion (SAM)を伴い左室流出路狭窄となりショック状態となる症例があり，特徴は前壁小梗塞，CK上昇軽度，収縮期雑音出現で，血管拡張剤，IABP禁忌，ベータ遮断剤適応となる[19]．

● 3．診　　　断 ●

診断，評価法としては，診察所見にて頸静脈，心肺聴診所見などから循環血液量の過大または過小の評価を行い，うっ血性心不全，脱水の鑑別を行い，心タンポナーデ，肺塞栓，大動脈解離所見，僧帽弁閉鎖不全，心室中隔穿孔心雑音の有無に注意を払う．胸部レントゲン写真では，肺うっ血，水腫，大動脈解離，肺塞栓・梗塞所見の確認・鑑別を行う．心電図では，とくに前壁梗塞，新規脚ブロック，左主幹部病変を示唆するaVR誘導のST上昇，非ST上昇梗塞では陳旧性梗塞の存在，左回旋枝病変の可能性を確認．超音波・ドプラ法は極めて有用で，左室収縮異常とその程度・広がり，急性心筋梗塞診断が困難な脚ブロック，非ST上昇梗塞，陳旧性梗塞，右室梗塞，乳頭筋断裂，心室中隔穿孔，自由壁穿孔などの診断に威力を発揮する．血液検査では，心筋マーカーのほかに，$HCO_3^-<20mEq/L$は代謝性アシドーシス，乳酸>6mMは乳酸アシドーシスを示し，循環不全による嫌気性代謝が出現していることを示す．スワン・ガンツ・カテーテルによる血行動態モニターは，心不全，ショック，機械的合併症発症々例では病態把握，治療効果判定の上に必須と言える．

● 4．一般的治療 ●

低酸素血症，代謝性アシドーシス例では，挿管，調節呼吸，血行動態モニター下に集中治療を行う．薬物療法としては，生命予後を改善すると言う根拠は得られていないものの，とくに体血管抵抗1,800dyne・sec・cm^{-5}以下の症例では，まずカテコラミン投与による血圧上昇をはかる．

ドパミン dopamineは，小容量では腎血管の拡張作用を示し，中等量ではβ_1受容体刺激効果で心筋収縮増強，大容量ではα_1受容体刺激効果で血管収縮作用が得られる．

ドブタミン dobutamineは，主として陽性変力作用，軽度陽性変時作用を有し，血圧低下が高度でない症例に適応がある．一般的に，左室充満圧正常ないし軽度上昇，低血圧，低心拍出量症例にドパミン，左室充満圧上昇，正常血圧症例にドブタミンがよい適応とされるが，ドパミンと併用し両薬剤の相補的効果を期待する投与法もしばしば用いられる．ドパミンで昇圧効果得られない場合はノルエピネフリン norepinephrineを投与．

血管拡張剤として，ニトロプルシド，ニトログリセリンが心筋酸素需要減少，心拍出量増加を期待される．両者とも静脈，動脈両方の拡張作用を有するが，ニトログリセリンの方がニトロプルシドより静脈系に対する効果が強い．血管拡張剤は，うっ血性心不全には効果が期待されるが，血圧低下が主となるショック症例にはその使用・効果は大いに制約される．

第5章 合併症

すなわち，血圧はカテコラミンにて維持されているが，心拍出量が維持できない症例に注意深い投与を行う．アシドーシスに対しては，8.4％炭酸水素ナトリウム50〜100ml投与．

● 5．IABPとPCPS ●

ショック例に対してIABPは，拡張期に冠灌流を増大，収縮期に後負荷を減少させ，心筋酸素需要を増加することなく，心拍出量を増加させる効果が期待される（図5-6）．IABPにより薬物療法で得られなかった症状の改善が半数以上の症例で得られ，経験的には死亡率低下に寄与する印象を与える．SHOCK検討ではIABP適用によりショック・血栓溶解療法例での急性期死亡率の低下（49％対67％，$p<0.0001$）を認めている[20]．NRMI-2（Nationary Registry of Myocardial Infarction-2）では，血栓溶解療法とIABP併用により死亡率は46％対67％の改善が認められている[21]．しかし，これらの調査成績は無作為試験ではないため，症例のバイアス効果が否定できない．なお，ショック例に対するIABP使用は31〜52

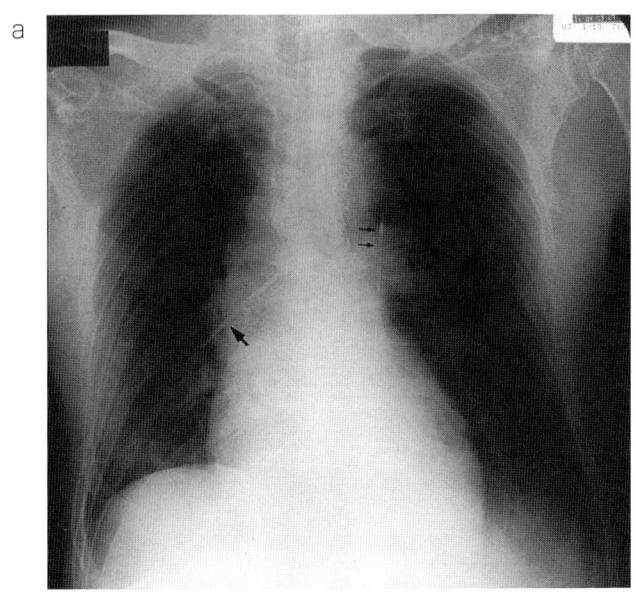

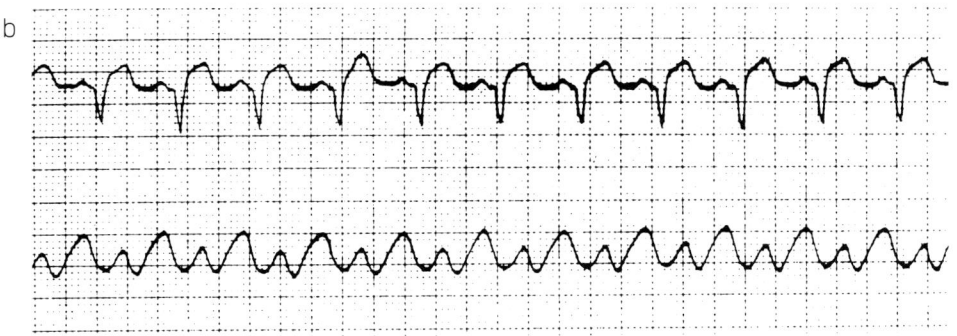

図5-6 急性前壁梗塞心原性ショックIABP施行例
a：肺間質浮腫所見あり，スワン・ガンツカテーテル（大矢印）とIABPバルーン挿入中（小矢印）．
b：大動脈圧（下段）の拡張期増強所見を認める．

%[20)21)]であるが，現在ではIABP自体による合併症は末梢虚血0.5％，本法自体による死亡0.05％と低い合併症率で適用可能である[22)]．

　IABPの適応としては，薬物療法で改善されない心原性ショックで，迅速に心血管造影と血行再建を施行するまでの安定化，急性僧房弁閉鎖不全，心室中隔穿孔に対する心血管造影，修復術・血行再建を施行するまでの安定化，血行動態不安定な再発性難治性心室不整脈，難治性梗塞後狭心症に対して血管造影と血行再建までのつなぎとされている．最近のBenchmark registryの調査では[22)]，臨床現場において急性心筋梗塞症例へのIABP使用適応は，心原性ショック(27%)，高リスク心臓カテーテルや血管形成術施行のサポート(27%)，乳頭筋断裂，心室中隔穿孔など機械的合併症(12%)，高リスク心臓外科手術の術前サポート(11%)，梗塞後難治性狭心症(10%)となっている．本法の禁忌は，大動脈弁閉鎖不全症，大動脈瘤である．結局のところ，IABPにより梗塞病巣の縮小，冠動脈再閉塞予防効果は確認されず，心原性ショックにおいてもIABPのみでは救命効果は期待されず，早期冠動脈血行再建の効果が期待される．IABPによる血行動態安定が得られず，心室収縮性が不十分である場合にはPCPS(percutaneous cardiopulmonary supporting system)の併用も考慮する．大腿動静脈より経皮的に大口径カテーテル(18〜20F)挿入し，右房からポンプにより脱血した静脈血を簡易型人工肺装置(hollow-fiber membrane oxygenator)で酸素化し，逆行性に大腿動脈側より大動脈内へ返血し，2〜4L/分最大6L/分の全身灌流を維持する(図5-7)．溶血，DIC(disseminated intravascular coagulation)，代謝障害合併可能性のため6〜8時間作動を限界としているが，長時間使用，再血行再建施行成功例も報告されている[23)24)]．PCPSの適応としては，IABPにてもコントロール不可の心原性ショックで高度の低心拍出量状態持続する例，とくに心中隔穿孔，僧房弁乳頭筋断裂，左室自由壁穿孔合併例，心室頻拍・細動反復持続し，高度の心拍出量低下状態持続症例などであり，PCPS作動下にカテーテル治療施行あるいは手術へ移行する[23)]．

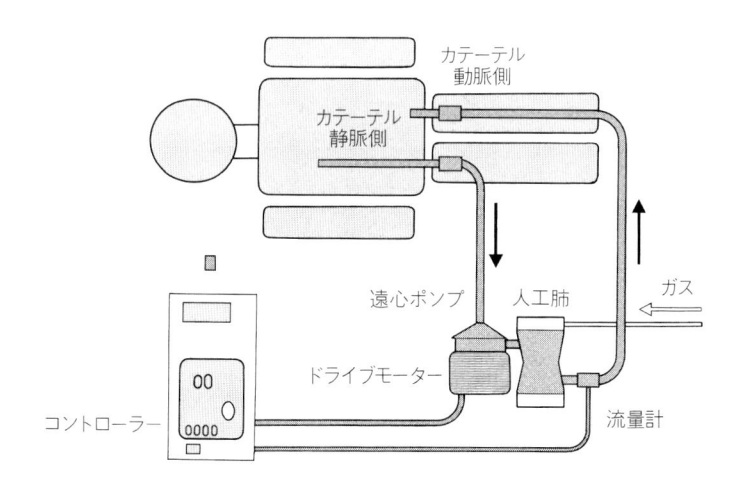

図5-7　Percutaneous Cardiopulmonary Supporting System (PCPS) 回路図．

● 6. 再灌流療法 ●

　血栓溶解療法の効果に関しては既に多数の多施設無作為試験の成績が存在するが，ほとんどの臨床試験でショックを除外項目としていることと症例選択バイアスのため，これらの成績からショックに対する血栓溶解療法の効果を知ることは困難となる．また，primary PCI 施行に関する一般の報告でも症例選択バイアスを除外し難い．SHOCK study では早期に PCI または CABG で加療した群と，まず薬物療法にて血行動態コントロールした群を比較すると，急性期死亡率には差を認めないが（47％対56％），6ヵ月死亡率ではPCI，CABG群で有意に良好な生存率を示した（死亡率50％対63％，p＝0.027）．なお，75歳未満の症例では，急性期死亡率41％対57％，6ヵ月死亡率45％対65％であるが，75歳以上では逆に急性期75％対53％，6ヵ月79％対56％であった[25]．さらに，SHOCK登録その後の884例での検討では，血栓溶解療法施行により入院中死亡率の改善が示されており（54％対64％，p＝0.005），IABP施行例では非施行例に比し50％対72％（p＜0.0001）で有意な死亡率改善を認めているが，症例選択のバイアスがあり，この点は考慮すべきである[20]．PCI施行した276例での院内死亡率は，再開血流TIMI 3症例では33.3％，TIMI 2症例50.0％，TIMI 0・1症例85.7％であった（p＜0.001）[26]．さらに，薬物療法群と早期（各群へ振り分け後6時間内）PCIまたはCABG群に割付けた結果では，1年後生存率は33.6％対46.7％（p＜0.03）で，早期血行再建群で良好であった[27]．

　バイパス手術成績では，GUSTO-I試験で2,972例の心原性ショック例のうち11.4％がバイパス手術を施行，30日死亡率は29％とされる[28]．カリフォルニアの検討では1994年に185例が心原性ショックに対してバイパス手術施行，急性期死亡率は23.4％であった[29]．SHOCK登録では109例がショックに対する一次的治療としてバイパス手術を施行，入院死亡率は23.9％であった[26]．ただし，症例選択バイアスの問題があり，この数値がそのまま実際の状況に該当するかには問題が残る．

　このような成績から，急性心筋梗塞症例における心原性ショック例では，IABP下に早期心臓カテーテル，冠動脈造影法を施行，冠動脈1～2枝病変，中等症3枝病変例ではPCIを，重症3枝病変，左主幹部病変例ではCABGを施行する方針が薦められる[10]．しかし，状況によっては左主幹部病変に対して救命目的でprimary PCI治療を施行せざるを得ない場合もあり，stent植え込みにより左主幹部に対するprimary PCIにより入院死亡率を35％とした報告もされている[30]．

　ACC/AHAガイドラインでは，クラスIのprimary PCI適応として，心原性ショック合併したST上昇/Q波心筋梗塞または新規左脚ブロック症例で発症36時間以内，75歳未満，ショック合併後18時間以内に施行症例，クラスIIa適応として，血栓溶解療法後の心原性ショックまたは血行動態不安定症例とされる．緊急冠動脈バイパスについては，クラスIの適応として，PCI無効・失敗例で胸痛・血行動態不安定状態持続する症例，心室中隔穿孔手術時，クラスIIa適応として，心原性ショック例で冠動脈病変が解剖学的に手術に適した症例としている．

第3節 右室梗塞

1. 右室梗塞は略全例右冠動脈右室枝近位部閉塞により発症する.
2. 身体所見の三徴は低血圧,頸静脈怒張,肺野ラ音なしとされるが,このうち診断精度が高い所見は頸静脈怒張である.
3. 心電図診断基準は右第5肋間鎖骨中線上(V4R)でのST上昇,血行動態所見では右房圧と左室充満圧の差が5mmHg以内,右房圧/左室充満圧0.65以上.超音波所見では右室拡大,収縮異常,心室中隔壁奇異性運動,三尖弁閉鎖不全所見.
4. 治療としては再灌流療法が第一で,対症療法としては生理食塩水大量輸液,カテコラミン,房室ブロック例に房室同期ペースメーカー,ショック例にIABPなど.いったん急性期を乗り切ると右室機能回復は良好である.

1. 病　　態

　右室梗塞は事実上すべて左室梗塞の下壁・後壁梗塞に合併する.単独の右室梗塞は,基礎に右室負荷疾患がある場合に限られる.下・後壁心筋梗塞例の約1/3に右室梗塞を合併するとされるが,典型的な病態を示すのは一部で,われわれの症例でも下・後壁梗塞の13.6%である.

　右室に対する冠動脈分布は,右冠動脈の鋭縁枝により側壁,後下行枝により後壁,後部心室中隔,円錐枝と左前下行枝により前壁が灌流される.冠動脈病変部位では右冠動脈が大部分で,最近のangioplasty施行例での報告では右室梗塞例の94%で責任冠動脈は右冠動脈右室枝近位部とされ[31],左冠動脈優位症例の左回旋枝によるものはまれで,左前下行枝による場合は極めてまれとなる(図5-8).

　右室梗塞では通常,左室下・後壁,後部心室中隔に合併病変があり,右室梗塞病変は右室後壁を中心に右室自由壁へ広がって行く傾向がある[32].したがって,その重症度は右室病巣のみならず,左室病変,中隔機能,肺血管抵抗,房室弁機能の総合により決まる.一方,右室は低圧系で左室に比して心筋量は1/6,仕事量は1/4であり,右室圧が低いため冠動脈血流は拡張期・収縮期に得られ,かつ左右冠動脈の二重支配部がある.このような右室の特殊性から,右室梗塞は急性期の治療が成功すれば本質的には予後の良い疾患である.急激に起る右室梗塞,機能低下により右室の拡張が生じるが,実際には心膜による制約があるため,右室の拡張には制約があり,p64(図3-22参照)の超音波波所見にも示されるように心室中隔を圧排した形の右室拡張を生ずる[31)33].左心室は心室中隔を介して,収縮期に中隔が右室側に突出する形で右室の収縮を援護しており,合併した心室中隔梗塞などによる左室機能障害があると右室代償機能が障害される.同様に,心房細動,房室ブロックなどにより,右心房から右心室への送血力の減弱も不利な条件となる.

　右室梗塞の特徴的な血行動態所見は,右房圧が左室充満圧と等しいかこれを越え,肺動脈圧は上昇しない.やや緩やかな基準としては,右房圧と左室充満圧の差が5mmHg以内,右

第5章 合併症

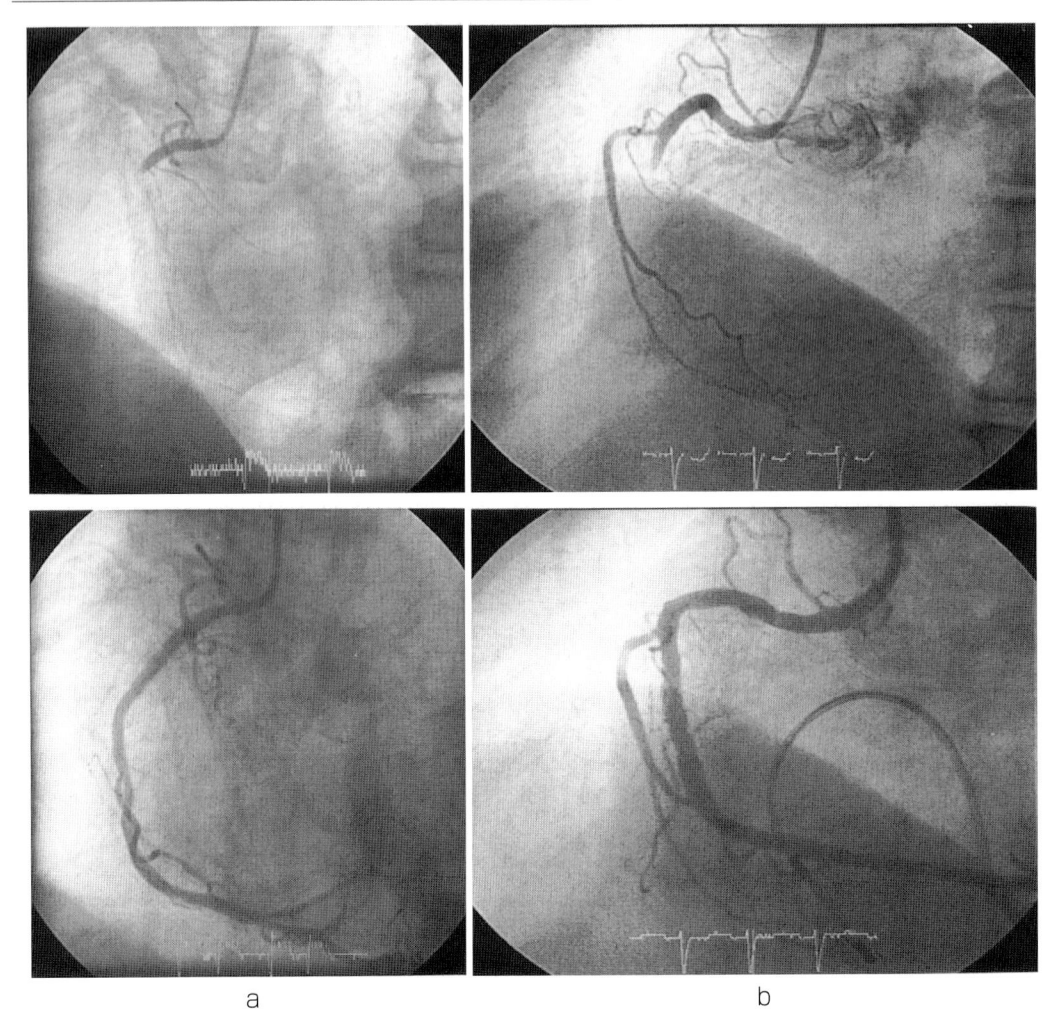

図5・8 下壁梗塞例における冠動脈造影
　a：右室梗塞合併例で，右冠動脈閉塞部は右室枝より中枢側にある．
　b：右室梗塞非合併例で右冠動脈閉塞部は右室枝より末梢側である．上段は血行再建前，下段は再建後の所見．

房圧／左室充満圧比0.65以上，厳しい基準では右房圧10mmHg以上，右房・左室充満圧比0.86以上とされる[34)35)]．右室伸展性障害の所見として，右房圧のM型，W型，y波の増大，右室拡張早期陰性波が特徴とされ，これは右室梗塞による右室伸展性の低下，右室拡張による拡張制限によるものと考えられる[36)]（図5-9）．右室機能障害が著明の場合，ショック例も含め，心拍出量の低下（2.2L/分/m^{2}未満）が見られる．ただし，右室梗塞のなかにはその程度によって，以上のような右室機能障害所見を伴わないものも少なくない．

●2．臨床所見と診断●

　右室梗塞にとる右室機能不全状態では頸静脈怒張を認め，これが吸気時に増大するKussmaul徴候を伴うことが多い．三尖弁閉鎖不全による吸気時増強する収縮期雑音を胸骨下部

第3節 右室梗塞

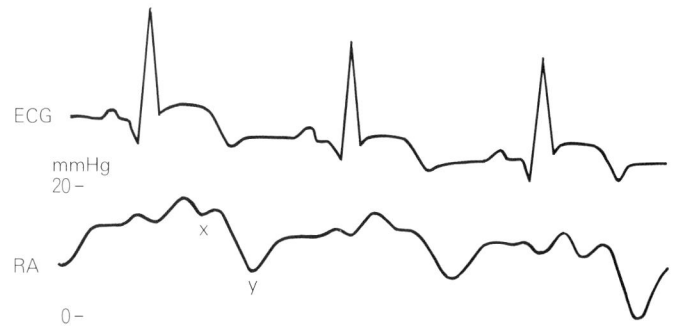

図5-9 右室梗塞症例における右心房圧波形

左縁に聴取する例あり，約2/3の例で右室性3音，1/4の例で4音を聴取する（右室ギャロップ）[37]．ただし，これらの所見は不明確で十分な輸液後に明らかになる場合もある．発症直後では慢性右心不全でみられる浮腫などの所見を見ることは少ない．右室梗塞による右室機能不全症例ではショックの合併が少なくないが，その所見は左室梗塞の場合に準ずる．なお，右室梗塞による心不全では，原則として肺野にラ音を聴取しない．右室梗塞の古典的な三徴候は低血圧，頸静脈怒張，静聴肺野とされるが，診断上のspecificityは高いが，sensitivityは25%と低い．しかし，頸静脈怒張所見の診断 specificity 88%，sensitivity 69%と高く，注意すべき所見である[38]．

血行動態所見から右室梗塞の診断は，右心房圧10mmHg以上，肺動脈・左室充満圧比0.86以上で，病理所見と対比してsensitivity 82%，specificity 97%となるが，さらに輸液療法施行後にこの基準を満たす症例，右房圧10mmHg以上，肺動脈・左室充満圧比0.86未満だが，合併する左室不全により左室充満圧上昇を伴う症例でも右室梗塞診断を成し得る[34]．

心電図所見としては，V4，V5，V6の右側対称誘導であるV4R（第5肋間鎖骨中線），V5R（第5肋右前腋下線上），V6R（第5肋間右中腋下線上）を加え，これら3誘導のいずれかで0.05mV以上のST上昇ある場合をとると，90%程度の検出率が得られる．さらに，V4R誘導での0.05mV以上のST上昇により，sensitivity 83%，specificity 77%の診断精度が示されている[39]〔p50（図3-10）の心電図参照〕．また，V4RにおけるST上昇基準を0.1mV以上とし，剖検，冠動脈・右室造影，核医学，血行動態所見と対比，sensitivity 88%，specificity 78%，diagnostic accuracy 83%とされている[40]．さらに，V4RのST上昇と陽性T波を示す例は右冠動脈近位病変，ST上昇なく陽性T波の例は右冠動脈遠位部病変，ST低下陰性T波例は左回旋枝病変を示すとされる[41]．しかし，この所見は，発症24〜48時間以後には不明確となりやすく，肺塞栓，左室肥大，左室梗塞，心膜炎でも陽性になりうる．とくに，診断的心電図所見であるV4R誘導のST上昇は早期に改善する傾向があり，すべての下壁梗塞例で発症早期に1回は右胸部誘導心電図記録をするべきである．

胸部X線像では，右室拡大による心胸郭比の拡大と，肺うっ血を認めないのが特徴であるが，17〜35%（1/3）の例で同時に存在する左室梗塞のため肺うっ血所見が見られている．右室機能不全例では，Mモード法で右室の拡大，すなわち右室の横径2.5〜3 cm以上，右室横径/左室横径比0.5〜0.7以上を認め，1/3程度の例での例で心室中隔の奇異性収縮を認める．超音波断層法では，傍胸骨または心窩部からの記録により，右室機能不全の有無によら

ず，右室収縮異常akinesis，dyskinesis所見を捉えることが可能だが，右室壁は左室壁に比して菲薄でakinesis，dyskinesis所見を捉えることが困難な症例もあり，右室腔の拡大をも右室梗塞を疑う所見と取る必要がある．短軸断層所見で右室梗塞診断精度が高く，sensitivity 62％，specificity 93％とされる．Lopez-Sendonらは63例の下壁梗塞例を超音波評価し，32例で右室梗塞所見を認め，そのうち11例では血行動態的には正常所見であった[42]．右室内血栓検出，ドプラー法による三弁尖閉鎖不全合併の有無も評価できる[43]．核医学的方法では，右室壁は薄く201-タリウムや99m-テクネティウムによる描出が困難なため，99m-テクネティウム・ピロ燐酸による梗塞病巣描出法も用いられる〔p72（図3-29）を参照〕．RIアンジオグラフィで右室のakinesis，dyskinesisが示され，右室駆出率45％以下，とくに25％以下では高度の右室機能低下を示す．右室梗塞症例では，梗塞病巣は左室の場合に比し継時的に改善する傾向が著明で，超音波，核医学診断法による観察では，発症後数ヵ月で右室収縮異常は過半数で消失～改善する．Bowersら[31]によるPrimary PTCA施行例の報告では，右冠動脈再灌流成功例では1時間後には超音波法で評価した右室収縮障害は改善し始め，1ヵ月後にはほぼ正常レベルに復帰した．他方，右室冠動脈再灌流が得られなかった生存例では，右室収縮の改善は5日後にも認められなかったが，1ヵ月後には概ね正常レベルとなっている〔p64（図3-22）を参照〕．

　右室機能障害例ではショックを32～41％に認めるが，ショックによる死亡率は14～43％と左室梗塞の場合に比し低率である．合併症として，右室梗塞病巣血栓形成に伴う肺梗塞，薄い右室壁の梗塞病変が波及し心膜炎，特異的なものとして卵円孔を介する右左シャントなどがある．第2度，第3度房室ブロックの合併はそれぞれ13～37％，6～21％に認め，急性期死亡率は平均15％～31％とされる[44]．また，右心房負荷，心房梗塞合併などによる心房細動も，房室ブロック同様右心房による右室，肺動脈への送血効率を削減する．血栓溶解療法施行例では急性期死亡率31％とされ[44]，Primary PCI時代の急性期死亡率は15％程度とされるが[31]，われわれの右室梗塞例につき93％primary PCI施行症例での30日死亡率は15.6％であった．

● 3．治　　療 ●

　右室梗塞治療の基本は，右室への容量負荷，後負荷の軽減，収縮性の増強および梗塞責任冠動脈の再開である．右室機能不全例で，左室充満圧の上昇を伴わず，心拍出量低下を示す例に対しては硝酸剤，利尿剤の投与は行わず，生理食塩水によるvolume loadingが有効とされる（**表5-2**）．その理論的根拠は，輸液による右室拡大による右室収縮力の増加，右房拡大による右房収縮の増加，右房から左房への受動的輸送効果の増大を図ることにある．確かにこの方法により著効を得る場合も少なくないが，反面，無効の場合，左心不全所見が増強する場合，右心不全症状が過大となる場合もあり，右房，左室充満圧，心拍出量をモニターしつつ輸液量をコントロールする必要がある．輸液療法に反応不十分の症例に対しては，輸液と併行してdobutamine，dopamineなどのカテコールアミンを投与する．左室機能との兼ね合いにより，本症には禁忌とされる血管拡張剤や利尿剤が奏功する例もあり，また同一症例でも病期により有効な治療法が異なる場合もある．高度房室ブロックにはペースメーカーが用いられるが，房室機能を生かすために房室同期ペースメーカーAV sequential pacemaker施行が有効で，心房細動合併例では除細動を行う．ショック例にはIABPが用いられ

表5-2 容量負荷治療例

	前　値	Volume load 後 (3,000ml/2 時間)	24 時間後
右房（平均）圧 (mmHg)	13	21	13
肺動脈圧 (mmHg)	27/12	34/17	33/12
左室充満圧 (mmHg)	11	16	12
体血圧 (mmHg)	75/48	120/75	112/60
心拍数（拍/分）	94	95	98
心拍出係数 (L/分/m^2)	1.3	2.0	2.7

生理食塩水大量負荷により右房圧上昇，心拍出量増加，体血圧の回復，ショック症状からの脱却が見られる．

るが，何よりも発症早期における冠動脈血行再建療法が本症に対しては著効を奏し，発症早期の再灌流療法により右室梗塞サイズが半減することも報告されている[45]．血栓溶解療法施行症例では，心原性ショック 25%，心室細動 21%，急性期死亡 32%とされる[44]．Primary PTCA施行症例では，右室枝再開通成功例では急性期死亡率は2%，不成功例では58%とされ[31]，われわれのprimary PCI施行例では，心原性ショック 11%，第3度房室ブロック 33%，心室細動 11%，急性期死亡率 16%であった．右室梗塞の予後は左室梗塞の程度により大きく影響を受けるが，右室梗塞所見，右室駆出率は生存例では急速に改善し，左室機能低下のない限り，その予後も良好であることが知られている[31)44]．右室梗塞後症例の右室梗塞巣の運動負荷に対する反応も良好で，右室の心筋梗塞からの回復性の大きさを示している[46]．

第4節　機械的合併症

> 1. 自由壁穿孔：発症1〜4日に多く，とくに初回梗塞，高血圧例で心膜摩擦音聴取，エコー上梗塞壁の菲薄化，心膜腔液貯留例では要注意．急性型（blow out型）では救命極めて困難だが，不完全型（oozing型）では早期手術での救命が期待される．一部の症例で仮性心室瘤の形となる．
> 2. 心室中隔穿孔：発症2〜3日に多く，前壁梗塞では心尖部，下壁梗塞では中隔壁基部に多い．前胸壁の荒い全収縮期雑音の出現が特徴的で，超音波法，ドプラ法で確診される．心不全，ショックを伴い，カテコラミンなどの薬物療法のほかIABP併用，数時間後にも改善を見ない場合は速やかに手術に移行する．
> 3. 乳頭筋断裂：発症2〜7日に多く，後乳頭筋に多い．心尖部全収縮期雑音を伴い，超音波法，ドプラ法（症例により経食道法）で診断される．乳頭筋全断裂例の救命は困難だが，部分断裂例では病態により待機的または緊急手術にて救命される．
> 4. 心室瘤：梗塞病巣が瘤状となり，収縮・拡張期を通じて左室腔より突出する．心不全，心室不整脈，全身血栓塞栓症を合併し得る．心室内血栓を認めなくとも，広範な梗塞では抗凝固療法を考慮，心不全，不整脈コントロール不可例では心室瘤切除手術の適応となる．

　急性心筋梗塞経過中における左室自由壁穿孔，心室中隔穿孔，乳頭筋断裂の3者はいずれも虚血・壊死心筋の断裂という共通の機序に伴う重篤な合併症といえる．

1. 自由壁穿孔

　事実上は左室自由壁穿孔で，右室壁穿孔はまれである．高齢者，女性，狭心症既往なく，初発梗塞，高血圧例，側副血行を伴わない，心不全を伴わない症例において，発症1〜4日，とくに24時間以内に多く，通常梗塞巣と非梗塞心筋接合部位で穿孔する[47)48)]．発症後時間が経ってから起こる場合は再梗塞，梗塞巣の拡大，仮性心室瘤の破裂などの可能性もある．梗塞責任冠動脈としては大部分が左前下行枝で，右冠動脈，回旋枝がこれに次ぐ．とくに，急性期経過中血圧高値であった症例に多く，急性期収縮期血圧120mmHg以下，回復期血圧上昇20mmHg以下に維持するよう努める．治療開始が遅延した血栓溶解療法施行症例に多いとする報告と[49)]，血栓溶解療法にて減少するとする報告があり[50)]定説はない．薬物ではステロイド，インドメサシンindomethacin，イブプロフェンibuprofenなどが梗塞巣の治癒過程を遷延させ，穿孔を発症させることは以前から指摘されている[51)]．

　本症の予測は困難だが，とくに高齢者，初回梗塞，高血圧症例にて心膜摩擦音を聴取し，エコー所見で梗塞壁菲薄化（健常部心筋の1/2以下），壁伸張のある症例，心膜腔内液貯留例ではとくに厳重に監視する必要があり，急性期経過中における血圧上昇を避けるべく薬物コ

ントロールが重要である．

　急性型(blow out型)では，心タンポナーデとなり突然死の形をとり，まれに緊急手術にて救命された報告はあるが，多くは救命が困難である．突然虚脱状態となり，血圧測定不能，脈拍触知せず，ただし心電図モニター上は正常洞性脈あり，electromechanical dissociationの所見を示し，心臓マッサージ効果は得られない．穿孔部より沁みだす出血する型をとる不完全型(oozing型)では，穿孔は一見明確でなく血栓を伴い壊死心筋中を迷路状に心内腔と交通する．Olivaら[52]は70例の自由壁破裂例を検討し，84％の症例で心膜・胸膜痛の症状・所見，嘔吐の反復，不穏・興奮状態(agitation)のうちの2症状を示し(対照例3％，p＜0.002)，ST上昇，上向きT波の持続，再出現を伴い，通常の心電図経過と異なる所見を94％に認め(対照34％，p＜0.02)，これらの特徴的症状・所見，突然の低血圧，徐脈が見られた症例では早期手術を進めるべきとしている．これらの心膜痛，心膜摩擦音，血圧低下，心タンポナーデの症状・所見を呈する症例では，早期に超音波法を施行，早期診断，早期手術が救命の鍵となる．心膜穿刺，心膜切開，カテコラミン投与，輸液，IABP施行により血行動態所見の改善が得られることが望ましい．冠動脈造影が出来ればなお良いが，多くの場合は不可能である．手術は体外循環下，心室細動・心停止下に梗塞部切除，自由壁パッチ(Teflon，Dacron)縫合閉鎖する[53,54]．

[附：仮性心室瘤]

　穿孔部がhematoma，心膜により覆われ仮性心室瘤 psuedoaneurysmを形成する慢性型がある．心室自由壁破裂の比較的まれな特殊形であり，血栓，繊維組織からなる擬性の心室壁からなる仮性心室瘤と左室腔が交通した状態にある．真性心室瘤との鑑別が困難な例も多いが，心不全を伴う例も見られる．聴診上2つの腔を狭い交通口を通して血液が移動するため，収縮期・拡張期雑音や収縮期雑音，まれに心膜摩擦音を聴取する[55]．

　胸部レントゲン上では，左室側壁，後壁の瘤状突出が見られ，徐々に増大する場合もある．超音波診断が有用で，心内膜の突然の中断と瘤内腔に比して狭い瘤入口部所見から診断可能である[56]〔p66(図3-24)を参照〕．治療は，破裂の可能性のほか心不全，血栓塞栓症の可能性もあり，外科的修復が適応となる．

●2．心室中隔穿孔●

　高齢者，高血圧，初発例，前壁梗塞，側副血行を欠く症例に多く[57]，血栓溶解療法時代にはその頻度は1～3％とされたが，われわれのprimary PCI施行症例では0.6％となっている．血栓溶解療法施行により本合併症の頻度が増加するか否かという疑問があるが，少なくともprimary PCI施行すればこの問題は起こらないわけであり，現実にprimary PCI時代には本合併症は減少している．前壁梗塞では心尖付近，下壁梗塞では中隔基部に多い(図5-10)．

　本合併症発現の時期はほとんどが発症1週間以内，とくに発症2～3日である．穿孔部位は，概ね前壁梗塞では心尖部，下壁梗塞では心基部に位置し，穿孔が明確な形状をなしている単純型 simple typeと，はっきりとしない亀裂形を示す複雑型 complex typeに分類され，後者は下壁梗塞に多いとされる[58,59]．心不全症状の程度は穿孔のサイズ，短絡量，梗塞巣の広がりにより規定されるが，両心不全症状が数時間後に生ずることが多く，心原性ショックへ移行，時間の経過とともに病態は悪化する[60,61]．下壁梗塞に伴う心室中隔穿孔ではほ

第5章 合併症

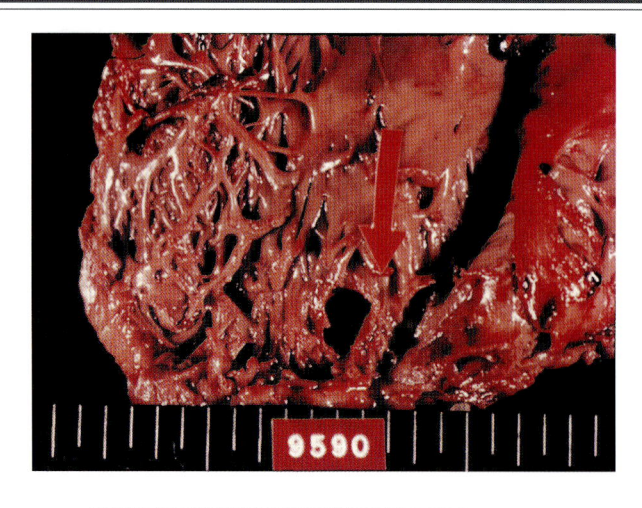

図5-10 急性前壁中隔梗塞症例中隔穿孔所見（矢印）

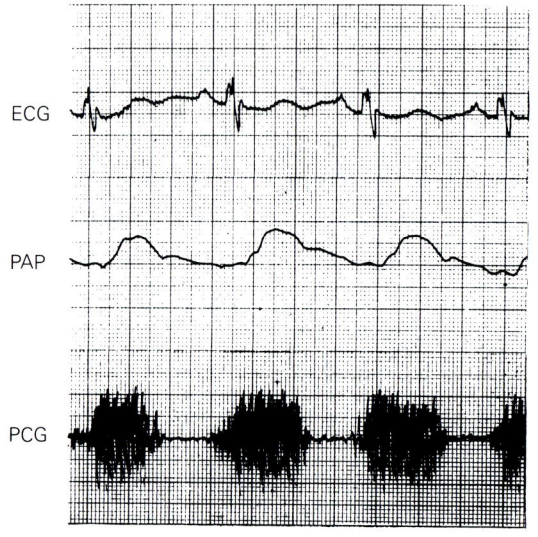

図5-11 前壁中隔梗塞中隔穿孔症例収縮期雑音（PCG）
PAP=肺動脈圧．

とんどすべて右室梗塞を伴い，予後をさらに悪化させる[62]．胸骨左縁でスリルを伴う（50％）荒い全収縮期雑音を聴取，多くは併せて肺野にラ音を聴取する（図5-11）．超音波所見で心室中隔穿孔部を描出し得る場合もあるが，カラードプラーによる短絡血流の検出が最も実際的な確定診断法となる〔p63（図3-20）の超音波所見を参照〕．心室中隔穿孔を直接描出することは発症早期で孔が小さい症例では困難だが，ドプラー法ではサンプル・ボリュームを右室に置き左・右シャント血流が検出される．通常穿孔は前壁梗塞では心尖部，下壁梗塞では心基部である[63]．Swan-Ganzカテーテルによる血行動態モニター（肺動脈楔入圧波形にてv波の増高），右心室レベルにおける酸素ーステップ・アップの検出と短絡率の算出を行う（表5-3）．さらに左室造影にて穿孔部，シャント血流の評価が可能だが，左室造影，冠動脈造影の施行の可否は各症例の状態如何次第となる．

ニトログリセリン静脈内投与，心原性ショック例ではカテコラミン，ドパミン，ドブタミン，ノルアドレナリン併用．IABP施行にて冠血流増加，収縮期減負荷による心拍出量増加，左・右短絡の減少を図る．外科適応は短絡比2以上とされるが，手術の成功率は発症後2週

表5・3 Swan・Ganzカテーテルによる測定例

心拍数	122/分
体血圧	88/76（平均80）mmHg
肺動脈圧	47/27（平均34）mmHg（15〜30/5〜12）
肺動脈楔入圧	26mmHg（5〜12）
右房圧	7mmHg（0〜5）
心拍出量	2.5L/分
心拍出係数（左室）	1.6L/分/m² (2.4〜5.2)
1回仕事量	15g・m/m²/beat（40から90）
全末梢血管抵抗	2,560dyne・sec・cm^{-5}（800〜1,500）
混合静脈血酸素飽和度	33%
肺動脈血酸素飽和度	61%
動脈血酸素飽和度	97%，短絡率 44%

（括弧内は正常値）

以後良好であるので，症例の状態が許せば内科的治療で待機的手術へ持ち込みたい．しかし，短絡率多く，心不全症状進行性の場合，具体的にはIABP作動下にも数時間以上経過しても心不全・ショックの改善を見ない場合は，速やかに緊急手術へ移行せざるを得ない．心原性ショックを伴う症例では，保存的治療で救命することは事実上不可能とされる[64]．

以上より，心原性ショック例，下壁梗塞例は早期手術，それ以外で内科的治療により症状安定する例では厳重に監視・治療を継続，3週間以後の手術を施行する．手術は梗塞巣切除，穿孔部をbuttresed sutureまたはパッチ閉鎖する．左室補助循環装置（LVAD）併用による手術成功率の向上も期待される．手術死亡率は平均25%で，ショック例では高率とされる[65]．手術死亡率は梗塞発症1週間以内34%，1週間以後11%，心原性ショックあれば39%，なければ8%，下壁梗塞32%，前壁梗塞12%，65歳超25%，65歳以下17%とされ，CABG併用にて長期予後の改善が得られるとされる[66]．術前冠動脈造影，術中冠動脈血行再建術施行は，各症例の病態的に可能な限りにおいて施行できれば予後の改善につながる．

● 3．僧帽弁閉鎖不全 ●

急性心筋梗塞症例の1/3〜1/2程度には収縮期雑音を聴取するとされるが，心筋梗塞症例における僧房弁閉鎖不全は，梗塞病巣による左心室の変形・拡張，乳頭筋機能障害によるものと，乳頭筋虚血，梗塞・断裂によるものがある．乳頭筋断裂は，乳頭筋全体が断裂する場合と，乳頭筋の一部が断裂する場合があり，前者では極めて重篤な状態となり救命は困難である．乳頭筋断裂は後乳頭筋に圧倒的に多く，前乳頭筋の5〜10倍の頻度であり，これは後乳頭筋では血管支配が後下行枝一本であるのに比し，前乳頭筋では左前下行枝と回旋枝の2本の灌流を受けていることによる[67]（図5-12）．幸い本合併症の頻度は少なく1%以下と考えられる．元となる梗塞病巣としてはむしろ狭い症例が多く，後乳頭筋断裂の1/2は心内膜下梗塞による[67]．梗塞発症2〜7日に合併し，急性の僧帽弁閉鎖不全を発症するため，急性左心不全，ショックへ移行する．心尖部に全収縮期性雑音を生じ，1音減弱なく，3音，4音を伴うが，心不全，左心房・心室間の圧交差減少により心雑音は弱く明確でない症例もある．僧帽弁腱索端に乳頭筋断端を認めるか，支持を失った僧帽弁のflail mitral leafletを見る〔p63（図3-21）の超音波所見を参照〕．間接的な所見として，心不全状態にあるにもか

第5章 合併症

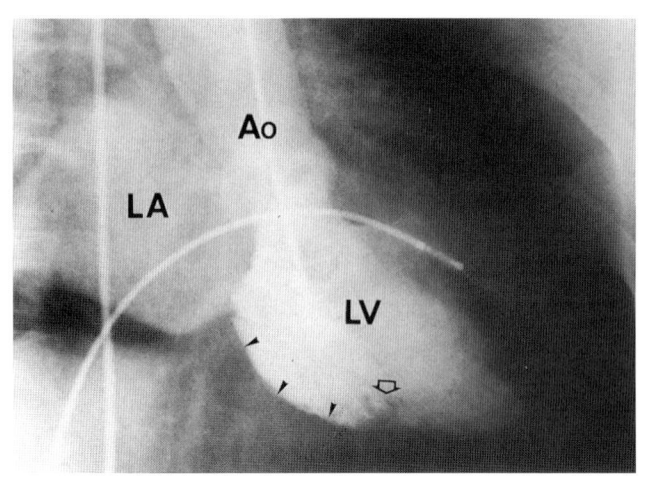

図5-12 下壁梗塞乳頭筋部分断裂症例の左室造影所見
62歳女性．Ao＝大動脈，LA＝左房，LV＝左室，小矢印＝下壁梗塞部，大矢印＝後乳頭筋．人工弁置換手術施行，12年長期生存を得た．

かわらず，左室収縮が亢進している特徴がある．ドプラ法で僧帽弁逆流を検出するが，本症ではしばしば超音波法で十分良好な画像が得られず，食道超音波が有用となる[69]．

急性期の内科的治療は血管拡張薬投与，減負荷療法により僧房弁逆流の減少を図る．IABPの適用により血行動態所見の安定化も得られる．乳頭筋断裂症例では，本来の左心室機能は良好であり，僧帽弁修復または弁置換が成功すれば予後も良好である．心室中隔穿孔の場合と同様，手術は肺うっ血・水腫の改善，梗塞乳頭筋の繊維化を待って待機的に行うのが成績は良いが，保存的療法では病態改善せず，緊急手術を施行せざるを得ない症例も少なくない．心原性ショック例は内科的治療では救命されず，手術は弁形成の有用性も言われるが，一般的には人工弁置換術が行われる．Mayo Clinicの古い報告では，17例中11例は肺うっ血のみで，5例は症状安定した時期に急に症状増悪死亡，残り6例中5例は慢性期に手術，ショック例6例中4例は内科的治療にて死亡，残り2例は手術施行1例救命されたが，術前死亡例も含めると死亡率は60％以上となる[68]．このような成績から，その後早期手術方針をとり，7年追跡で64％生存率が得られている[70]．弁下組織の温存，同時冠動脈バイパス手術なども行われ成績向上に寄与している．

●4．心室瘤●

梗塞病巣が瘤形成を示し，収縮期・拡張期を通じて本来に左室腔より突出する場合を言う．瘤壁は一部外膜側に残存心筋を残すが，心内膜側は壊死心筋が繊維組織に置換された瘢痕組織となり，陳旧性例では石灰化を伴う．心室瘤部は，収縮期に奇異性収縮 paradoxical contractionを示し，左室の収縮効率が損なわれ，表面粗にして収縮を欠き，血液のうっ滞する心室瘤内は壁在血栓が形成しやすい環境となる（図5-13）．また，残存心筋と瘢痕化心筋の混在は，心室不整脈のfocusにもなり得る．したがって，臨床的に心不全，全身血栓塞栓症，心室不整脈が心室瘤の重要な合併症となる．

薬物療法としては，左室内血栓を伴う，あるいはドプラー法にて評価した左室瘤内血流の

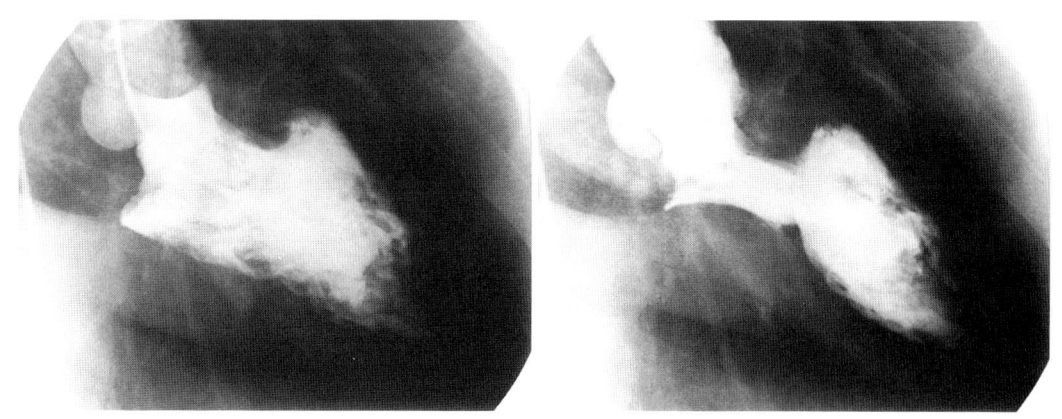

図 5-13　心室瘤造影所見
拡張期にも瘤所見が見られるのが心室瘤の定義となる.

　乱れ,モヤモヤ・エコーある場合のほか,血栓やこれを疑わせる所見が無くとも著明な左室瘤では抗凝固療法を施行する.心不全症状・所見が明確な例では利尿剤,血管拡張剤投与するが,心不全所見なくともACE阻害剤を投与する.また,左室駆出率40％未満の症例では急性心不全の状態になく,慢性心不全病態で安定している場合には,ベータ遮断剤治療を考慮する.心不全の薬物療法を十分に行っているにもかかわらず心室不整脈頻発する場合はアミオダロンの投与を併用する.さらに心不全,心室不整脈のコントロールが薬物療法で不可能な症例は,左室瘤切除術の適応となる.また,重篤不整脈(持続性心室頻拍・細動)が主たる問題点である場合はICD植え込みの適応となる.
　手術々式は体外循環,心停止下に瘤壁,壁在血栓を除去,pledgetを用いて左室切開創を閉鎖,責任冠動脈以外狭窄病変ある例ではバイパス術を併用する.
　血栓塞栓症は急性心筋梗塞症例の10％程度(剖検例の20％)の頻度に見られ,全身血栓塞栓症は左室梗塞病巣から,肺血栓塞栓症は下肢静脈から塞栓症を起こす.心エコー法などで左室梗塞部血栓を認める,あるいは血栓は認めなくとも広範な梗塞がある場合には抗凝固療法を施行すべきである.

●文　　献●

1) Killip T, Kimball JT : Treatment of myocardial infarction in a coronary care unit : A two year experience with 250 patients. Am J Cardiol 1967 ; 20 : 457-464.
2) Forrester JS, Diamond G, Swan HJC : Correlative classification of clinical and hemodynamic function after acute myocardial infarction. Am J Cardiol 1977 ; 39 : 137-145.
3) Yusuf S, Wittes J, Freidman L : Overview of results of randomized clinical trials in heart disease I : Treatments following myocardial infarction. JAMA 1988 ; 260 : 2088-2093.
4) Tuttle RR : Dobutamine. Development of a new catecholamine to electively increase cardiac contractility. Circ Res 1975 ; 36 : 185-196.
5) Tomoda H : Experimental study on the extracorporeal ultrafiltration method in advanced heart failure. Tokai J Exp Clin Med. 1988 ; 27 : 5-11.
6) Wu AH, Parson L, Every NR, et al : Hospital outcomes in patients presenting with congestive heart failure complicating acute myocardial infarction. A report from the second National Registry of Myocardial Infarction (NRMI-2). J Am Coll Cardiol 2002 ; 40 : 1389-1394.
7) Swan HJC : Power failure in acute myocardial infarction. Prog Cardiovasc Dis 1970 ; 12 : 568-580.
8) Antman EM, Braunwald E : Acute myocardial infarction. In Braunwald E, Fauci A, Kasper D, et al : Harrison,s Principles of Internal Medicine. 15th 2d. New York, NY : McGraw-Hill ; 2001 :

1395.

9) Sleeper LA, Buller CE, et al:Implications of the timing of onset of cardiogenic shock after acute myocardial infarction:A report from the SHOCK Trial Registry. Should we emergently revascularize Occluded Coronaries for Cardiogenic shocK? J Am Coll Cardiol 2000；36：1084-1090.

10) Hochman JS:Cardiogenic shock complicating acute myocardial infarction. Expanding the paradigm. Circulation 2003；107：2998-3002.

11) Goldberger RJ, Gore JM, Thompson CA, et al：Recent magnitude and temporal trends (1994-1997) in the incidence and hospital death rates of cardiogenic shock complicating acute myocardial infarction；The second national registry of myocardial infarction. Am Heart J 2001；141：65-72.

12) Goldberg R, Gore J, Alpert J, et al:Cardiogenic shock after acute myocardial infarction. Incidence and mortality from a community wide perspective, 1975-1988. N Engl J Med 1991；325：1117-1122.

13) Hands ME, Rutherford JD, Muller JE, et al：The in-hospital development of cardiogenic shock after myocardial infarction：Incidence, predictors of occurrence, outcome and prognostic factors. The MILIS Study Group. J Am Coll Cardiol 1989；14：40-46.

14) Wong SC, Sanborn T, Sleeper LA, et al:Angiographic findings and clinical correlates in patients with cardiogenic shock complicating acute myocardial infarction：A report from the SHOCK Trial Registry. Should we emergently revascularize Occluded Coronaries in shocK? J Am Coll Cardiol 2000；36：1077-1083.

15) Hochman JS, Buller CE, Sleeper LA, et al:Cardiogenic shock complicating acute myocardial infarction-etiologies, management and outcome:A report from the SHOCK Trial Registry. Should we emergently revascularize Occluded Coronaries for cardiogenic shocK? J Am Coll Cardiol 2000; 36：1063-1070.

16) Webb JG, Sleeper LA, Buller CE, et al:Implications of the timing of onset of cardiogenic shock after acute myocardial infarction:A report from the SHOCK Trial Registry. Should we emergently revascularize Occluded Coronaries for cardiogenic shocK? J Am Coll Cardiol 2000；36：1084-1090.

17) Hochman JS, Boland J, Sleeper LA, et al, and the SHOCK Registry Investigators：Current spectrum of cardiogenic shock and effect of early revascularization on mortality:Results of an international registry. Circulation 1995；91：873-881.

18) Holmes DR Jr, Berger PB, Hochman JS, et al:Cardiogenic shock in patients with acute ischemic syndromes with and without ST-segment elevation. Circulation 1999；100：2067-2073.

19) Haley JH, Sinak LJ, Tajik AJ, et al:Dynamic left ventricular outflow tract obstruction in acute coronary syndromes:An important cause of new murmur and cardiogenic shock. Mayo Clin Proc 1999；74：901-906.

20) Sanborn TA, Sleeper LA, Bates ER, et al：Impact of thrombolysis, intra-aortic balloon pump counterpulsation, and their combination in cardiogenic shock complicating acute myocardial infarction;A report from the SHOCK Trial Registry. Should we emergently revascularize Occluded Coronaries for carddiogenic shocK? J Am Coll Cardiol 2000；36：1123-1129.

21) Barron HV, Every NR, Parsons LS, et al：The use of intra-aortic balloon counterpulsation in patients with cardiogenic shock complicating acute myocardial infarction：Data from the National Registry of Myocardial Infarction 2. Am Heart J 2001；141：933-939.

22) Stone GW, Ohman EM, Miller MF, et al：Contemporary utilization and outcome of intra-aortic balloon counterpulsation in acute myocardial infarction. J Am Coll Cardiol 2003；41：1940-1945.

23) Jaski BE, Lingle RJ, Overlie P, et al：Long-term survival with use of percutaneous extracorporeal life support in patients presenting with acute myocardial infarction and cardiovascular collapse. ASAIO J 1999；45：615-618.

24) Shawl F, Domanski M, Hernandez T, et al：Emergency percutaneous cardiopulmonary bypass support in cardiogenic shock from acute myocardial infarction. Am J Cardiol 1989；64：967-980.

25) Hochman JS, Sleeper LA, Webb JG, et al：Early revascularization in acute myocardial infarction complicated by cardiogenic shock. SHOCK Investigators. Should we emergently revascularize Occluded Coronaries for cardiogenic ShocK. N Engl J Med 1999；341：625-634.

26) Webb JG, Sanborn TA, Sleeper LA, et al:Percutaneous coronary intervention for cardiogenic shock in the SHOCK trial registry. Am Heart J 2001；141：964-970.

27) Hochman JS, Sleeper LA, White HD, et al：One-year survival following early revascularization for cardiogenic shock. JAMA 2001；285：190-192.

28) Holmes DR Jr, Bates ER, Kleiman NS, et al：Contemporary reperfusion therapy for cardiogenic shock：The GUSTO‐I trial experience. The GUSTO‐I Investigators. Global Utilization of Streptokinase and Tissue Plasminogen Activator for Occluded Coronary Arteries. J Am Coll Cardiol 1995；26：668‐674.
29) Edep ME, Brown DL：Effect of early revascularization on mortality from cardiogenic shock complicating acute myocardial infarction in California. Am J Cardiol 2000；85：1185‐1188.
30) Marso SP, Steg G, Plokker T, et al：Catheter‐based reperfusion of left main stenosis during an acute myocardial infarction (the ULTIMA experience). Am J Cardiol 1999；83：1513‐1517.
31) Bowers TR, O'Neill WW, Grines CL, et al：Effect of reperfusion on biventricular function and survival after right ventricular infarction. N Engl J Med 1998；338：933‐940.
32) Isner JM, Roberts WC：Right ventricular infarction complicating left ventricular infarction secondary to coronary artery disease. Am J Cardiol 1978；42：885‐894.
33) Sharkey SW, Shelly W, Carlyle PF, et al：M‐mode and two‐dimensional echocardiographic analysis of the septum in experimental right ventricular infarction：Correlation with hemodynamic alterations. Am Heart J 1985；110：1210‐1218.
34) Lopez‐Sendon J, Coma‐Canella I, Gammallo C：Sensitivity and specificity of hemodynamic criteria in the diagnosis of acute right ventricular infarction. Circulation 1981；64：515‐525.
35) Lloyd EA, Gersh BJ, Kennelly BM：Hemodynamic spectrum of dominant right ventricular infarction in 19 patients. Am J Cardiol 1981；48：1016‐1022.
36) Goldstein JA, Tweddell JS, Barzilai B, et al：Importance of left ventricular function and systolic ventricular interaction to right ventricular performance during acute right heart ischemia. J Am Coll Cardiol 1992；19：704‐711.
37) Cintron GB, Hernandez E, Linares E, et al：Bedside recognition, incidence and clinical course of right ventricular infarction. Am J Cardiol 1981；47：224‐224.
38) Dell,Italia LJ, Starling MR, O,Rourke RA：Physical examination for exclusion of hemodynamically important right ventricular infarction. Ann Intern Med 1983；99：608‐611.
39) Klein HO, Tordjman T, Ninio R, et al：The early recognition of right ventricular infarction：Diagnostic accuracy of the electrocardiographic V4R lead. Circulation 1983；67：558‐565.
40) Zehender M, Kasper W, Kauder E, et al：Right ventricular infarction as an independent predictor of prognosis after acute inferior myocardial infarction. N Engl J Med 1993；328：981‐988.
41) Wellens HJJ：The value of the right precordial leads of the electrocardiogram. N Engl J Med 1999；340：381‐383.
42) Lopez‐Sendon J, Garcia‐Fernandez MA, Coma‐Canella I, et al：Segmental right ventricular function after acute myocardial infarction：Two-dimensional echocardiographic study in 63 patients. Am J Cardiol 1983；51：390‐396.
43) Jugdatt BI, Sussex BA, Sivaram CA, et al：Right ventricular infarction：Two‐dimensional echocardiographic evaluation. Am Heart J 1984；107：505‐518.
44) Zehender M, Kasper W, Kauder E, et al. Right ventricular infarction as an independent predictor of prognosis after acute inferior myocardial infarction. N Engl J Med 1993；328：981‐988.
45) Asano H, Sone T, Tsuboi H, et al. Diagnosis of right ventricular infarction by overlap images of simultaneous dual emission computed tomography using technetium-99m pyrophosphate and thallium‐201. Am J Cardiol 1993；71：902‐908.
46) Dell,Italia LJ, Lembo NJ, Starling MR, et al：Hemodynamically important right ventricular infarction：Follow‐up evaluation of right ventricular systolic function at rest and during exercise with radionuclide ventriculography and aspirated gas exchange. Circulation 1987；75：996‐1003.
47) Reeder GS：Identification and treatment of complications of myocardial infarction. Lancet 1995；70：880‐884.
48) Reddy SG, Roberts WC：Frequency of rupture of the left ventricular free wall or ventricular septum among necropsy cases of fatal acute myocardial infarction since introduction of coronary care units. Am J Cardiol 1989；63：906‐911.
49) Honnan MB, Harrell FE, Remer KA, et al：Cardiac rupture, mortality, and the timing of thrombolytic therapy：A meta‐analysis. J Am Coll Cardiol 1990；16：359‐367.
50) Gertz SD, Kragel AH, Kalan JM, et al：Comparison of coronary and myocardial morphologic findings in patients with and without thrombolytic therapy during fatal first acute myocardial infarction. The TIMI Investigators. Am J Cardiol 1990；66：904‐909.
51) Bulkley BH, Roberts WC：Steroid therapy during acute myocardial infarction：A cause of delayed

healing and of ventricular aneurysm. Am J Med 1974 ; 56 : 244 - 250.
52) Oliva PB, Hammil SC, Edwards WD：Cardiac rupture, a clinically predictable complication of acute myocardial infarction : Report of 70 cases with clinicopathological correlations. J Am Coll Cardiol 1993 ; 22 : 720 - 726.
53) Pifarre R, Sullivan HJ, Grieco J, et al：Management of left ventricular rupture complicating myocardial infarction. J Thorac Cardiovascular Surg 1983 ; 86 : 441 - 443.
54) Padro JM, Mesa JM, Silvestra J, et al：Subacute cardiac rupture：Repair with a sutureless technique. Ann Thorac Surg 1993 ; 55 : 20 - 23.
55) March KL, Sawada SG, Tarver RD, et al：Current concept of left ventricular pseudoaneurysm： Pathophysiology, therapy, and diagnsotic imaging methods. Clin Cardiol 1989 ; 12 : 531 - 40.
56) Bansal RC, Pai RG, Hauck AJ, et al：Biventricular apical rupture and formation of pseudoaneurysm： Unique flow patterns by Doppler and color flow imaging. Am Heart J 1992 ; 497 - 500.
57) Crenshaw BS, Granger CB, Birnbaum Y, et al：Risk factors, angiographic patterns and outcomes in patients with ventricular septal defect complicating acute myocardial infarction. Circulation 2000; 101 : 27 - 32.
58) Edwards BS, Edwards WD, Edwards JE. Ventricular septal rupture complicating acute myocardial infarction：Identification of simple and complex types in 53 autopsied hearts. 1984 ; 54 : 1201 - 1205.
59) Mann JM, Roberts WC：Acquired ventricular septal defect during acute myocardial infarction： Analysis of 38 unoperated necropsy patients and comparison with 50 unoperated necropsy patients without rupture. Am J Cardiol 1988 ; 62 : 8 - 19.
60) Held AC, Cole PL, Lipton B, et al：Rupture of the interventricular septum complicating acute myocardial infarction：A multicenter analysis of clinical findings and outcome. Am Heart J 1988 ; 116 : 1330 - 1336.
61) Radford MJ, Johnson RA, Daggett WM, et al：Ventricular septal rupture：A review of clinical and physiologic features and an analysis of survival. Circulation 1981 ; 64 : 545 - 553.
62) Moore CA, Nygaad TW, Kaiser DL, et al : Postinfarction ventricular rupture : The importance of location of infarction and right ventricular function in determining survival. Circulation 1986 ; 74 : 45 - 55.
63) Miyatake K, Okamoto M, Kinoshita N：Doppler echocardiographic features of ventricular septal rupture in myocardial infarction. J Am Coll Cardiol 1985 ; 5 : 182 - 187.
64) Lemery R, Smith HC, Gersh BJ, et al : Prognosis in rupture of the left ventricular septum after myocardial infarction. Role of early surgical intervention. Am J Cardiol 1992 ; 70 : 147 - 151.
65) Cummings RG, Reimer KA, Califf R, et al：Quantitative analysis of right and left ventricular infarction in the presence of postinfarction ventricular septal defect. Circulation 1988 ; 77 : 33 - 42.
66) Skillington PD, Davies RH, Luff AJ, et al：Surgical treatment for infarct-related ventricular septal defects：Improved early results combined with analysis of late functional status. J Thorac Cardiovasc Surg 1990 ; 99 : 798 - 808.
67) Barbour DJ, Roberts WC：Rupture of LV papillary muscle during acute myocardial infarction： Analysis of 22 necropsy patients. J Am Coll Cardiol 1986 ; 8 : 558 - 565.
68) Nishimura RA, Schaff HV, Shub C, et al：Papillary muscle rupture complicating acute myocardial infarction : Analysis of 17 patients. Am J Cardiol 1983 ; 51 : 373 - 377.
69) Seward JB, Khandheiria BK, Oh JK, et al：Transesophageal echocardiography technique, anatomic correlations, implimentation, and clinical applications. Mayo Clin Proc 1988 ; 63 : 649 - 680.
70) Kishon Y, Oh JK, Schaff HV, et al：Mitral valve operation in post infarction rupture of a papillary muscle : Immediate results and long - term follow - up of 22 patients. Mayo Clin Proc 1992 ; 67 : 1023 - 1030.

第6章 不　整　脈

●●●第1節　発生機序●●●

> 1. 心筋虚血により生じる細胞内外の電解質，pH，ATPの量的変化に伴い，安静時膜電位低下，活動電位の立ち上がり速度減速，伝導遅延，活動電位持続時間，不応期の変動を生ずる．
> 2. 急性心筋梗塞における不整脈発生機序は，虚血による以上の電気生理学的変化に由来する刺激生成異常，刺激伝導異常，リエントリーおよびこれらの複合となる．

　急性心筋梗塞ではほとんどすべての不整脈が生じ得るが，とくに心室性不整脈は発症数時間内の発症が多い．心室細動の半数以上は発症1時間以内に起こるとされ，Pantridgeら[1]は急性心筋梗塞症例発症4時間以内には心室性期外収縮93％，徐拍性不整脈41％，心室細動17％認め，発症1時間以内に心室性期外収縮58％，徐拍性不整脈34％，心室細動10％認めたが，これらのほとんどは再灌流療法の効果の及び難い時間レベルである．
　冠動脈閉塞により心筋に虚血を生じたときに，局所の細胞内外で起こる変化は次のようになる（a，b：生化学的変化，1〜4：電気生理学的変化）．
　(a) 細胞内変化：ATP低下，pH低下，カリウム低下，カルシウム増加．
　(b) 細胞外変化：カリウム増加，pH低下，カテコラミン増加，乳酸増加．
　(1) 安静時膜電位 resting membrane potential が浅くなる．
　(2) 活動電位の立ち上がり（Vmax）が減速し，活動電位の細胞間伝達が遅延する結果，活動電位の伝導遅延が生ずる．

119

第6章 不整脈

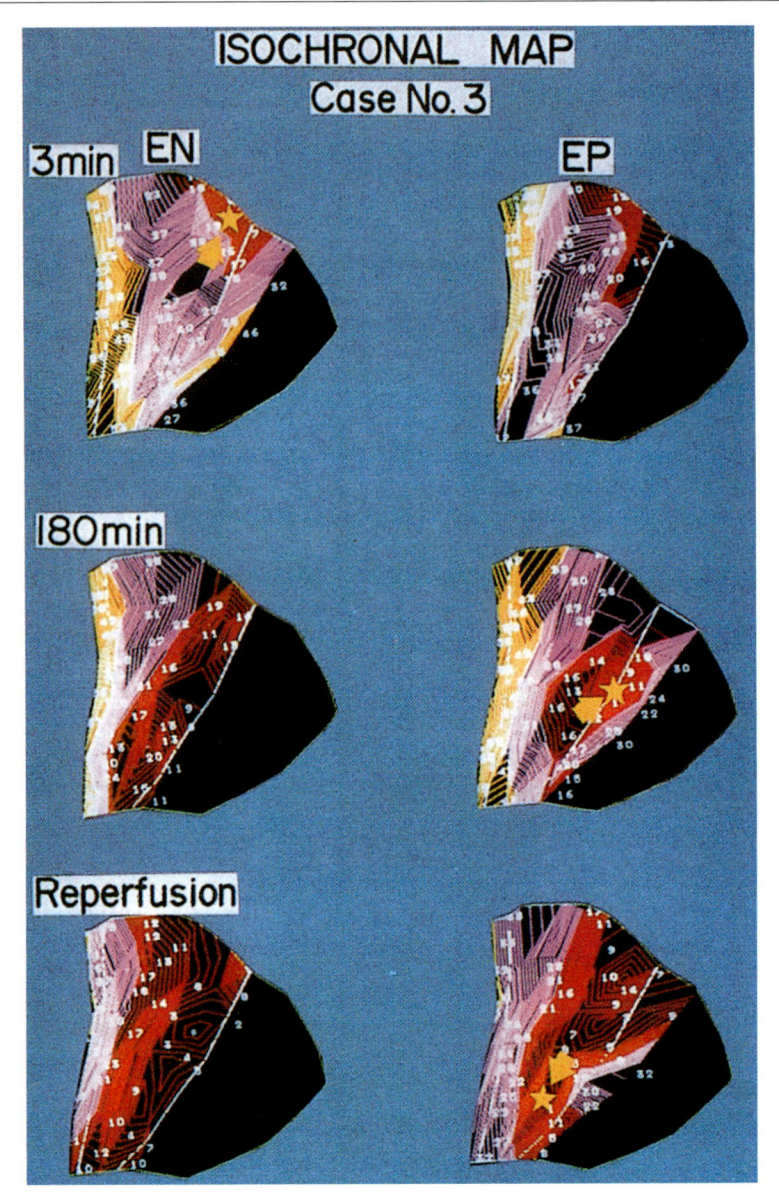

図6・1　心筋梗塞発症モデルにおける心室期外収縮電位マップ図
　左冠動脈閉塞3分から180分後および再灌流後，心室期外収縮発生時の，心内膜側心筋（EN）および外膜側心筋（EP）における活動電位等時間マップ（isochronal mapping）所見を示す．心室期外収縮の最早興奮部位（期外収縮発症部位）は心筋梗塞3分後では心筋虚血部と非虚血部移行部の心内膜側にあり（黄色星印・矢印），虚血180分後では期外収縮発生部位は梗塞部・非梗塞部移行部の心外膜側に移り（矢印），さらに再灌流時には心筋梗塞部外膜側から心室期外収縮発生を見ている．すなわち，虚血あるいは再灌流下の心筋領域に異所性自動能の亢進による心室期外収縮が起こる状況が示されている（Kinoshita E, Tomoda H[2]）．

120

第1節 発生機序

ISOCHRONAL MAP
Case No. 9   10min.

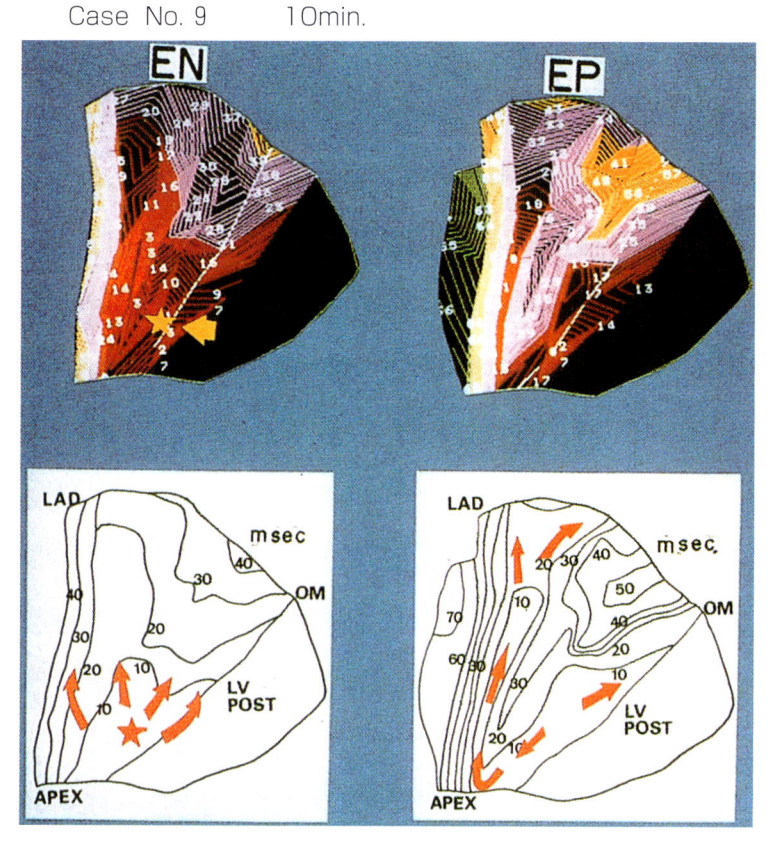

a

PATTERNS OF ACTIVATION DURING VT
Case No. 6 95min   Case No. 7 145min

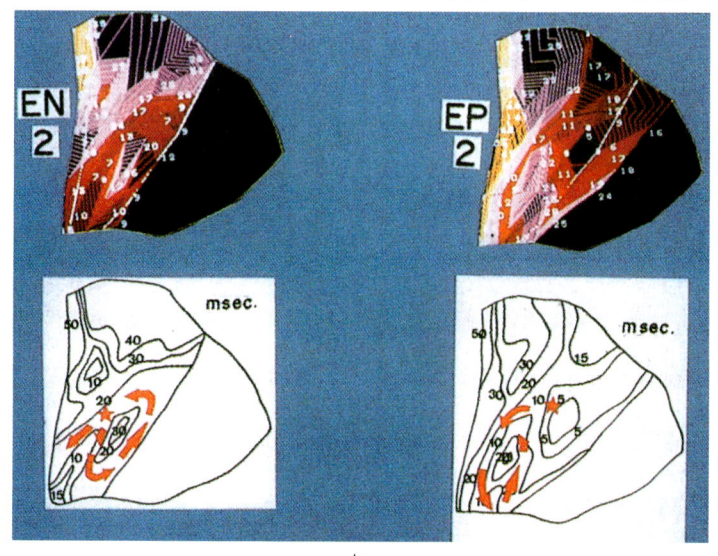

b

図6-2 心筋梗塞発症モデルにおける心室期頻拍電位マップ図

aでは左冠動脈前下行枝閉塞後10分で心内膜側心筋（EN）星印の部に最早興奮部位を有する心室期外収縮が生じ，心基部へ興奮が伝達するが，外膜側心筋（EP）では虚血部興奮伝導遅延部にぶつかり，反対方向へ回り込むように興奮が伝播し，リエントリーを形成し心室頻拍へ移行している。

bの2例ではそれぞれ虚血95分，145分でそれぞれ虚血内膜側心筋，虚血外膜側心筋にリエントリーが生じ，心室頻拍が発症している。

(3) 活動電位持続 action potential duration (APD) が減少し，不応期は短縮するが，数分後には逆に延長する．

(4) カルシウム，カテコラミンの増加は triggered activity を誘発する．

不均一な膜電位は傷害電流 injury current を起こし，これが安静時膜電位を上げて異所性自動能を亢進する．さらに，虚血心筋内に増加したカルシウムにより内向き電流が生じ，膜電位の減少 (afterdepolarization) が起こり，期外収縮・頻拍を惹起する．とくに心筋虚血周辺部においては，(a) (b) の変化が不均一に生じ，これに伴い (1) 〜 (4) の変化も不均一に生ずる．不均一な伝導遅延，不応期の延長によりリエントリーが起こりやすくなる．

このように，不整脈の発生機序は，刺激生成異常，刺激伝導異常，リエントリーとその複合として発生すると考えられる．刺激生成異常には，洞結節以外の異所性自動能亢進，本来自動能を持たない部位が自動能を得る異常自動能亢進がある．刺激伝導異常では，心筋傷害により興奮開始時点での膜電位が浅くなることにより伝導性が低下，ブロック，リエントリーの成因となる．リエントリーは伝導障害（ブロック）のあるA部分を迂回して興奮が伝導し，一巡してA部位に戻った時点で不応期を終わっているか，元々一方向性ブロックであったためにA部位を通過し，再び同じ経路を伝導する現象を示す．

心室性不整脈の場合を実験検討の成績を例に呈示する．われわれは実験的にイヌ前壁中隔心筋梗塞モデルにおいて，左室内膜側および外膜側に計86本の電極を装着し，急性心筋梗塞経過中の心室不整脈発生のメカニズムを検討した[2]．図6-1に左冠動脈閉塞3分から180分後および再灌流後の，心室期外収縮発生時における，心内膜側心筋(EN)および外膜側心筋(EP)における活動電位等時間マップ (isochronal mapping) 所見を示す．心室期外収縮の最早興奮部位（期外収縮発症部位）は，心筋梗塞3分後では心筋虚血部と非虚血部移行部の心内膜側にあり（黄色星印・矢印），虚血180分後では期外収縮発生部位は梗塞部・非梗塞部移行部の心外膜側に移り（矢印），さらに再灌流時には心筋梗塞部外膜側から心室期外収縮発生を見ている．すなわち，虚血あるいは再灌流下の心筋領域に異所性自動能の亢進による心室期外収縮が起こる状況が示されている．図6-2のaでは左冠動脈前下行枝閉塞後10分で心内膜側心筋(EN)星印の部に最早興奮部位を有する心室期外収縮が生じ，心基部へ興奮が伝達するが，外膜側心筋(EP)では虚血部興奮伝導遅延部にぶつかり，反対方向へ回り込むように興奮が伝播し，リエントリーを形成し心室頻拍へ移行している．bの2例では，それぞれ虚血95分，145分でそれぞれ虚血内膜側心筋，虚血外膜側心筋にリエントリーが生じ，心室頻拍が発症している．リエントリーの発生条件として，虚血心筋の一部に局所刺激伝導性の低下した部分が生じていることが示唆される．このように，単純化して考えると，急性期心筋梗塞における心室性不整脈の発生・持続の機序は，虚血心筋の自動能亢進，伝道障害，リエントリー機序の組み合わせによるものであり，さらに交感神経緊張亢進，低カリウム血症，細胞内高カルシウム，アシドーシス，遊離脂肪酸，フリーラジカルが関与すると考えられる．

●●●第2節 心室性不整脈●●●

> 1. 死亡例の約半数は入院前死亡で，その大半は一次性心室細動によるとされる．再灌流療法時代に入り，入院後の一次性心室細動は減少している．
> 2. 近年の検討では，頻発型，連発型，R on T型の心室期外収縮は，心室細動へ移行しやすいとは限らないとされる．非持続型心室頻拍(non-sustained VT)や促進性心室固有調律(AIVR)は予後を左右しないが，持続型心室頻拍(sustained VT)とくに多源性型，心機能低下例は心室細動へ移行しやすい．
> 3. 欧米では禁忌のない症例には，発症早期よりベータ遮断剤を静脈内投与，心室性不整脈発症予防効果を得ている．重篤な心室不整脈を認めない症例に，予防的にリドカインなど抗不整脈剤を投与することは，却って死亡率を高めることが指摘され，行われない．
> 5. 単形性持続性心室頻拍で狭心症，心不全を伴わない例にはリドカイン，メキシチル，プロカインアミド，ニフェカラントなど投与．狭心症，心不全を伴う単形性心室頻拍，多形性持続性頻拍は電気的除細動施行．
> 6. 心室細動には，ただちに既述の除細動，心肺蘇生法を施行．

●1．病態・臨床所見●

　急性心筋梗塞症例の約半数が入院前に死亡し，死亡の大部分は心室細動によると考えられる．このような原発性心室細動は梗塞発症後4時間以内(とくに1時間以内)に多く認め，以後その頻度は急速に減少する．高度の心不全に続発する二次性心室細動と区別される．急性心筋梗塞症例では，ほぼ100％心室性不整脈は発生しているとされるが，致命的な心室細動は発症後3時間以内に最も多いとされる[3]．ICU入室後の心電図モニターで従来，心室期外収縮が頻発型(1分間5拍以上)，連発型，拡張期早期出現型(R on T)は心室細動に移行しやすいタイプとして特に注意が払われ(図6-3)，予防的な抗不整脈剤投与されていたが[4]，最近の経験ではこれらの群が他の群に比べて必ずしも心室細動に成りやすいとも限らず，また心室細動を発症する症例も事前にこれらの所見を示さない場合も多いことが示されている[5]．

　心室性頻拍は一般に100/分以上(120～200/分)で，30秒以上持続する持続型 sustained VT と30秒未満の非持続型 non-sustained VT に分けられる．Non-sustained VT例は，これを有しない例と予後との上に差を認めないが，sustained VTとくに波形に差異を認める多源性 multifocal タイプや，左室駆出率低下(＜40％)を伴う例は心室細動へ移行しやすい[5)6)](図6-4)．心拍数60～125/分の促進性心室固有調律 accelerated idioventricular rhythm (AIVR)は，大部分一過性で予後にはかかわりなく，閉塞冠動脈再灌流時に出現することが多い．なお，再灌流不整脈は細胞内カルシウム過負荷，フリーラジカル産生，虚血心筋の不

第6章 不 整 脈

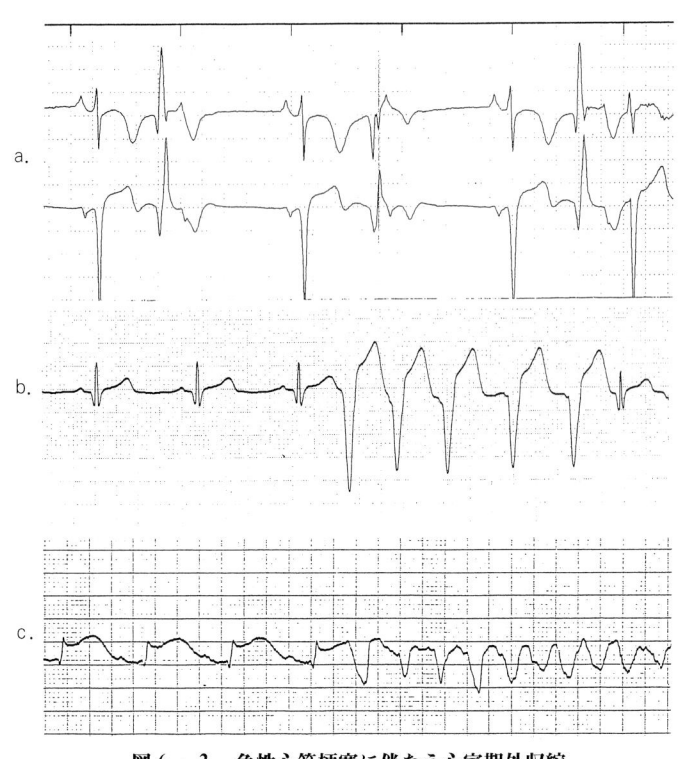

図 6 - 3　急性心筋梗塞に伴なう心室期外収縮
a：多源性心室期外収縮，b：心室期外収縮連発＝非持続性心室頻拍，
c：R on T 心室期外収縮→心室細動．

　均一な回復過程により生ずるなどとされ，閉塞冠動脈再開通を診断する精度はsensitivity 77％，specificity 75％とされる[7]．再灌流不整脈は，前壁梗塞では心室不整脈，下壁梗塞では徐脈性不整脈が多い．

　心室細動は発症3時間までに最も多く，心室期外収縮，心室頻拍は発症3時間から12時間にかけて増加する傾向がある[6]．この発症早期の心室細動は通常，上記実験モデルに見るように心筋虚血部位から発生する一次性心室細動 primary VFと分類されるものである．一次性心室細動は，いったん除細動に成功すれば，その後の予後は心室細動を伴わない症例と変わらないとされる[8]．1990年代に入り，従来入院後7～8％あるとされた一次性心室細動は1％程度に減少しており[9]，CCUの充実，ベータ遮断剤，K，Mg剤，鎮静剤，アスピリン，血栓溶解剤の適用による可能性が考えられる．一方，発症48時間以降では心機能不全を伴う例に病態悪化終末症状として発生するものが主で，二次性心室細動 secondary VFである．この現象は古く実験的に，イヌの冠動脈を閉塞後30分以内の早期に心室性不整脈頻発し，さらに4～8時間より24時間まで再増加し，48時間以内に消失する成績とおおむね一致する[10]．したがって，心室頻拍，細動も一次性か二次性かによって，予後も大いに異なるが，総体的には血栓溶解療法時代のGUSTO-Iの成績でみるように，持続型心室頻拍 sustained VTおよび/または心室細動VFの発症率は10.2％で，急性期，1年後死亡率，心不全，ショックいずれもVT/VFを有しない例に比して明らかに不良である[11]（図6-5）．

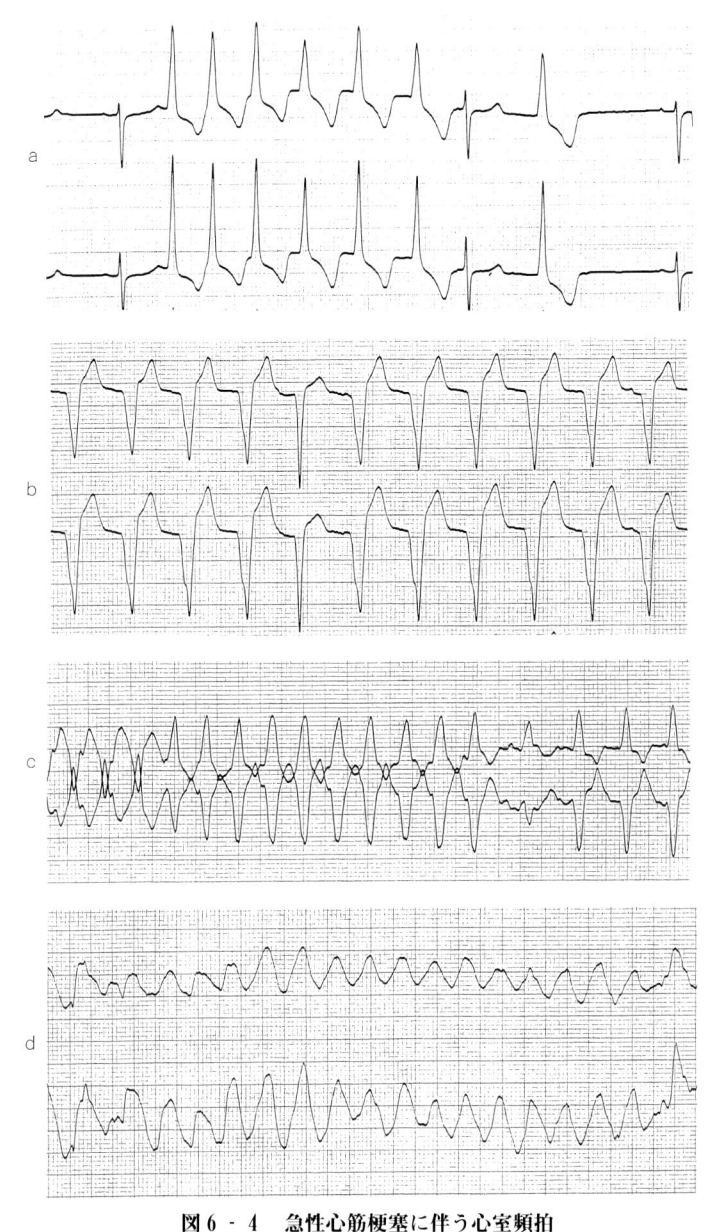

図 6 - 4 急性心筋梗塞に伴う心室頻拍
a：非持続性心室頻拍，b：促進性心室固有調律，c：多型性心室頻拍，
d：心室粗・細動．

　われわれの primary PCI 治療例では，VT/VF 出現頻度は 8.2% で，全体として sustained VT/VF が以前より減少しているが，救急搬送入院時や冠動脈インターベンション時の心室頻拍・細動発症が多くなっている．ただし，primary PCI 治療症例で血行動態的に安定している症例において，冠動脈再開通時に重篤心室性不整脈を発症することはほとんど見られず，重症心不全，ショック例，高齢者，多枝病変症例に多く，必ずしも再灌流不整脈の形ではない．

第6章 不整脈

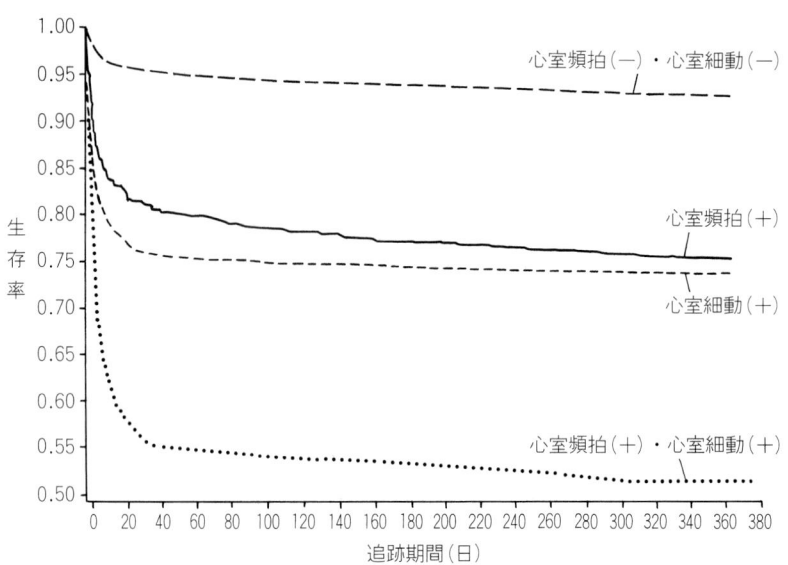

図6-5 心筋梗塞急性期における心室頻拍と心室細動の有無と予後
[Newby KHら：Circulation, 1998[11]より引用]

　心筋梗塞後の突然死は，とくに左室駆出率35～40％未満例に高率で，SAVE試験の報告では1年目6～8％，2年目2～4％，3～5年間で10％であった[12]．冠動脈再灌流療法前の時期では，心筋梗塞後急死の頻度は5.9％～6.6％であったが，再灌流療法時代では0.9％～4.3％へと減少している[13)-16)]．

　Late potentialは，フィルターされたQRS波形に続き認められる小振幅波形で，slowed and fragmented conductionの存在を示唆するとされ，late potentialが検出されなければ，持続性心室頻拍を発症する可能性は96～99％否定できるとされる[16]．発症2～4週間の梗塞で左室駆出率低下（＜40％）症例に，programmed electrical stimulationにより心室頻拍を誘発し得る場合には，持続性の心室頻拍を起こす可能性が高く，感度55％，特異度99％とされた[17]．さらに，プログラム刺激による誘発と，late potentialを組み合わせ感度81％，特異度97％の成績も示されている[18]．急性心筋梗塞後の急死予測は左室駆出率＜40％，非持続性心室頻拍，signal-averaged electrocardiogramによるpositive predictive accuracyは，8％，12％，13％とされる[19]．

●2．治　　療●

　治療としては，心室不整脈全般の発症予防として，まず血中カリウム，マグネシウム値異常あればその補正が重要である（カリウム4.0mEq/L以上，マグネシウム2.0mEq/L以上）．ただし，マグネシウム投与による不整脈減少，予後改善効果は証明されていない[20]．また，ベータ遮断剤静脈内投与がVF予防に有効とされ，欧米の教科書では本剤に対する心不全，房室伝道障害など禁忌のない急性心筋梗塞症例には全例，ベータ遮断剤，メトプロロール，アテノロール，エスモロールを静脈内投与すべきとされているが，本邦ではインデラール，エスモロール静注可である．

第2節 心室性不整脈

　抗不整脈剤としては，まずリドカイン lidocaine 静脈内投与，効果不十分であればメキシレチン mexiletine，さらに無効であれば，欧米ではアミオダロン amiodarone の静脈内投与が試みられるが，本邦では未承認につき，プロカインアミド procainamide などをも試みる．前述のように，在来 warning arrhythmia とされた心室期外収縮の頻発，連発，R on T は必ずしも心室頻拍・細動出現の前兆とはならず，また心室細動例の半数以上は warning arrhythmias を有しないことも示されている．さらに，リドカインの予防投与は死亡率を減少させないとされる[5)21)]．したがって，重篤な心室不整脈を認めない症例に，予防的にリドカインを含めて抗不整脈剤を投与することは，徐脈，心停止による却って死亡率を高める可能性もあり，遠距離移送，CCUのない施設にて加療の場合などを除いてむしろ禁忌とされる[21)]．急性期心筋梗塞症例にリドカイン予防投与した効果を検討したメタ解析では，リドカイン投与が心室細動を1/3に減少させたが，死亡率を増加させる傾向が見られ，これは徐脈や心停止によると考えられた[22)]．なお，本邦では未認可であるアミオダロンの静脈内投与は，とくに心機能低下を有する症例には，心房性，心室性いずれの不整脈に対しても現在最も有効な薬剤とされ，10分間で150mgを静注，以後1 mg/分で6時間，以後0.5mg/分とし，最大1日2gまで150mgの追加投与を施行し得る[3)]．非持続性心室頻拍の short burst（5拍未満）は持続性心室頻拍，心室細動へ移行する可能性は少ないとされる．狭心症，肺うっ血，血圧低下を伴わず，血行動態が安定している単形性心室頻拍では薬物療法を試みる余裕もあり，持続性単形性心室頻拍に対しては，抗不整脈剤として，まずリドカイン静脈内投与（1～2 mg/kgボーラス，1～2 mg/分，1～2 mg/kg/時で静脈内投与），効果不十分であればメキシレチン（2～3 mg/kgボーラス，0.4～0.6mg/kg/時で静脈内投与），プロカインアミドなどをも試みる（200～1,000mgを50～100mg/分で静脈内投与）．さらに無効であればニフェカラント nifekalant（0.3mg/kgを5分で静注，0.4mg/kg/時で持続）も考慮．リドカイン，メキシレチンはNaチャネル遮断剤のうちでも催不整脈，心筋収縮抑制が最も弱く，急性心筋梗塞症例には使用しやすく，プロカインアミドはさらにNaチャネル遮断作用が強く，Kチャネル遮断作用も有し，心筋抑制は弱いが低血圧に要注意．ニフェカラントはKチャネル遮断剤でNaチャネル遮断剤無効例に効果期待できるが，QT延長，torsades de pointes 出現に注意を要する．一方，AHAガイドラインでは，リドカインは従来言われたほどの効果はなく，プロカインアミド，ソタロール，ベータ遮断剤のほうが効果が期待され，低心機能例ではアミオダロンが第一選択薬とされる[3)]．持続性単形性心室頻拍で狭心症，肺うっ血，血圧低下を示し，血行動態不安定なものは，静脈内鎮静剤・麻酔剤投与などで意識レベルを低下させたうえで，心電図同期低エネルギー電気的除細動を施行する（50～150J）．多形性持続性心室頻拍は通常心拍数が不整，血行動態不安定で，心室細動へ移行しやすく，心室細動に準じ非同期高エネルギー電気的除細動を施行する．Torsades de pointes 型心室頻拍にはマグネシウム（1～2gを5分で静脈内投与）が有効．心室頻拍に対する治療法の2000年AHAガイドラインの例を図6-6に示す[3)]．心室細動時に行われる体外式心マッサージで得られる心拍出量は，従来信じられているよりもかなり限られるため，あくまで心電図非同期高エネルギー（200～360J）電気的除細動を最優先とする．心室細動発現後時間が経過するほど，除細動成功率は低下し（1分間で7～10％），VF発症後とくに高齢者では数分で除細動後も虚血性脳症の後遺症を残す可能性がある．3回の電気的除細動無効の場合は，ただちに気管内挿管施行，エピネフリン epinephrine またはバソプレシッン vasopressin

第6章 不整脈

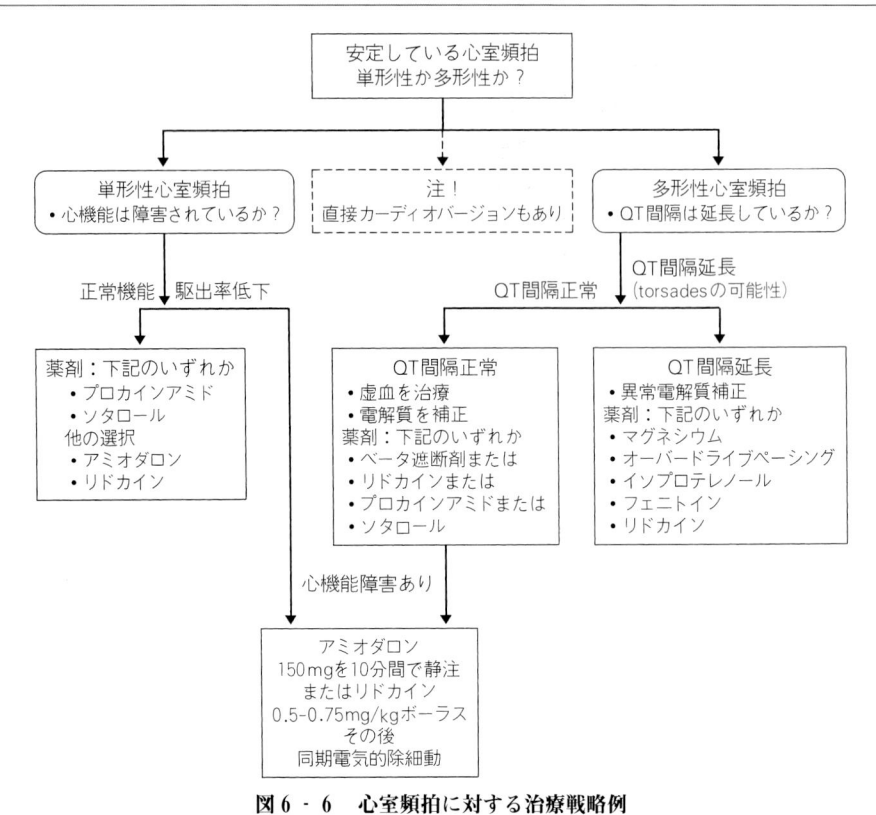

図6・6　心室頻拍に対する治療戦略例
[Guidelines 2000 for cardiopulmonary resuscitation and emergency cardiovascular care. Circulation, 2000[3] より引用]

静注後再度電気的除細動を試みる．除細動困難，除細動後心室細動反復再発例では心臓マッサージ継続，人工呼吸，アノキシア，アシドーシス補正，エピネフリン（ボスミン）0.5～1 mg，リドカイン1～2 mg/kg（無効時）→メキシチール2～3 mg/kg（無効時）→ニフェカラント 0.3mg/kg を静脈内投与，除細動反復試みる．

　心室細動治療については81～87頁も参照．心室頻拍・細動停止後は当面再発予防として薬剤投与持続にて経過を見るが，心室不整脈監視，QT，QRS，PQ間隔にも注意しつつ投与量調節を行う．除細動困難または反復症例に対して経皮的心肺補助装置 percutaneous cardio - pulmonary support（PCPS）施行，冠動脈造影，血行再建術施行をも試みる選択肢もある．

　慢性期心筋梗塞症例における心室不整脈に対して，とくにI群の抗不整脈薬を長期使用することは，催不整脈作用，心不全誘発作用，あるいはCAST臨床試験やSWORD臨床試験の結果からも好ましくなく[23)24)31)]，ベータ遮断剤，アミオダロン以外は避けた方がよい．

　薬物療法に反応しない心室頻拍，細動，例えば陳旧性心筋梗塞症例における心室頻拍などはリエントリー部などの焼灼術も適応となるが，フォーカスが複数，心筋深部にあるなどで適応が限られる傾向がある．心室瘤が心室頻拍の起源になっている症例では心室瘤切除も適応となる．近年，冠動脈疾患心機能低下症例に伴う致死的心室頻拍・細動に対して，植え込み型除細動器（ICD）が生命予後を改善することが示されている[25)]．ICDの適応は，本邦循

環器病の診断と治療に関するガイドラインによれば，抗不整脈剤投与，外科手術施行後も再発するか，電気生理学試験で誘発される持続性心室頻拍・細動，左室機能不全を伴う非持続的心室頻拍で，電気生理検査により持続性心室性頻拍または心室細動が誘発され，かつ電気生理検査時にI群薬が無効の場合とされる．Multicenter Automatic Defibrillation Implantation Trial II（MADIT II）は，発症1ヵ月以後の心筋梗塞症例で左室駆出率30%以下の742症例に植え込み型除細動器植え込み，薬物治療490症例と対比検討し，20ヵ月追跡期間中死亡率14.2%対19.8%（p＝0.016）で，薬物療法群と比較しより良好な予後改善度を示している[26]．

第3節 徐脈性不整脈

> 1. 洞性徐脈は，基本的には迷走神経刺激によるもので，心臓迷走神経が下・後壁に分布するため下・後壁梗塞に見られる．
> 2. 房室ブロックは下壁梗塞例に圧倒的に多く，高度房室ブロックにおいても補充収縮波形ではQRS幅狭く，数日内にほとんど全例回復する．前壁梗塞で房室ブロックを生ずる症例はまれであるが，とくに高度房室ブロックでQRS幅広くヒス束以下にブロックを伴う例は予後不良である．
> 3. ペースメーカー挿入については，ガイドラインでは細かい規定も示されるが，2度以上の房室ブロック例，2枝以上の脚ブロック例には原則として一時的ペースメーカーを使用する．

洞性徐脈，洞房ブロックは，基本的には迷走神経刺激によるもので，心臓迷走神経受容体は主として下・後壁に分布するため，圧倒的に下・後壁梗塞例に多く，発症早期とくに閉塞右冠動脈再開通時にしばしば見られ，多く血圧低下を伴う（図6-7a）．発症早期の洞性徐脈は心筋虚血，再灌流とくに血栓溶解療法，primary PCI法による閉塞右冠動脈再開通時（Bezold-Jarish reflex），虚血による胸痛，モルフィン，ニトログリセリン投与などを契機に発症する．迷走神経反射であるので，アトロピン atropine sulfate 0.5mg 静脈内ボーラス投与が著効し，本不整脈はとくに予後には影響しないとされる．アトロピン投与による重篤な合併症を経験することはまず経験されないが，迷走神経は心室性不整脈，梗塞拡大抑制効果がある点も考慮すべきとされる．

図6-8に刺激伝導系と冠動脈流域の模式図を示す[27]．

洞結節は1/2が右冠動脈から，1/2が左回旋枝または両方から血流を受けている．房室結節動脈枝は右冠動脈房室結節枝から90%，左回旋枝から10%の比率で分枝しているが，側副血行路は左前下行枝から分岐する．洞結節，房室結節とも交感神経，迷走神経が密に支配している．右脚は右冠動脈と左冠動脈前下行枝の二重支配を受け，左脚前枝は左冠動脈前下行枝の中隔枝，左脚後枝は左前下行枝と右冠動脈後下行枝の二重支配を受けている．急性心筋梗塞症例における高度房室ブロックを伴うのは，下壁梗塞によるものが主であり，血栓溶

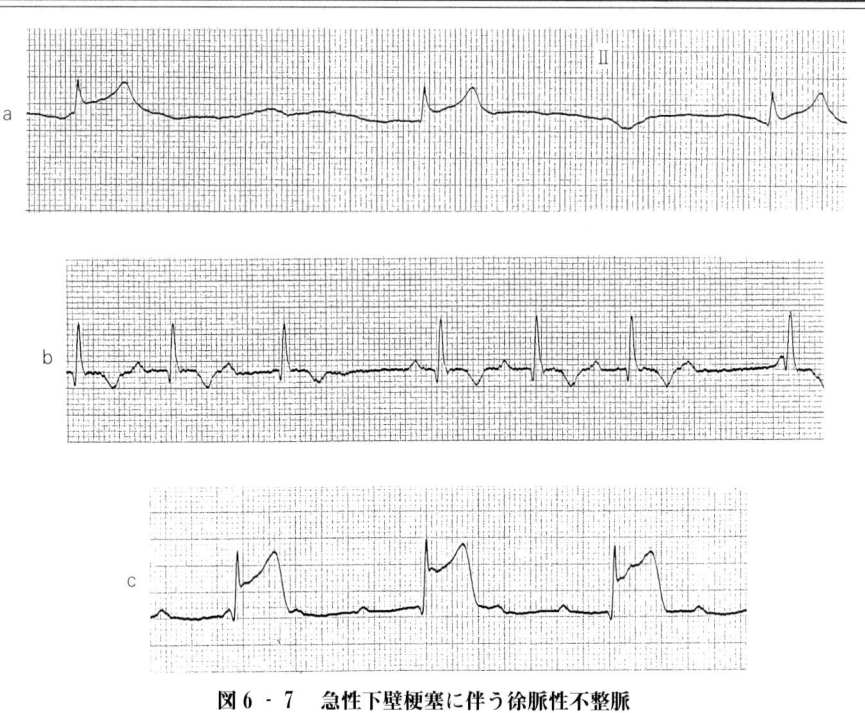

第6章 不整脈

図6・7 急性下壁梗塞に伴う徐脈性不整脈
a：洞停止，b：第2度房室ブロック（ウエンケバッハ型），d：第3度房室ブロック

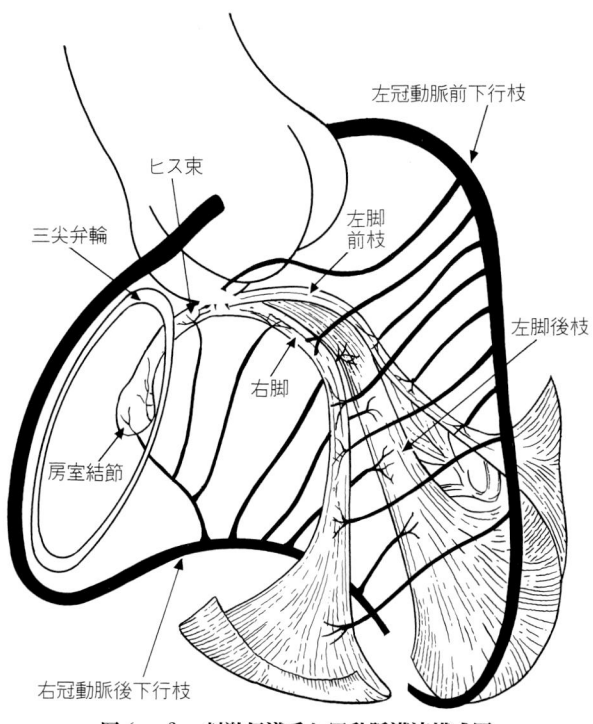

図6・8 刺激伝導系と冠動脈灌流模式図
[Scheinman MMら：JAMA，1980[27)]より引用]

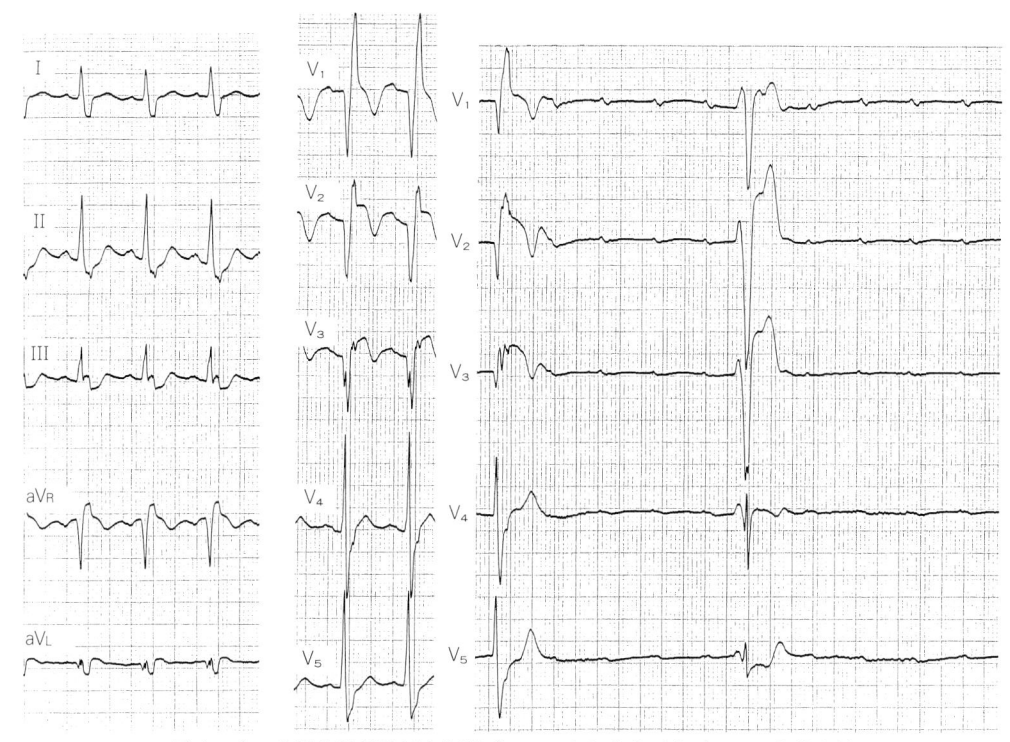

図6-9 急性心筋前壁梗塞右脚ブロックより完全房室ブロック合併症例

解療法時代の報告では下壁梗塞,前壁梗塞の頻度はおおよそ10対1とされる[28].房室結節灌流動脈は,右冠動脈:左回旋枝が9:1の比率であるため,房室ブロックは下壁梗塞に合併することが多いが,補充収縮波形はQRS幅狭く,数日内にほとんど全例が回復する(図6-7b,c).その機序は,房室結節の虚血,局所カリウム,アデノシン増加,房室結節近傍のコリン性神経節 (cholinergic ganglia) 刺激による迷走神経緊張 Bezold - Jarisch 反射などによる.前壁梗塞に合併することはまれだが,責任冠動脈が前下行枝で中隔枝の灌流が障害されて生ずる房室ブロックは,ヒス束より下の伝導障害でQRS幅は広く,心室中隔広範囲梗塞を示し予後不良群で,永続する房室ブロックになりやすい(図6-9).再灌流療法により成績改善が期待されるが,われわれのprimary PCI施行症例では前壁梗塞完全房室ブロック発症頻度は少ないが,死亡率は再灌流療法前の時代と大差がない.下壁梗塞症例では,発症時の症状が完全房室ブロックによる失神である症例や,右室梗塞の病態が完全房室ブロックにより一層増悪している症例なども少なからず経験される.

完全房室ブロックは,初診時から認められる場合,第1度,第2度房室ブロックから完全房室ブロックへ移行する場合がある.Wenckebach型第2度房室ブロックは大部分下壁梗塞に合併し,房室結節の虚血または迷走神経刺激によるもので,ヒス束より上位のブロックである.第3度房室ブロックに移行することも少なくないが,結局は一過性である.しかし,まれに前壁梗塞ヒス束虚血・壊死により生ずる場合もあり,第3度ブロックへ移行し予後不良の場合がある.Mobitz型第2度房室ブロックには,QRS幅狭く,房室結節内,ヒス束より上位のブロックで,下壁梗塞に合併するタイプもあるが,問題となるのはQRS幅広く,ヒス束以下のブロックで左室梗塞に合併し,低心拍数の補充調律を示す突然完全房室ブロック

第6章 不整脈

に移行し，予後の悪いタイプである．いずれの型でも完全房室ブロックへ移行する可能性あり，その予測は困難であることから，われわれはそのタイプにかかわらず第2度房室ブロックではペースメーカーを挿入している．ただし，下壁梗塞例ではまず全例2～3日内に正常伝導を回復する．これは，右冠動脈は房室結節を灌流するが，房室結節は左冠動脈の灌流も受けるためとされる．一方，前壁梗塞に伴う房室ブロックは伝導系への灌流から見ても理解されるように，ヒス束以下のブロックとなり，Mobitzブロック，完全房室ブロックをきたすが，その頻度は下壁梗塞に比して幸いにしてまれである．

われわれの症例では急性心筋梗塞経過中，完全房室ブロックをきたしたのは下壁梗塞全体で10.0%，右室梗塞22.2%，前壁梗塞0.8%であった．報告では血栓溶解療法施行例で完全房室ブロック例の30日以内死亡率は21%，同未施行例の死亡率は40%とされるが[27]，われわれの下壁・右室梗塞例では，房室ブロックは生存例では全例退院時までに房室ブロックは改善したが，30日死亡率は14.7%であった．前壁梗塞完全房室ブロック例では前壁の広範な梗塞を伴っており，下壁梗塞例に比し予後は不良とされるが（1年死亡，54% vs. 32%）[28]，われわれの症例でも完全房室ブロックを合併する前壁梗塞例の頻度は，極めて低いものの梗塞範囲が広く全例ペースメーカー治療しているが，死因は全例心不全である．

ACC/AHAガイドラインでは，経静脈的一時ペースメーカーのクラスⅠ適応として，(1)収縮停止，(2)症候性徐脈（低血圧を伴う洞性徐脈と，低血圧を伴うⅠ型2度房室ブロックでアトロピン無効例を含む），(3)両脚ブロック（交代性脚ブロック，または交代性左脚前枝/後枝ブロックを伴う右脚ブロック；発現時期を問わない），(4)新規発症または発症時期不明の2枝ブロック（左脚前枝ブロックか左脚後枝ブロックを伴う右脚ブロック，または左脚ブロック）で，1度房室ブロックを伴う場合，(5) Mobitz型2度房室ブロック．クラスⅡa適応として，(1)左脚前枝または後枝ブロックを伴う右脚ブロック（新規発症または発症時期不明），(2)1度房室ブロックを伴う右脚ブロック，(3)左脚ブロック（新規発症または発症時期不明），(4)頻発性心室頻拍で，心房ないし心室 overdrive pacing，(5)アトロピン無効の再発性洞停止（3秒以上）．また，経皮パッチ・ペーシングの適応もおおむね同様であり*注，緊急経静脈ペーシング施行間の代替として応用可能であるが，皮膚刺激，疼痛のため早期に経静脈ペーシングに切り替える必要があり，あくまで待機的，一時的なものにとどめる．すなわち，緊急手段として有用だが，疼痛を伴うため極力経静脈ペースメーカーを挿入，経静脈ペースメーカー施行不可の施設で使用する場合も早急に専門施設へ搬送すべきである[29]．ペースメーカー・カテーテルのアクセス部位としては，内頸静脈，鎖骨下静脈があるが，患者の自由度や管理の容易さから鎖骨下静脈が適切である．特殊なペーシングとして，右室梗塞症例に有効なAV sequential pacingや頻発性心室頻拍に対する心房または心室overdrive pacingなどがある．

*注　ACC/AHAガイドラインでは，経皮的一時ペースメーカのクラスⅠ適応として，①薬物療法に反応しない心拍数50/分未満の洞性徐脈で，収縮期血圧80mmHg未満の症例，②モービッツ型第2度房室ブロック，③第3度房室ブロック，④両脚ブロック（交代性脚ブロック，右脚ブロック＋交代性の左脚前枝または後枝ブロック），⑤新規発症または発症時期不明の左脚ブロック，右脚ブロック＋左脚前枝ブロック，右脚ブロック＋左脚後枝ブロック，⑥第1度房室ブロックを伴う右脚ブロックまたは左脚ブロック，クラスⅡa適応として，①安定した徐脈で，収縮期血圧90mmHg以上，血行動態上の問題がないか薬物療法でコントロールされている場合，②新規発症または発症時期不明の右脚ブロックとされている．

●●●第4節　上室性頻拍・心房細動●●●

> 1. 急性心筋梗塞症例における上室性頻拍，心房細動合併は，循環動態の悪化を伴い早急に洞性脈に戻す．抗不整脈剤には，大なり小なり心筋収縮抑制作用，催不整脈作用あり，可能な限り静脈麻酔下に心電図同期電気的除細動施行する．
> 2. 心房細動rate controlには，心不全のない場合はカルシウム拮抗剤，ベータ遮断剤，心不全のある場合はジゴキシン，反復性で再発予防が必要な場合はプロカインアミド，アプリンジン，アミオダロンなど使用．

●1．発作性上室性頻拍●

発作性上室性頻拍はリエントリーにより生じ，生命予後に直接かかわる不整脈ではないが，急性心筋梗塞症例では循環動態を悪化させる要因ともなり早期治療の適応になる．ATP（アデホス 10mg 静注），心不全所見なければカルシウム拮抗剤のベラパミル，ジルチアゼム，ベータ遮断剤投与，効果はやや低いが心不全例ではジギタリスが適応となる．フレカイニド，ピルジカイニド，シベンゾリン，ジソピラミド，ピルメノールは催不整脈作用があり避け，プロカインアミド，アプリンジンを静脈内投与．無効の場合，静脈麻酔下心電図同期電気的除細動へ（50～200J）．

●2．心　房　細　動●

急性心筋梗塞症例における発作性心房細動は最初の24時間に多発し，90％以上は48時間以内に出現する．おそらく心房筋の虚血，血行動態負荷による心房拡張などにより誘発される．心不全合併例，高齢者，女性，糖尿病症例に起こりやすい．最近のEdlarらの報告によれば，発症頻度は，血栓溶解療法時期，それ以前の時期でそれぞれ8.9％，9.9％であり，30日以内死亡率は25.1％，27.6％とされ，心房細動合併例で非合併例（10.4％）に比し高率であり，CCUにおける脳卒中発症率は心房細動例（3.9％）で，非細動例（0.6％，$p < 0.001$）に比し有意に高率であることが示されている[30]．われわれのprimary PCI時期1,000例のQ波梗塞では，一過性心房細動発症は3.8％，心房粗動 0.1％，これらの症例での死亡率は10.5％であった．心房細動例では，心房機能の停止により心機能の20％程度の低下をきたすとされ，また急性期心筋梗塞症例では頻拍rapid ventricular response型に成りやすく，予想以上に循環動態の悪化を伴いやすい（**図6-10**）．したがって，心房細動出現時は可能な限り静脈麻酔下に心電図同期電気的除細動（50～200J）を施行することが望ましい．除細動不可の場合はrate controlを要するが，心不全ある場合はジゴキシン0.25～0.5mgを2～4時間毎静脈内投与（全量8～15 μg/kg，体重>70kgで0.6～1.0mg），心不全がない場合はカルシウム拮抗剤，ベラパミル verapamil（ワソラン）1回5 mg（0.075～0.15mg/kg）を徐々に静脈内投与，ジルチアゼム diltiazem（ヘルベッサー）は静脈内10mgを3分にて緩徐に静脈内投与．

第6章 不整脈

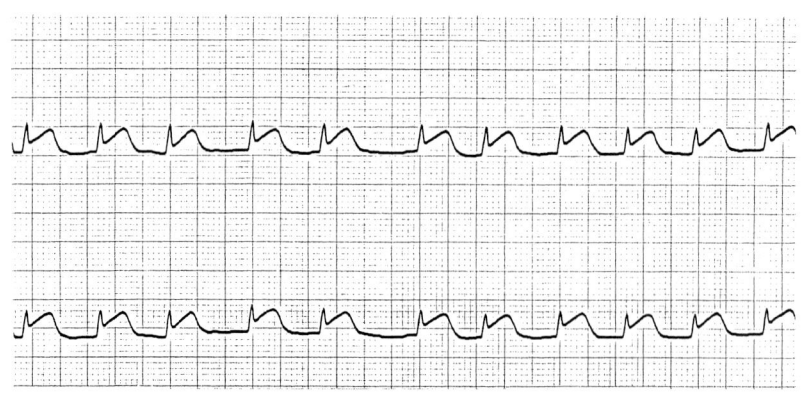

図6‐10 心房細動合併例
下後側壁梗塞症例V5,V6誘導所見で,心拍数121/分であり心不全誘発,増悪の可能性あり,早急に除細動,rate controlを必要とする.

　AHA/ACCガイドラインでは,心不全のない症例にアテノロール,メトプロロール静脈内投与法を第一選択にあげているが,本邦ではこれらの静脈内投与剤型なく,インデラール(1～5 mgを徐々に静注),エスモロール(1 mg/kgを30秒かけて心電図監視下に注入),ランジオロール(0.125mg/kgを1分間にて静注)を投与する方法が選択肢となる.心房細動反復する症例に対する抗不整脈剤予防投与,とくに本症に有効なNaチャネル遮断剤を用いることは催不整脈作用,CAST試験の成績を考慮し極力控えたいが[23)24)],Naチャネル遮断剤では,催不整脈作用,心筋収縮性抑制の面からチャネルからの解離が遅い薬剤(フレカイニド,ピルジカイニド,シベンゾリン,ジソピラミド,ピルメノール)は避け,上室不整脈には中間型のキニジン,プロカインアミド(200～1,000mg,50～100mg/分にて静注),アプリンジン(1.5～2.0mg/kg)を使用.Kチャネル遮断剤ではtorsades de pointesを起こす可能性あるが,アミオダロンはほかにNaチャネル,Caチャネル,α受容体,β受容体遮断作用もあり,心筋梗塞例にも投与可能な薬剤と言える.また,血栓塞栓予防目的でヘパリン投与を行う.

第5節 抗不整脈剤

1. 急性心筋梗塞後の不整脈とくに心室不整脈に対する，抗不整脈剤I群に相当するエンカイニド，フレカイニド，モリシジンを用いたCAST試験では，投薬群の死亡率が高率であった．Ⅲ群抗不整脈剤D-ソタロールを用いたSWORD試験でも，同様投薬群の死亡率が高率であった．
2. Ⅲ群不整脈剤アミオダロンを用いたEMIAT試験では，投薬群で不整脈死が有意に減少，BASIS試験では1年生命予後の改善が示された．
3. 以上の検討から，心筋梗塞後の重症不整脈管理にはアミオダロンのほかは極力抗不整脈剤予防投与を避けることが推奨され，それ以外ではNaチャネルからの解離が速い薬剤で心室不整脈にはリドカイン，メキシレチン，上室不整脈にはキニジン，プロカインアミド，アプリンジンが無難とされる．

急性心筋梗塞後の不整脈とくに心室性不整脈に対する抗不整脈剤投与による治療は，不整脈死を減少せしめ予後の改善につながることが期待されたが，Cardiac Arrhythmia Suppression Trial (CAST) 試験では抗不整脈剤I群に相当するエンカイニド encainide，フレカイニド flecainide，モリシジン moricizineを用いて行われた，心筋梗塞後6日から2年後の心室期外収縮症例（>6/日，左室駆出率40%）の検討では，いずれも投薬群の死亡率（総死亡率，不整脈死，心停止の発生率とも）がより高率で途中中止されている．これは抗不整脈剤には催不整脈作用があり，これが不整脈抑制効果を上回ったことを示す[23) 24)]．

さらに，Ⅲ群抗不整脈剤であり純粋なKチャネル遮断剤であるD-sotalolを用いたSurvival With Oral d-Sotalol trial (SWORD) 試験が行われた．Ⅲ群のKチャネル遮断剤は陰性変力作用を示さず，活動電位持続時間の延長から強心効果も期待されるが，torsades de pointesを起こす可能性もある．SWORD試験では，左室機能低下（駆出率<40%）心筋梗塞後早期・晩期症例でも同様に治療群で死亡率（総死亡，不整脈死，心不全死とも）の増加を認め，中途中断とされている[31)]．しかし，Ⅲ群抗不整脈剤とされるアミオダロン amiodaroneを用いたCAMIAT試験では，心筋梗塞後（6～45日）に心室期外収縮10/時間以上または3連発以上の心室頻拍を伴う1,202例を対象として，1.78年間追跡中不整脈死または非致死的心室細動は，対照群6.9%，アミオダロン最終維持量200mg/日投与群4.5%（p＝0.029）であったが，長期忍容性が不良であった[32)]．EMIAT試験では，心筋梗塞後で左室駆出率40%の不整脈有無を問わない829例を対象とし，心臓死は同等だが不整脈死は35%低下した[33)]．Basel Antiarrhythmic Study of Infarct Survival (BASIS) では，心筋梗塞後の心室不整脈症例を対象とし，アミオダロン200mg/日投与で1年生命予後は，投薬群にて無薬投薬群に比し有意に改善した[34)]．いずれにしても，梗塞後重症不整脈についてはアミオダロンの効果を期待し得るが，それ以外の抗不整脈剤については梗塞後不整脈予防投与の適応とはなり難い．以上の検討から，心筋梗塞後慢性期の心室不整脈では，極力抗不整脈の予防的投与を避けるべき

第6章 不整脈

ことが示される．とくにNaチャネル遮断剤では，催不整脈作用，心筋収縮性抑制の面からチャネルからの解離が遅い薬剤(フレカイニド，ピルジカイニド，シベンゾリン，ジソピラミド，ピルメノール)は避け，Naチャネルからの解離の早い薬剤(リドカイン，メキシレチン)は無難，上室不整脈には中間型のキニジン，プロカインアミド，アプリンジンを使用．Kチャネル遮断剤では，アミオダロンはほかにNaチャネル，Caチャネル，α受容体，β受容体遮断作用もあり，心筋梗塞後症例にも投与可能な薬剤である．

●文　献●

1) Pantridge JF, Geddes JS: Primary ventricular fibrillation. Eur J Cardiol 1974; 1: 335-337.
2) Kinoshita E, Tomoda H, Hamamoto H, et al: An experimental study on isochronal ventricular mapping in acute myocardial infarction. Tokai J Exp Clin Med 1988; 13: 109-119.
3) Guidelines 2000 for cardiopulmonary resuscitation and emergency cardiovascular care. International consensus on science. Circulation 2000; 102: I-1-I-384.
4) Lown B, Eolf M: Approaches to sudden death from coronary heart disease. Circulation 1971; 44: 130-142.
5) Cannon DS, Prystowsky EN: Management of ventricular arrhythmias: Detection, drugs, and devices. JAMA 1999; 281: 171-179.
6) Campbell RWF, Murray A, Julian DG: Ventricular arrhythmia in first 12 hours of acute myocardial infarction: Natural history study. Br Heart J 1981; 46: 351-357.
7) Gressin V, Gorgels A, Louvard Y, et al: ST-segment normalization time and ventricular arrhythmias as electrocardiographic markers of reperfusion during intravenous thrombolysis for acute myocardial infarction. Am J Cardiol 1993; 15: 1436-1439.
8) Nicod P, Gilpin E, Dittrich H, et al: Late clinical outcome in patients with early ventricular fibrillation after myocardial infarction. J Am Coll Cardiol 1988; 11: 464-470.
9) Antman EM, Berlin JA: Declining incidence of ventricular fibrillation in myocardial infarction. Circulation 1992; 86: 764-773.
10) Harris AS: Delayed development of ventricular ectopic rhythms following experimental coronary occlusion. Circulation 1950; 1: 1318-1329.
11) Newby KH, Thompson T, Stebbins A, et al: Sustained ventricular arrhythmias in patients receiving thrombolytic therapy. Incidence and outcome. Circulation 1998; 98: 2567-2573.
12) Pfeffer MA, Braunwald E, Moye LA on behalf of the SAVE investigators: Effect of Captopril on mortality and morbidity in patients with left ventricular dysfunction after myocardial infarction. N Engl J Med 1992; 327: 669-677.
13) Moss AJ, Davis HJ, DeCamilla J, et al: Ventricular ectopic beats and their relation to sudden and nonsudden cardiac deaths after myocardial infarction. Circulation 1979; 60: 998-1003.
14) Bigger JT, Fleiss JL, Kleiger R, et al: The relationship among ventricular arrhythmias, left ventricular dysfunction and mortality 2 years after myocardial infarction. Circulation 1984; 69: 250-258.
15) Maggioni AP, Zuanetti G, Franzosi MG, et al: Prevalence and prognostic significance of ventricular arrhythmia after acute myocardial infarction in the fibrinolytic era. GISSI-2 results. Circulation 1993; 87: 312-322.
16) McClements BM, Adgey AAJ: Value of signal-averaged electrocardiography, radionuclide ventriculography, Holter monitoring and clinical variables for prediction of arrhythmic events in survivors of acute myocardial infarction in the thrombolytic era. J Am Coll Cardiol 1993; 21: 1419-1427.
17) Zoni-Berisso M, Molini D, Mela GS, et al: Value of programmed ventricular stimulation in predicting sudden death and sustained ventricular tachycardia in survivors of acute myocardial infarction. Am J Cardiol 1996; 77: 673-680.
18) Pedretti R, Etro MD, Laporta A, et al: Prediction of late arrhythmic events after acute myocardial infarction from combined use on noninvasive prognostic variables and inducibility of sustained monomorphic ventricular tachycardia. Am J Cardiol 1993; 71: 1131-1141.
19) Huikuri H, Tapanainen JM, Lindgren K, et al: Prediction of sudden cardiac death after myocardial infarction in the beta-blocking era. J Am Coll Cardiol 2003; 42: 652-658.
20) Woods KL, et al: Intravenous magnesium sulphate in suspected acute myocardial infarction: Results of the second Leicester Intravenous Magnesium Intervention Trial (LIMIT-2). Lancet

1992 ; 339 : 1553 - 1558.
21) Tan HL, Lie KI : Prophylactic lidocaine use in acute myocardial infarction revisited in the thrombolytic era. Am Heart J 1999 ; 137 : 770 - 773.
22) MacMahorn S, et al : Effect of prophylactic lidocaine in suspected acute myocardial infarction. J Am Coll Cardiol 1988 ; 13 : 1910 - 1916.
23) Teo KK, Yusurf CD, Furberg CD : Effects of prophylactic antiarrhythmic drug therapy in acute myocardial infarction. JAMA 1993 ; 270 : 1589 - 1595.
24) Epstein AE, Hallstrom AP, Rogers WJ, et al : Mortality following ventricular arrhythmia suppression by encainide, flecainide, and moricizine after myocardial infarction : The original design concept of the Cardiac Arrhythmia Supression Trial (CAST). JAMA 1993 ; 270 : 2451 - 2455.
25) Moss AJ, Hall WJ, Cannon DS, et al : Improved survival with an implanted defibrillator in patients with coronary disease at high risk for ventricular arrhythmia. N Engl J Med 1996 ; 335 : 1933 - 1940.
26) Moss AJ, Zareba W, Hall WJ, et al : Prophylactic implantation of a defibrillator in patients with myocardial infarction, and reduced ejection fraction. N Engl J Med 2002 ; 346 : 877 - 883.
27) Scheinman MM, Gonzalez RP : Fascicular block and acute myocardial infarction. JAMA 1980 ; 244 : 2646 - 2649.
28) Harpaz D, Behar S, Gottlieb S, et al : Complete atrioventricular block complicating acute myocardial infarction in the thrombolytic era. J Am Coll Cardiol 1999 ; 34 : 1721 - 1728.
29) Zoll PM, Zoll RH, Falk RH, et al : External noninvasive temporary cardiac pacing : Clinical trials. Circulation 1985 ; 71 : 937.
30) Edlar M, Canetti M, Rotstein Z, et al : Significance of paroxysmal atrial fibrillation complicating acute myocardial infarction in the thrombolytic era. Circulation 1998 ; 97 : 965 - 970.
31) Waldo AL, Camm AJ, deRuyter H, et al : Effect of d‑sotalol on mortality in patients with left ventricular dysfunction after recent and remote myocardial infarction. The SWORD Investigators. Survival With Oral d‑Sotalol. Lancet 1996 ; 348 : 7 - 12.
32) Cairns JA, Connoly SJ, Roberts R, et al : Randomized trial of outcome after myocardial infarction in patients with frequent and repetitive ventricular premature depolarizations : CAMIAT. Canadian Amiodarone Myocardial Infarction Arrhythmia Trial Investigators. Lancet 1997 ; 349 : 675 - 682.
33) Julian DG, Camm AJ, Frangin G, et al : Randomized trial of effect of amiodarone on mortality in patients with left‑ventricular dysfunction after recent myocardia infarction : EMIAT. Lancet 1997 ; 349 : 667 - 674.
34) Burkart F, Pfisterter M, Kiowski W, et al : Effect of antiarrhythmic therapy on mortality in survivors of myocardial infarction with asymptomatic complex ventricular arrhythmias : Basel antiarrhythmic study of infarct survival (BASIS). J Am Coll Cardiol 1990 ; 16 : 1711 - 1718.

第7章 再灌流療法

第1節 血栓溶解療法

1. 本邦では再灌流療法としてprimary PCIが主体で，血栓溶解療法施行頻度は高くはないが，米国では近年primary PCI施行頻度は増加しつつあるが，未だtPA製剤による血栓溶解療法施行が主流である．在来の60分間の静脈内投与法のほかに，遺伝子組換えによる半減期が長い製剤によるボーラス投与も可能となっている．
2. ACC/AHAガイドラインでは，良好な適応症例は発症12時間以内で75歳未満のST上昇型心筋梗塞とされ，これに次ぐ適応は，75歳以上，発症12～24時間の症例とされる．
3. 救命効果は30日期間で平均1,000例中18例とされ，これは発症・治療時間により大きく影響されdoor-to-needle timeを30分以内とすることが勧告されている．
4. 本法の利点は，熟練したinterventional cardiologistsや心臓外科医の常勤しない施設でも，速やかに実施し得る点にある．
5. 本法の問題点として，再開冠動脈血流TIMI 2-3が54～84%とprimary PCIの90%以上に比して低率であり，これに伴い虚血心筋救済効果，救命効果がprimary PCIに比し低率に留まる点にある．さらに出血合併症，とくに頭蓋内出血合併を平均1%程度に認める難点がある．

1. 総　論

今日，急性心筋梗塞症例に対する閉塞冠動脈再開療法としては，血栓溶解療法 coronary

thrombolysisと，機械的再建術primary percutaneous coronary intervention（PCI）の2法が主体で，限られた症例につき外科的血行再建が施行される．血栓溶解療法，primary PCIにはそれぞれ一長一短があるが，近年わが国では少なくとも半数の症例にはprimary PCIが施行され，血栓溶解療法施行例は全体の10%程度と考えられる．米国においては，その施行頻度はちょうど逆で血栓溶解療法が多いが，近年primary PCI施行頻度が増加しつつあり，血栓溶解療法：primary PCI比は5：1から2：1へ上昇しつつある[1]．

血栓溶解療法は，(1)特別の施設，装置，熟練したinterventional cardiologist，心臓外科のバックアップを必要とせず，容易に治療を開始し得る，(2)その結果，専門施設へ移送する必要がなく，発症・治療時間を短縮できる，といった利点がある．反面，(1)血栓溶解療法では脳出血を始め出血合併症を伴い得る，(2)冠動脈再開通成功率がprimary PCIに比し低率であり，心筋梗塞再発症率が高い，(3)総合的にprimary PCIに比し救命率が低い，という問題がある[2,3]．しかし，両者の目的とするところは同じで，如何なる方法であっても，発症後できる限り早期に十分な冠動脈血流が得られれば，その有効性には差がないことになる．歴史的には，1970年代の末Rentropの報告以来[4]1980年代半ばまでは，streptokinaseやurokinaseを直接冠動脈内に注入する方法が行われたが，今日ではもしカテーテルが冠動脈内に入っているのであれば，primary PCIを施行するのであって，血栓溶解剤冠動脈内注入はprimary PCI中血栓処理の一法として時に行われる程度となっている．

● **2．血栓溶解剤** ●

現在世界的に広く行われているのは，組織プラスミノーゲン・アクチベーター tissue plasminogen activator（tPA），一部streptokinase静脈内投与法である．

ストレプトキナーゼstreptokinse（SK）は，最初に冠動脈血栓溶解剤として使用された薬剤で415のアミノ酸から成る．SKは循環血中のplasminogenと結合し，SK - plasminogen activator complexを形成，循環血中のplasminogenをplasminに変え線溶作用を示す．血栓親和性が少なく，半減期は約20分で，冠動脈再開率は50%程度である．tPAの1/6程度の価格で，本邦では使用されないがヨーロッパでは未だ使用されている．アナフィラキシーがあり，とくに2回目以後の使用は問題となる．

Anistreplase，anisoylated plasminogen sytreptokinase activator complex（APSAC）はSKを生物化学的に修飾し，基本的な性質はSK同様だが，半減期100分で冠動脈再開率は70%程度である．

ウロキナーゼurokinase（UK）は410のアミノ酸から成り，2本のポリペプチド鎖から構成される．生成法としては，尿中から抽出する方法と腎細胞の培養による方法があり，それぞれ分子量55,000，33,000のUKが得られる．Plasminogenを直接plasminに変換し，半減期は約15分である．

プロウロキナーゼ prourokinase（proUK）は1鎖のUKで，single chain form UK-type plsaminogen activator（scuPA）であり，2鎖のtcuPAよりフィブリン親和性が高い．半減期は4～8分（自然型，recombinant型）である．

tPAはstreptokinaseと異なり，全身性作用よりも局所血栓部におけるプラスミノーゲン活性と線溶作用を亢進させる．Finger，epidermal growth factor（EGF），kringle 1，kringle 2，proteaseの構成部分からなり，1鎖，2鎖いずれも同様に有効である．冠動脈再開率は

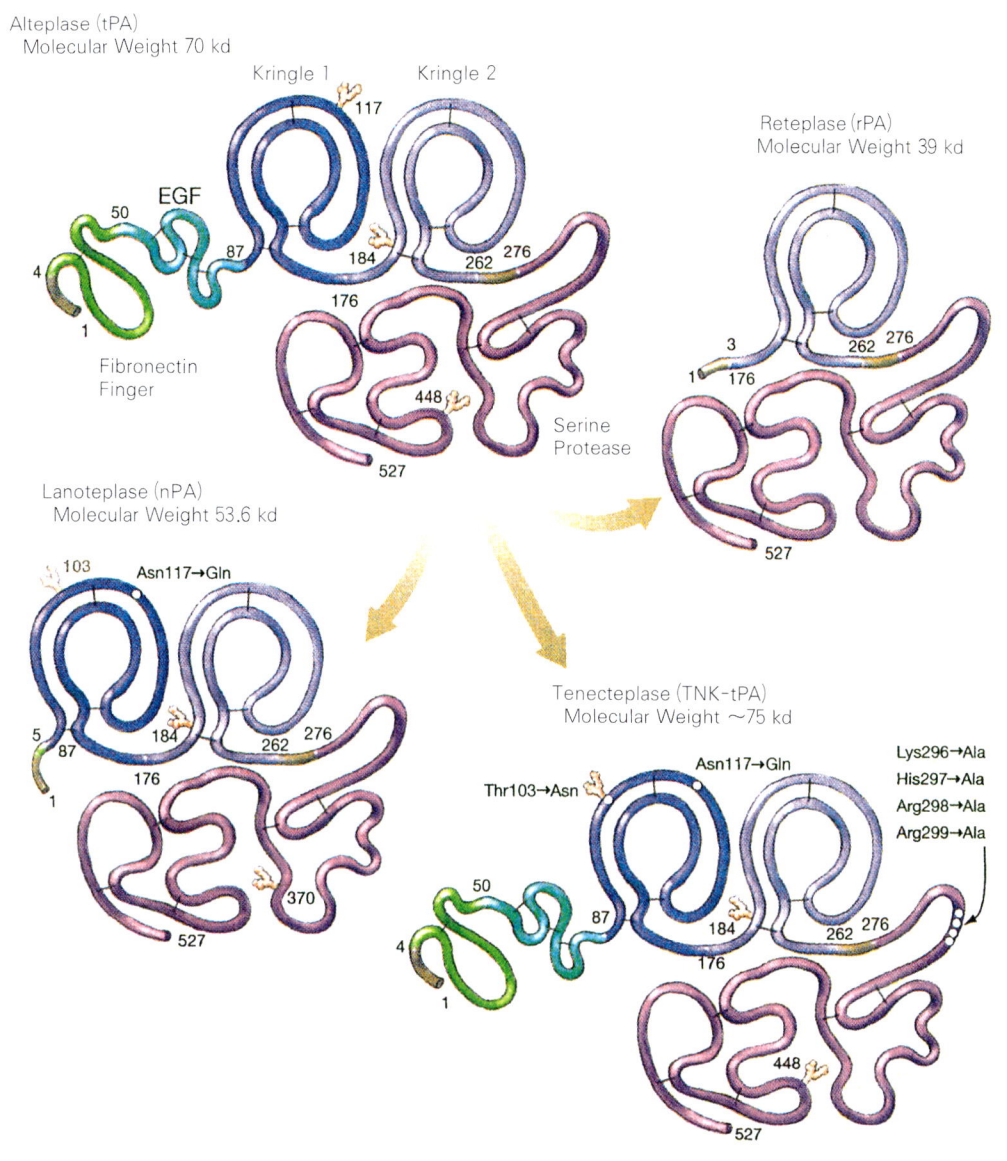

図 7 - 1　tPA の構造とその修飾
[Llevadot J ら：JAMA, 2001[8)] より転載]

70～80％程度とされる[5)6)]（**図7-1**）．tPA は plasminogen activator inhibitor（PAI-1）により抑制され，作用半減期は5分と短く，90分間で投与．tPA の遺伝子組み換え型として，tPA から finger，EGF，kringle 1 部分を省略，protease 部におけるアミノ酸を入れ替えるなどの修飾をなし，フィブリン親和性を高める，血中半減期を延長する，PAI-1 に対する感受性を下げるなどの作用が付加されている．rPA（reteplase）は半減期15分で，30分間隔で2回投与，冠動脈再開率は80％，頭蓋内出血合併症0.8％程度である．

　欧米では，tPA 静脈内投与は当初3時間で行われたが，accelerated dose regimen として tPA を90分で投与する方法がより迅速な血栓溶解をもたらすとされ，現在はこの方法が主流

となっている[7]．また，上記のようなtPA構造の改変により生成された，reteplase (rPA) や tenecteplase (TNK‑tPA) はtPAと比べ死亡率の改善は認めないものの，フィブリンに対する特異性が高く出血合併症の減少が期待され，血中半減期は16〜20分と長くボーラス投与が可能となっている．米国におけるメタ解析の成績では，reteplase と tenecteplase の単回ボーラス投与によりtPAの単回ボーラス＋持続静注と同等の成績，lanoteplase (nPA) とヘパリンの単回ボーラス＋持続静注では，死亡率はtPA単回ボーラス＋持続静注と同等だが頭蓋内出血がより高率であった[8]．

わが国では，tPA製剤は総量の10％をボーラス投与，残りを60分間で点滴投与とされ，半減期の長い第2世代tPAはその構造を改変された遺伝子組換えtPAで，全量ボーラス投与可能な製剤として使用される[9]．わが国で現在使用可能である製剤は大別して，ウロキナーゼ (UK)，プロウロキナーゼ (Pro‑UK)，組織プラスミノゲンアクチベータ (t‑PA)，遺伝子組換え t‑PAである．UKは血栓親和性がないが，tPA，遺伝子組換え tPA，pro‑UKには血栓親和性がある．半減期はtPA 5分，UK 15分，Pro‑UK 17分（4〜8分），遺伝子組換えtPA 20〜60分で，半減期の長い遺伝子組換えではボーラス投与が可能となる．天然型t‑PA tisokinase (Hapase, Plasvata)，第2世代 t‑PA alteplase (Activacin, Grtpa)，monteplase (Cleactor)，pamiteplase (Solinase)，nateplase (Milyzer)，Pro‑UK nasaruplase (Thrombolyse) であり，tisokinase，alteplase，nateplaseは全投与量の1/10をボーラス静注，残りを1時間で点滴静注する (nasaruplase：全量を1時間で投与)．Monteplase，pamiteplaseは全量を単回1〜2分で静脈内ボーラス投与する．このほかurokinase系 (Urokinase, Uronase) も静注使用可能である．再開通時間はmonteplaseで16.1分，reteplaseで39.6分とされる．

冠動脈内投与は，UK (urokinase) は24万単位ずつ10分間で注入し，最高96万単位まで，t‑PA (tisokinase) は160万単位ずつ10分間で注入し，最高640万まで，Pro‑UK (nasaruplase) は1500単位ずつ10分間で注入し，最高6000単位まで，が認められている．ヘパリン併用投与が血栓溶解促進するという証拠は必ずしも明確ではないが，大部分の専門医により，例えば血栓溶解療法施行時にヘパリン 60U/kg ボーラス，以後 12U/kg/ 時投与，aPTTを1.5〜2倍に維持するといった方法がとられている．ただし，monteplaseでは投与後6時間以内はヘパリン投与を控えることとされている．

これらの血栓溶解製剤間の優劣を検討する膨大な数の大規模臨床検討が欧米で行われてきた．SKとtPAの対比では，GUSTO試験の成績が最も明快で，tPAの90分間静注法で，30日死亡率はtPA群 6.3％，SK群 7.3％ ($p=0.001$)，90分後梗塞責任冠動脈再開通率はtPA＋ヘパリン群 81％，SK＋ヘパリン群 60％，頭蓋内出血 0.7％対0.5％で，tPAの優位性が示された[7]．同様に，tPAとAPSACの検討でも，死亡率，責任冠動脈再開率いずれにおいてもtPAがAPSACに比して良好な成績を示した[10]．一方，遺伝子組み変え型ボーラス注入タイプの血栓溶解剤 (rtPA) のTNK‑tPA，Lanoteplase (nPA) とtPAとの対比では，結局死亡率，再梗塞率には優劣は認められず，前者における投与法の簡便性が優位な差として残された[11)‑13)]．

● 3．適　　応 ●

急性心筋梗塞症に対する適応としては，アメリカ心臓病学会ガイドラインでは，
クラスⅠ：(1) ST上昇あり（隣接する2誘導以上で0.1mVを超える上昇），血栓溶解療法開

始までの時間が12時間以内で，年齢が75歳未満，(2) 脚ブロック（STの判読を不明確にする）および急性心筋梗塞を示唆する病歴．

クラスIIa：(1) ST上昇あり，年齢75歳以上．

クラスIIb：(1) ST上昇あり，治療開始までの時間が12〜24時間，(2) 高リスク心筋梗塞で搬入時の収縮期血圧が180mmHg以上および/または拡張期血圧が110mmHg以上．

適応なしのクラスIIIは，(1) STの上昇あり治療開始までの時間が24時間以上，虚血性疼痛が消失，(2) ST降下のみ．

前壁梗塞，糖尿病，低血圧，頻拍の場合に一層効果的で，下壁梗塞で効果は限られるが，右室梗塞（V4R誘導のST上昇）または前胸部ST下降を伴う症例に有効．

● 4．発症・治療時間 ●

冠動脈再灌流療法の効果が得られる発症からの時間は，側副血行，冠動脈不完全閉塞などの状況によりばらつきがあるが，一般的には発症後6時間以内が虚血心筋救済，予後改善に関する有効時間枠 time window であり，とくに3時間以内は golden hour，発症後6〜12時間も有効の可能性残す時間帯となり[14]，12〜24時間は remodeling 改善などの効果が期待される可能性も否定されない時間帯とされる（1,000人あたりの救命数は発症0〜1時間65人，1〜2時間37人，2〜3時間26人，3〜6時間29人，6〜12時間20人）[15) 15a)]（図7-2）．発症12時間以後でも胸痛の持続，ST上昇の持続，Q波未出現の症例では，再灌流療法の効果は十分期待し得る．このような所見を伴わない発症12〜24時間の症例でも，梗塞巣の縮小効果は期待されないにしても，梗塞部の組織治癒機転を促進，側副血行の増加，心筋収縮能改善，電気的不安定性の改善，冬眠心筋の改善などの機序を介して再灌流の効果は期待し得る．治療開始が12〜24時間を超えると救命効果は低くなるが，虚血性疼痛が持続しSTが上昇する症例は適応と考えられる．なお，わが国における保険診療上では，血栓溶解剤の投与は発症6時間までとされている．発症後4〜6時間までは，再灌流療法施行までの

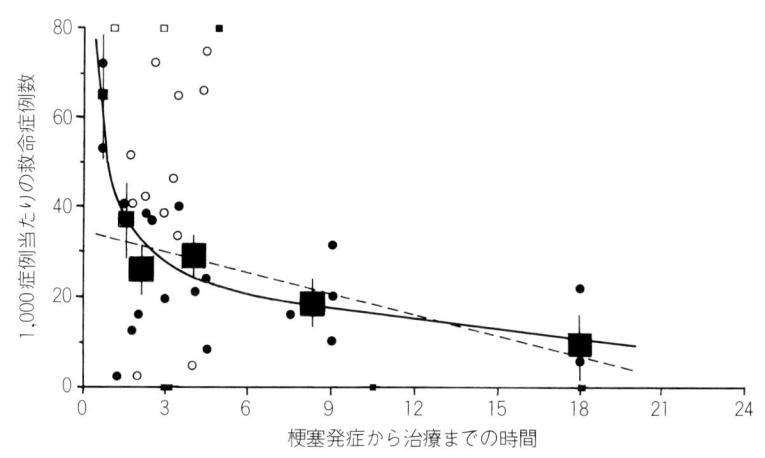

図7-2　心筋梗塞発症より血栓溶解療法施行までの時間と症例1,000人当たりの救命数
諸報告の成績をプロットしたもの
[Boersma Eら：Lancet, 1996[15a)] より引用]

時間が1時間遅れると急性期死亡率が1％増加するとされる[16]．

再灌流療法施行までの時間を短縮する目的で，Door：救急医療部到着時，Data：最初の心電図上ST上昇を確認時，Decision：再灌流療法施行決定時，Drug：血栓溶解剤投与開始時の4時点four D'sを基準として，それぞれの時間を短縮する努力がなされている[17]．すなわち，door‐to‐data timeを短縮するには，胸痛症例に対して医師の指示を待たずナースが直ちに記録，data‐to‐decision timeは救急室に循環器専門医が常駐する場合は良いが，そうでない場合は循環器専門医にコンサルトするより救急医療担当医が診断できればより短縮できる，decision‐to‐drug timeを短縮するためにt‐PAをCCUに移してからではなく救急室で開始するなどで，door‐to‐drug timeは30分以内が理想的とされる．クリティカル・パスの適用によりdoor‐to‐drug timeを30分以内とする必要がある[18]．すなわち，受診から10分以内に心電図記録・判読し，診断までの時間を10〜20分，door‐to‐needle timeを30分未満にすることが望ましい．しかし，現実には若干の問題もある．

心筋マーカーは心筋梗塞診断上きわめて重要な情報だが，緊急検査法として一般に利用可能であるCK‐BMは再灌流療法適応が問題となる発症6時間以内では，大部分の症例で正常範囲か僅かな上昇に留まり診断根拠となり難い．女性患者の非定型的症状，高齢者，糖尿病症例の不明確な胸痛などの問題もあり，回旋枝閉塞によるST上昇の欠如などにより，梗塞診断に手間取る場合もあり，超音波診断法による心室収縮異常の検出も必要となる．時間ロスを短縮する試みとして，入院前治療も試みられ，早期死亡率が17％〜50％，長期死亡が2〜11％改善する可能性が指摘された[19)20]．諸報告のメタ解析では，血栓溶解療法開始までの時間を1時間近く短縮（平均58分），入院死亡率も減少させる（OR＝0.83）とされている[21]．しかし，多くの胸痛症例において心筋梗塞を院外レベルで診断する場合の誤診の可能性，再灌流不整脈など合併症の対応の問題などを考慮し，AHAガイドラインでも院外血栓溶解療法施行は，搬送時間が1時間以上必要な場合に限り，医師立会いの下で施行とされている[22]．なお，院外で12誘導心電図記録，あらかじめ搬送施設に伝送する方式により，病院着から治療開始までの時間を短縮，死亡率を12％対8％（p＜0.001）と減少させ得るとされる[23]．いずれにしても血栓解療法施行は患者からのcallがあってから30分以内にスタートする体制が必要で，投与中・後には血栓溶解の成否を胸部症状の寛解，心電図ST上昇の50％以上の改善によりモニターし，その後も心筋虚血の再発所見に注意を払う必要がある[24]．

● 5．禁　　忌 ●

75歳以上例では死亡率減少効果は少なく，1,000人あたりの救命率は10人となる[25]．さらに，血栓溶解療法の効果は，前壁梗塞では下壁梗塞に比しより著明で，ST低下心筋梗塞では有効性が確認されていない．禁忌としては，出血している患者，頭蓋内あるいは脊髄の手術または障害（2ヵ月以内），頭蓋内腫瘍，動静脈奇形，動脈瘤，出血性素因，重篤な高血圧とされる．このほか，超高齢者，消化管潰瘍，心停止蘇生術（心体外マッサージ）施行後，糖尿病眼底症例など，鎖骨下静脈穿刺などの手技施行なども注意深く適応，施行中継過を見る必要がある．

心筋梗塞診療・情報研究班のガイドライン（上松瀬勝男：平成11年度厚生労働省医療技術評価総合研究事業，急性心筋梗塞診断・治療ガイドライン）では，血栓溶解療法の絶対的禁

忌は，(1)出血性脳梗塞の既往(時期を問わず)，1年以内の脳梗塞，脳出血，(2)既知の頭蓋内新生物，(3)活動性内出血，(4)大動脈解離およびその疑い．相対的禁忌は，(1)診察時，コントロール不良の高血圧(180/110 mmHg以上)，(2)禁忌に属しない脳血管障害の既往，(3)出血性素因・抗凝固療法中，(4)頭部外傷，長時間(10分以上)の心肺蘇生法，または大手術(3週未満)などの最近の外傷既往(2〜4週間以内)，(5)圧迫困難な血管穿刺，(6)最近(2〜4週以内)の内出血，(7)線溶薬に対する過敏反応，(8)妊娠，(9)活動性消化性潰瘍，(10)慢性重症高血圧の既往(出血性糖尿病網膜症のような出血性眼疾患)．なお，心肺蘇生術後症例でも出血合併症の増加はなく血栓溶解療法施行可能で生命予後の改善を得られると報告されている[25]．脳卒中合併の危険因子は，高齢(65歳以上)，低体重，高血圧(180/110 mmHg)，アルテプラーゼ(tPA)使用が挙げられる[26]．血栓溶解療法による頭蓋内出血合併症の頻度は平均0.75%だが，75歳以上高齢者では他に危険因子がない場合は1.5%，危険因子ある場合は3.3%となる[27]．高齢者に対する血栓溶解療法の効果を否定する報告もある一方で，メタ解析報告では高齢者群に対する血栓溶解療法により若年者以上の救命効果が得られることも示唆されている[15)24]．

● 6. 救命効果 ●

血栓溶解療法の急性心筋梗塞の死亡率改善効果は，まずGISSI-1試験で明らかにされ，11,721例の急性心筋梗塞症例を対象とし，ストレプトキナーゼ治療群で急性期死亡率の有意の改善が示され，とくに発症3時間以内で最も有効とされた[28]．

図7-3に示すISIS試験[29]でも25%の死亡率減少があり，既に1980年代の大規模検討で有効性が示され，t-PAについてはGISSI-2で30%の死亡率減少が示されている[30]．1994年のFibrinolytic Therapy Trialists(FFT)では，9件の大規模検討を総合し58,600症例について検討，血栓溶解療法は梗塞部位，性別，75歳までの各年齢，血圧，脈拍，糖尿病，梗塞既往の如何にかかわらず，1ヵ月死亡率は改善されることが示されている(9.6% vs. 11.5

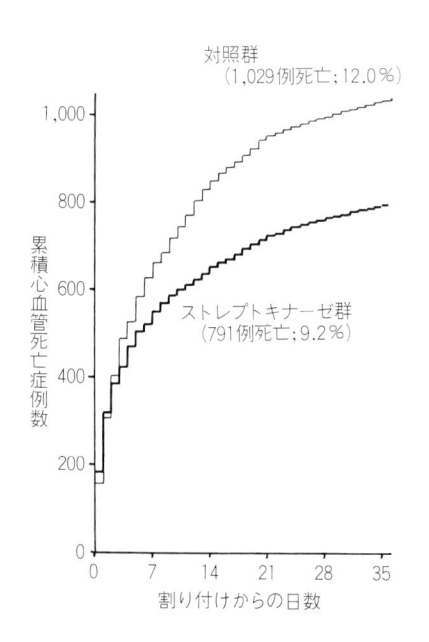

図7-3 血栓溶解療法施行群と対照群との急性期死亡の対比

[ISIS-2 (Second International Study of Infarct Survival) Collaborative Group : Lancet, 1988[29]より引用]

第7章 再灌流療法

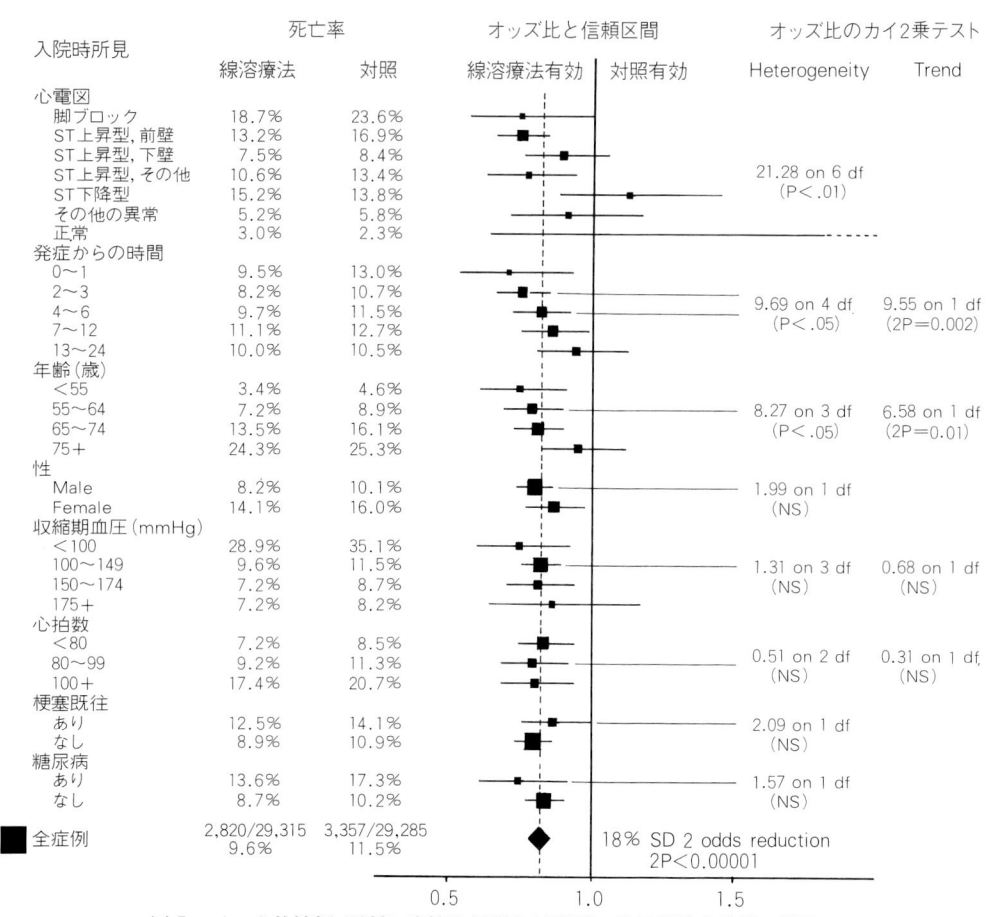

入院時所見	死亡率 線溶療法	対照	オッズ比と信頼区間 線溶療法有効／対照有効	オッズ比のカイ2乗テスト Heterogeneity	Trend
心電図					
脚ブロック	18.7%	23.6%			
ST上昇型,前壁	13.2%	16.9%			
ST上昇型,下壁	7.5%	8.4%		21.28 on 6 df	
ST上昇型,その他	10.6%	13.4%		(P<.01)	
ST下降型	15.2%	13.8%			
その他の異常	5.2%	5.8%			
正常	3.0%	2.3%			
発症からの時間					
0〜1	9.5%	13.0%			
2〜3	8.2%	10.7%		9.69 on 4 df	9.55 on 1 df
4〜6	9.7%	11.5%		(P<.05)	(2P=0.002)
7〜12	11.1%	12.7%			
13〜24	10.0%	10.5%			
年齢（歳）					
<55	3.4%	4.6%			
55〜64	7.2%	8.9%		8.27 on 3 df	6.58 on 1 df
65〜74	13.5%	16.1%		(P<.05)	(2P=0.01)
75+	24.3%	25.3%			
性					
Male	8.2%	10.1%		1.99 on 1 df	
Female	14.1%	16.0%		(NS)	
収縮期血圧（mmHg）					
<100	28.9%	35.1%			
100〜149	9.6%	11.5%		1.31 on 3 df	0.68 on 1 df
150〜174	7.2%	8.7%		(NS)	(NS)
175+	7.2%	8.2%			
心拍数					
<80	7.2%	8.5%			
80〜99	9.2%	11.3%		0.51 on 2 df	0.31 on 1 df
100+	17.4%	20.7%		(NS)	(NS)
梗塞既往					
あり	12.5%	14.1%		2.09 on 1 df	
なし	8.9%	10.9%		(NS)	
糖尿病					
あり	13.6%	17.3%		1.57 on 1 df	
なし	8.7%	10.2%		(NS)	
全症例	2,820/29,315 9.6%	3,357/29,285 11.5%	18% SD 2 odds reduction 2P<0.00001		

図7-4 血栓溶解（線溶）療法施行群と対照群の急性期救命効果の対比
[Fibrinolytic Therapy Trialists' (FTT) Collaborative Group：Lancet, 1994[15]より引用]

%，p<0.00001，1,000例中18例の救命効果)[15]．ただし，ST上昇型以外の心筋梗塞(NSTEMI)，発症より12時間経過した症例，75歳以上，収縮期血圧175mmHg以上例では急性期救命率には明確な改善がみられていない（図7-4）．このようなことから，血栓溶解療法にて治療する症例の入院時背景因子により30日死亡率の予測が試みられ，その予測因子を，年齢75歳以上，収縮期血圧100mmHg未満，心拍数100/分以上，Killip 2〜4，前壁梗塞，糖尿病・高血圧・狭心症既往，体重67kg未満，治療開始発症4時間を超える，として死亡率で最大45倍の差のある群に分類している[31]〔p88（図4-8）を参照〕．

●7．再開冠動脈血流と心筋再灌流●

十分な再開冠動脈血流ということに関して，Thrombolysin In Myocardial Infarction(TIMI)分類が最も広く用いられている[32]（図7-5，表7-1）．予後改善を規定するのはTIMI 2 血流ではなくTIMI 3 血流であるとされ[33]，冠動脈血流再開が得られた場合でもTIMI Grade 3 とTIMI Grade 2 では梗塞病巣縮小，予後改善効果はTIMI Grade 3 の場合が有意に良好であり，GUSTO試験ではTIMI 2，TIMI 3血流で，30日死亡率は7.4%，4.4%（p=0.08），

第 1 節　血栓溶解療法

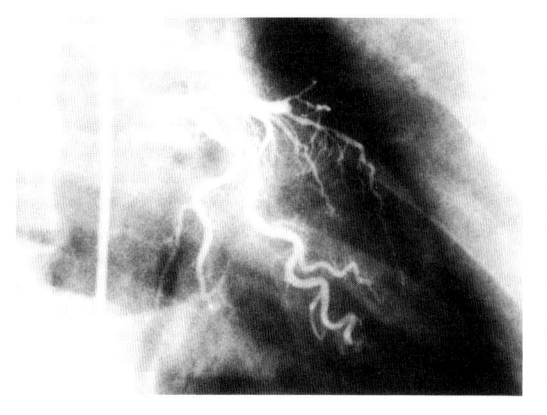

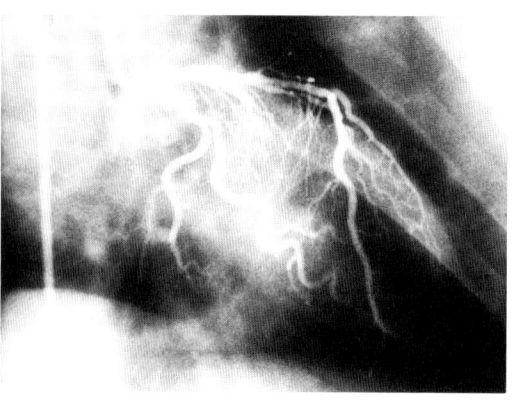

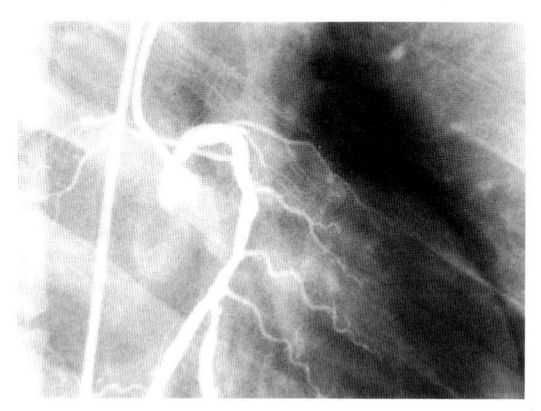

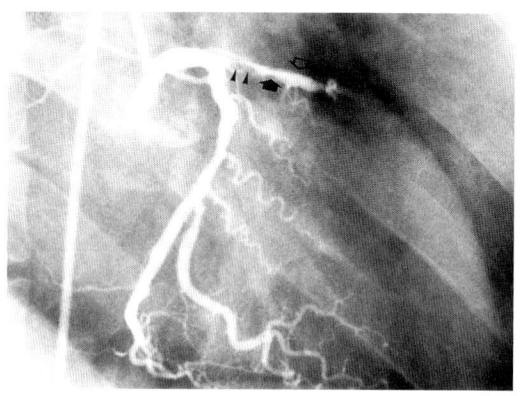

図 7 - 5　血栓溶解療法による冠動脈再開（左冠動脈前下行枝）
　a では＃ 7 完全閉塞部再開通あり残存狭窄は 50% 以下で，血流は TIMI 3 血流である．b では＃ 6 完全閉塞あり，血流再開は＃ 7 までで，残存血栓（小黒矢印），プラーク（大黒矢印）認め，TIMI 1 血流である．このように血栓溶解療法では残存狭窄・血栓が治療効果を削減する．

表 7 - 1

TIMI (Thrombolysin In Myocardial Infarction) coronary flow grade (TIMI grade)
　grade 0 ＝梗塞責任冠動脈の完全閉塞．
　grade 1 ＝完全閉塞部位を越えて造影剤が進入するが，遠位の冠血管床を灌流するには至らない．
　grade 2 ＝責任冠動脈全体を灌流するが，正常冠動脈に比べて血流の遅れがある．
　grade 3 ＝責任冠動脈全体を灌流し，かつ血流に遅れがない．

TIMI myocardial perfusion grade (TMPG), myocardial blush grade (MBG)
　grade 0 ＝造影剤の心筋内分布 (blush) をほとんど認めない．
　grade 1 ＝心筋は造影剤により徐々に染まり，次の造影（約 30 秒後）にも残存する．
　grade 2 ＝心筋濃染像は 3 拍動 (washout) 後にも不変，またはわずかに減少，次の造影時には消失．
　grade 3 ＝冠動脈開通後，流域の心筋は造影剤で染まり (blush)，3 拍動 (washout) 後には消失または淡染所見のみ．

左室区駆出率は56±14％，61±1％（p＜0.001）であり，TIMI 2，3血流では心筋救済効果の上に差があることが認められている[34]．TIMI分類をさらに定量化する目的で，冠動脈造影上，造影剤が冠動脈入口部から末梢の枝に到達するまでのフィルム駒数で表現する方法が用いられる（TIMI frame count）[35]．心外膜側の冠動脈の血流はTIMI flow gradeで評価できるが，心筋内灌流，すなわち細小血管内血流状況を造影剤による心筋の染まり・洗い出しにより評価する方法TIMI myocardial perfusion grade（TMPG grade）がある（**表7-1**）．この評価法により，血栓溶解療法後TIMI血流良好（TIMI 3），かつTIMI myocardial perfusion grade 3（TMPG 3）の群では30日死亡率は0.7％，心筋血流不良な群（TMPG 2〜0）では4.7％，TIMI血流不良（TIMI 0〜2）で心筋血流良好な群では4.7％，不良な群では7.4％とされる[36]．一方，冠動脈細小血管における循環障害は血栓溶解療法後の心電図ST改善から評価することも可能であり，溶解療法開始2時間後50％以上改善した群の2年間死亡率は2％，50％未満の改善に留まった群では13％（p＜0.001）とされ，この結果は治療後のST改善度は血栓溶解療法後の冠動脈細小血管の障害（内皮傷害，血管浮腫，白血球，血小板凝集塊，血栓などを含む）によるとされている[37]．

●8．限界と問題点●

出血合併症は血栓溶解剤では避けがたい合併症で，とくに問題となるのは頭蓋内出血であり，FTTの58,600例についてのまとめでは，脳卒中合併率は血栓溶解療法群1.2％，対照群0.8％で，高齢（65歳以上，とくに75歳以上2.0対1.2％），女性（1.4％対0.9％），高血圧（170 mmHg以上1.4％対0.7％），tPA 1.5mg/kg以上が危険因子となる[15)38]．

急性心筋梗塞症例に対する血栓溶解療法の重要な限界は，**図7-6**に示すように，再灌流成功例がTIMI 3で32〜72％とprimary PCI法の90％以上の効率に比べて低率であり，これと関連してprimary PCIに比して再梗塞率が高い，生存率が低いという問題が残る[2)39]．TIMI 3開存率はt-PA90分間迅速静注で54％，3時間静注で38％，SKで32％，TIMI 2〜3開存度はそれぞれ81％，73％，60％とされる[34]．モンテプラーゼでは，TIMI 2〜3開存

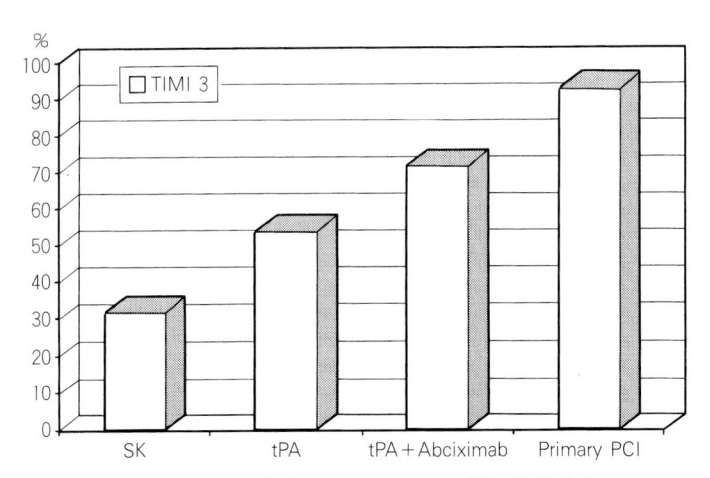

図7-6　各再灌流法によるTIMI 3再開血流達成率
Abciximab=GP IIb/IIIa受容体阻害剤，SK=ストレプトキナーゼ，tPA=組織プラスミノーゲン活性剤．

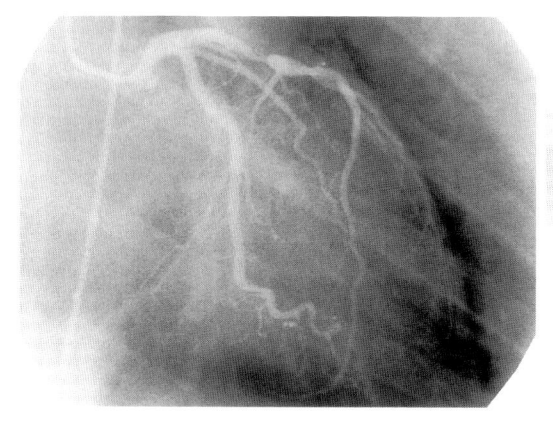

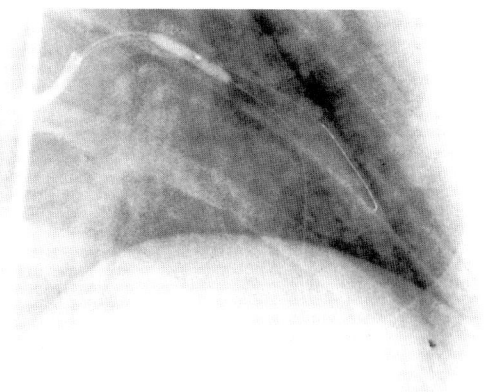

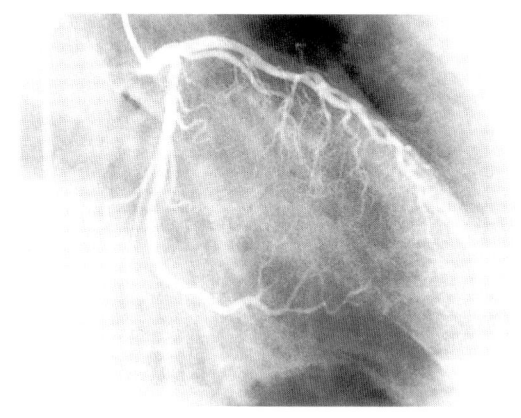

図7-7 他院にて心筋梗塞発症早期tPA投与後後転送され，引き続きPCI施行した症例
冠動脈造影時にはtPA投与により，既に責任冠動脈である左前下行枝は再開通しているが高度狭窄を残しており(a)，PCI施行により十分な拡張が得られている(b, c).

度は79％と高く，再開通までの時間が短い利点がある[9]．

一方，primary PCIは熟練した術者と外科のバックアップが必要で，専門施設へ移送するため心筋救済にとって貴重な時間が失われることになる．そこで，診断が確定され次第tPAの静脈内投与を開始し，この間にprimary PCI可能な施設へ転送する，あるいはprimary PCIのセットアップをするという治療戦略が考えられ(facilitated PCI)，PACT studyで検討された結果，遺伝子組換えtPA (rtPA, Activase, Actilyse) 50 mgボーラス前投与群では，冠動脈造影施行時既に61％の症例で責任冠動脈の再開通(TIMI 2～3)あり，rtPA前投与未施行群では34％に留まった．引き続きTIMI 2以下血流群にはPCI施行，rtPAまたはPCIいずれかでTIMI 3 flowとなった症例の左駆出率は極めて良好であり(平均62％)，door to balloon time 60分以上の場合はtPA先行投与が望ましいとしている[40]．従来，血栓溶解療法後引き続きPTCAを施行することは，責任冠動脈の急性～亜急性閉塞，緊急CABGとなる場合が多く死亡率も高く禁忌とされ，血栓溶解療法施行後90分後にも胸部症状，ST上昇の改善を見ない場合のrescue PTCAは不可で，血栓溶解療法がいったん成功した後に再閉塞症状・所見が出現した場合はelective PTCAの施行を考慮するとされた時期があった．最近のPCIではほとんど全例ステント植え込みが行われ，このような問題はほとんど経験されなくなっている(図7-7)．欧米の代表的6検討の総合成績では，入院前血栓溶解療法施行群では入院後血栓溶解療法施行群に比して，発症～治療時間は60分短縮(104±7分対162±16分)，院内死亡率の減少(8.6％対10.2％)が示されている[21]．しかし，わが国では，実際に

は急性心筋梗塞症例搬入時に，monteplase (Cleactor)，pamiteplase (Solinase) を静脈内ボーラス投与し，この間に primary PCI 施行のセットアップをすることによって，60〜120分の door to balloon time を節約する方法も行われているが，on site で tPA を注入搬送することは再灌流不整脈，出血合併症の可能性からルチーンには行われていない．

急性心筋梗塞の血栓溶解療法に，強力な血小板凝集阻害剤であるIIb/IIIa受容体拮抗剤を併用する試みがあり，TIMI14試験ではST上昇型急性心筋梗塞症例においてalteplase＋IIb/IIIa受容体拮抗剤abciximab群とalteplase単独群で，得られるTIMI 3再開血流頻度は72%対43%（p＝0.0009）で，かつ出血合併症は7%対6%にて差を認めなかった[41]．GUSTO studyでは急性期死亡率には差がないが，再梗塞（2.3%対3.5%，p＜0.0001），心筋虚血再発（11.3%対12.8%，p＝0.004）の頻度減少を認めた[42]．Tenecteplase＋eptifibatide投与群とtenecteplase通常量投与群との対比では，責任冠動脈開存度（85%対77%，p＝0.17），TIMI 3血流は良好だが（59%対49%，p＝0.15），出血合併症（7.6%対2.5%，p＝0.14）増加傾向が見られた[43]．

また，抗トロンビン剤の効果は大いに期待されたが，当初出血合併症が多く，低容量に変更され，心事故減少効果が微弱と言う結果となり，GUSTO IIb試験では急性心筋梗塞30日死亡率，再梗塞の減少は6.2%対5.9%，6.0%対5.0%で有意ではなかった[44]．しかし最近，血栓溶解療法に低分子ヘパリン，抗トロンビン剤（hirudin）併用投与が再梗塞，反復心筋虚血を減少させるとする報告もある[45]．

第2節 Primary PCI

1. primary PCIと血栓溶解療法との2003年のメタ解析では，急性期死亡率7%対9%，再梗塞2.5%対6.8%，頭蓋内出血0.5%対1%，追跡期間中死亡9.6%対12.8%，再梗塞4.8%対10%で，いずれもprimary PCI法が有意に良好な成績となっている（$p < 0.001$）．
2. Primary PCIの中味をprimary PTCAとprimary stentingに分けて主要報告を併せて解析すると，死亡率，再梗塞率には差が見られないが，再血行再建率がprimary stenting群で低率であった．
3. ACC/AHAのガイドラインでは本法の良好な適応として，発症12時間以内のST上昇型心筋梗塞で，年間PCI施行200例以上の施設で，年間PCI施行75例以上の術者が，door-to-balloon time 90±30分で施行される場合としている．
4. 本法による再開冠動脈血流は90%以上でTIMI flow 3であるが，再灌流心筋内の血流を示すmyocardial blush所見から見ると，心筋内血流正常例は30%程度に過ぎないとされる．原因として冠動脈病巣部血栓，粥腫が末梢に流出し心筋内循環を傷害する可能性が考えられ，血栓吸引カテーテル，末梢流出血栓，粥腫片回収カテーテルが開発，臨床応用され，成果が挙げられつつある．
5. 心原性ショックに対する早期PCI施行は保存的治療に比して有意に良好な成績を示し，ACC/AHAガイドラインでもprimary PCIの良好な適応として，発症36時間以内の75歳未満ショック例に対して，ショック発症後18時間以内に施行する場合としている．
6. 高齢者に対するprimary PCIは手技的には必ずしも困難ではないが，診断の遅れ，社会的要因などにより施行率が非高齢者に比して低く，さらなる検討の余地がある．
7. 心臓外科のバックアップのない施設でのprimary PCIの可能性が検討され，良好な成績が示されつつある．

1. 血栓溶解療法とPrimary PTCAの比較

急性心筋梗塞症例に対して血栓溶解療法をせず，直接冠動脈血行再建を行う，いわゆるprimary PTCAが1980年代の半ばより一部の施設で試みられていたが，1990年代に入りprimary PTCAと血栓溶解療法の対比検討が始まり[46)47)]，さらに1990年代半ばからはstent植え込みをも含めて，primary PCIと血栓溶解療法の多施設・無作為検討が施行され，結果的にはおおむねprimary PCIによる血行再建療法が，血栓溶解療法に比して，死亡率，再梗塞，再血行再建，出血合併症の面からより良好な成績が示されるに至っている[2)]．臨床例に

おける primary PTCA を多数例に施行し，その有効性を最初に示したのは Mid‐American Heart Institute の Hartzler らのグループであった．1980年代より連続1,000例につき発症より平均5.4時間で primary PTCA 施行，急性期死亡率7.8％，ショック例で44％の成績が示されている[48]．1993年にPAMI，Zwolle試験の成績が発表され，primary PTCAの有効性が明確に示されることとなった．PAMI試験では395例を対象とし，primary PTCAとtPA静脈内投与による無作為試験で，死亡，再梗塞にて5.1％対12.0％（$p=0.02$），頭蓋内出血合併0％対2.0％（$p=0.05$）であり[46]，Zwolle試験では142例を対象とし死亡率0％対5.6％，頭蓋内出血0％対12.5％（$p=0.003$）で，primary PTCA群においてより良好な成績が示された[47]．GUSTO IIb試験では1,138例を対象とし，primary PCI群とtPA短時間静注法を比較，30日死亡，再梗塞，脳卒中のエンドポイントは9.6％対13.7％（$p=0.03$），頭蓋内出血0％対1.4％（$p=0.008$）であった[49]．

このような成績の10臨床試験につきWeaverのメタ解析に総括されている[39]．すなわち，10検討はすべてST上昇心筋梗塞を対象とし，発症6〜12時間以内に primary PTCA またはSK，tPAまたはduteplaseによる血栓溶解療法が行われ，受診・治療時間はprimary PTCA群40〜238分，血栓溶解療法群18〜179分である．総合成績はprimary PTCA群（1,290例），血栓溶解療法群（1,316例）で，急性期死亡はそれぞれ4.4％，6.5％（$p=0.02$），急性期死亡＋非致死的再梗塞は7.2％，11.9％（$p<0.001$），脳出血0.01％，1.1％（$p=0.0005$）であり，primary PTCA群にてより良好な成績が示されている[46)-53)]．さらに，具体的に血栓溶解療法に対してprimary PCIにどの程度の利点があるかについて，1993年より2002年に至る主だった報告の計7,739例（door‐to‐balloon time 103 ± 63 分，door‐to‐needle time 65 ± 59 分）についての解析では，primary PCI対血栓溶解療法でみて，急性期においては死亡7％対9％（$p=0.0002$），再梗塞2.5％対6.8％（$p<0.0001$），虚血再発6％対21％（$p<0.0001$），頭蓋内出血0.5％対1％（$p<0.0001$），追跡期間中では，死亡9.6％対12.8％（$p=0.0019$），再梗塞4.8％対10％（$p<0.0001$），再虚血22％対39％（$p<0.0001$），頭蓋内出血なしであった[2]．また，ごく最近別のメタ解析結果でも，primary PCI対血栓溶解療法で，急性期死亡率4.3％対6.9％，再梗塞3.2％対7.6％，脳血管障害0.66％対1.88％で，primary PCIは熟練した術者，施設で行われれば血栓溶解療法に比し，より良好な結果が得られるものと結論される[54]．以上の3つのメタ解析の成績をまとめると，図7-8のように急性期死亡率でみていずれも血栓溶解療法に比して，primary PCIの成績が有意に良好である．

さらに，このような primary PCI による有効性は高リスク群で低リスク群に比してより明確であることが示されて来た．すなわち，PAMI[55)56)]，GUSTOの成績を急性期死亡率でみると，前壁梗塞，高齢者でprimary PCIの救命効果が明確に示されている[34)56)57)]．ショック合併例では，血栓溶解療法の効果は必ずしも明確でなく[57]，SHOCK試験の成績では早期血行再建適用により6ヵ月までの死亡率は50％対63％で有意の改善をみている（$p=0.03$）[58]．それでは，低リスク症例にはprimary PCIを施行する意義はないのかと言う疑問が生ずるが，例えば下壁梗塞症例においてもprimary PCIと血栓溶解療法と対比して再梗塞は1.8％対9.1％，責任冠動脈開存度は100％対71％（$p=0.0001$），左室駆出率は55.2％対48.2％（$p=0.001$）で死亡率以外の成績でprimary PCIの有効性が示されている[59]．

第2節 Primary PCI

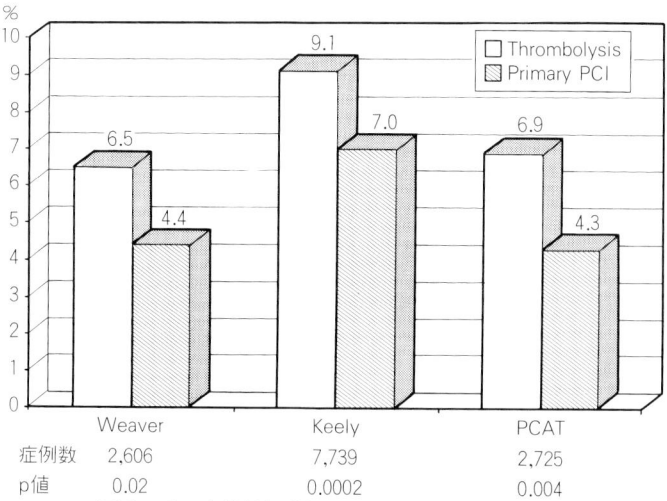

図7-8 血栓溶解療法とprimary PCIの成績比較
（3大メタ解析のまとめ）

	Weaver	Keely	PCAT
Thrombolysis	6.5	9.1	6.9
Primary PCI	4.4	7.0	4.3
症例数	2,606	7,739	2,725
p値	0.02	0.0002	0.004

3報告いずれでも急性期死亡率に関してはprimary PCIの成績が有意に良好であることが確認されている．

● 2．Primary PCI（PTCA & Stenting）●

　Primary PTCAに次ぐ急性心筋梗塞治療における転機は，急性心筋梗塞症例に対してステントを使うことであり，血栓性冠動脈閉塞により発症する心筋梗塞例の責任冠動脈内に金属製のステントを挿入することは禁忌と考えられたが，1996年のSaitoらの論文がきっかけとなり[60]，世界的にもprimary PTCAのみならず，primary stentingが併せ施行されprimary PCIの成績はさらに向上することとなった．その後primary stentingとprimary PTCAに関して無作為前向き検討が行われ，それらのまとめを図7-9に示す[61)-67)]．

　6～12ヵ月の追跡期間中の死亡率は，primary stenting群で1.3～4.8％，primary PTCA群で0～9.1％にて有意差は見られず，再梗塞率もprimary stenting群0.9～4.0％，primary PTCA群2.2～6.1％で有意差を認めないが，冠動脈再血行再建術施行率はprimary stenting群で3.6～18.6％，primary PTCA群では14.8～37.6％で有意の差が見られ，composite end pointにおいてもprimary stenting群4.5～21％，primary PTCA群17.4～46％で有意の差が認められている．すなわち，primary stenting施行により得られる最大の利点は安定した冠動脈再建が確保されることで，これによりさらにprimary PCIの適応が拡大した[61)-67)]．これらの報告でprimary PTCA群の15.1～17.5％の症例がbail-out stentingを要している点にも注意を要する．一方，Stent PAMI試験において，術後のTIMI 3 flowがstent群で89.4％であり，angioplasty群の92.7％よりむしろ低率であることは[66)]，後述のようにballooning＋stentingの操作により冠動脈硬化病巣の粥腫組織を破砕，末梢微小塞栓によるslow reflowを起こしやすい状況を示唆している．

　血栓溶解療法では，梗塞責任冠動脈の再開が得られても，冠動脈自体に狭窄病変が残存しており，再閉塞，再開通を反復し，血流の不安定性が残存する傾向があり，no-reflowなども併せ，血栓溶解療法施行例で完全な血流再開が得られるのは1/2の症例に過ぎない[68)69)]．これに対して，primary PCIではTIMI 3は91％，TIMI 2は7％，TIMI 0～1は2％とさ

第7章 再灌流療法

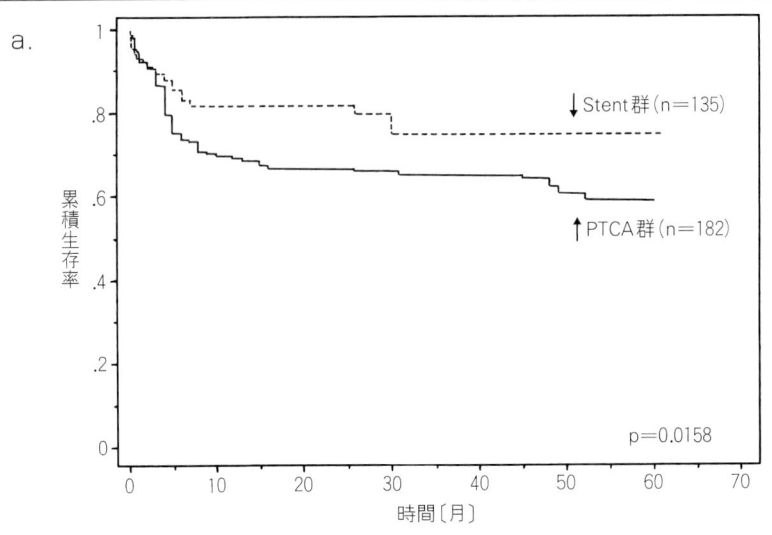

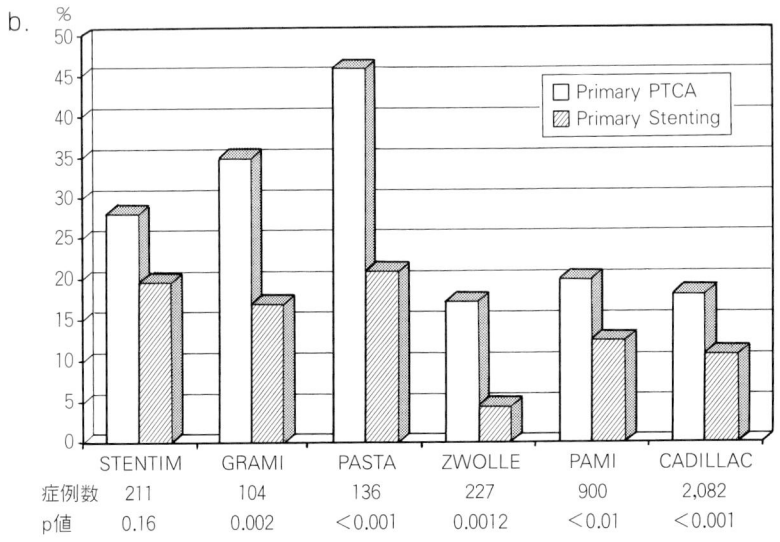

図7-9 Primary PTCA と Primary Stenting による心筋梗塞後追跡期間中の心事故発症率の比較

Primary Stenting 群で有意に良好な成績が示されている．
 a：死亡・心筋梗塞再発・冠血行再建を伴わない生存率（自験例）．
 b：Primary PTCA と primary stenting による梗塞後追跡期間中の心事故発症率の比較．

れる[70]．Primary PCI により得られる再開冠動脈血流は予後と密接な関係があることが示され，一方，再灌流を得る方法の差により TIMI 3 flow が得られる頻度に差が見られる（ストレプトキナーゼ 32％，accelerated tPA 54％，tPA＋Abciximab 72％，PCI 93％）[34)41)71]〔p148（図7-6）を参照〕．梗塞責任冠動脈の3～12ヵ月後の再閉塞率は5～14％で[72)73]，血栓溶解療法後の25～28％[74]に対して低率であり，長期生存曲線においても血栓溶解療法との差は急性期同様に見られる[72]．それでは血栓溶解療法と primary PCI 法の間にこのような差ができる原因は何かということになるが，既に実験系でも示されているように血栓溶解

療法では，(1)冠動脈血流再開が全例には得られない，(2)冠動脈内血栓が必ずしも完全に溶解されない，(3) 基礎となる冠動脈狭窄性病変が残存している，(4) 再開冠動脈血流は必ずしも梗塞発症前の状態に戻らず，冠動脈血流の増減，停止・再開反復現象が起こる場合があり，虚血心筋改善効果が不十分であり再梗塞発症する可能性が，機械的に血栓を圧砕し，冠動脈狭窄性病変を修復するprimary PCI法に比べ大であり，術後合併症発症，予後の点で差が生ずることは予想される[75]．実際，血栓溶解療法で正常冠動脈TIMI flow grade 3 が得られるのは50～70%であるが，primary PCIでは90～95%であり，再梗塞率も血栓溶解法の約半数となっている．

Primary PCIによる予後改善効果を1994年から1998年まで年代的にみると，急性期死亡率は10.2%から3.8%まで減少しており，これに対して血栓溶解療法による死亡率は同期間中13.9%から12.7%とほとんど変化をみないとする報告がある[76]．このような現象は，primary PCI施行の技術的な改善，施設内治療戦略の工夫，ステントなどdeviceの進歩の総合効果によるものと思われる．このような事情を反映して米国における急性心筋梗塞に対する血栓溶解療法施行頻度は，National Registry of Myocardial Infarction(NRMI) 150万例の調査で，1990年から1999年の間に34.3%から20.8%に減少，primary PCI施行頻度は2.4%から7.3%に増加している．ただし，この期間中非Q波梗塞が45%から63%へ増加していることも関係している可能性もある[1]．このような背景があって，primary PCIにおいて，血栓溶解療法に比してより良好な治療成績が得られるものと考えられる．なお，primary PCIは，原則として梗塞責任冠動脈に対してのみ施行とし，多枝病変例ではstaged PCIとすべきで，Stent PAMI, CADILLACなど主だった大規模試験でもprimary PCIは規約として梗塞責任冠動脈のみに限定されている．多枝病変例ではprimary PCI施行時にcomplete revascularizationを試みる術者もあるが，他枝病変は簡単に見える病変でも如何なるトラブルが起こらないとは限らず，梗塞心にさらにPCIに伴う虚血，造影剤負荷を加えることは好ましくない．

短時間内に患者を搬送可能な範囲内に，primary PCI施行可能な設備，外科のバックアップ，熟練したinterventional cardiologistsなどのスタッフが24時間待機する施設が存在するか否かに実際的な問題があり，米国でも急性心筋梗塞症例の10%程度が primary PCI 治療を受けている現状と思われる[1]．しかしながら，わが国では，PCI施行施設が1,000施設にも及び，半数以上の患者がprimary PCI治療を受けているとされ，心筋梗塞発症の頻度が低く各施設とも融通をつけ対応可能範囲にあるなどの状況にあると思われる．われわれも1994年以後は，発症24時間以内の心筋梗塞症例は一応全例primary PCIの適応として対応しているが，当然全例に施行することは出来ず，これらの症例にprimary PCIを施行したのは93%である．未施行例の多くは高齢者で，その理由は痴呆，難聴などカテーテル手技に協力が得られない，症状・所見が非定型的で診断が遅れる，本人・家族の同意が得られないなどである．このほか，われわれの症例では頻度が低いが，normal coronaryが1.1%あった．また，緊急冠動脈造影を施行した結果，PCIを施行せずバイパス手術を依頼した症例が19例あり，10例が左主幹部病変，7例が高度3枝病変例であり，別の2例は自由壁破裂よる心タンポナーデ症例であった．なお，PCI合併症による緊急CABGを依頼したのは，ステント入手が困難であったprimary PCI初期の2例のみであった．なお，PCI施行後の再狭窄が本法のアキレス腱であったが，シロリムス，パクリタキセルをコーティングしたeluting stentsに

よる成績が冠動脈各種病変に検討されつつあり，最近の報告では89例の急性心筋梗塞例にprimary PCIとしてsirolimus-eluting stent植え込みが行われ，6ヵ月まで再狭窄認めなかったとされている[77]．ただし，現時点では急性期心筋梗塞に対するeluting stentsの使用は公式には認可されていない．

3．発症・治療時間

ACC/AHAガイドラインでのクラスIの適応は，(1) ST上昇または左脚ブロック出現を伴う心筋梗塞症例で発症12時間以内，虚血症状継続例では12時間以上も含めて，適切な施設で（年間PCI施行回数200回以上），熟練した術者（年間PCI施行回数75以上）が経験豊富なスタッフの協力を得て適時に（door-to-balloon time，90±30分）施行し得る場合に血栓溶解療法の代用として施行，(2) 心原性ショックを合併したST上昇・Q波または新規左脚ブロックを伴う，発症36時間以内の急性心筋梗塞75歳未満の症例で，ショック発症後18時間以内にPCI施行可能の場合とされる．クラスIIaの適応として，再灌流療法の適応症例で血栓溶解療法禁忌症例とされている．

Primary PCI実施の実際面での第一の問題は発症からの時間であるが，血栓溶解療法の場合と同じくonset-to-balloon timeは3時間内がgolden hour，6時間内も時間的には良い適応とされ，症例によってとくに心筋虚血症状，心電図ST上昇持続している場合は12〜24時間でも効果は期待し得る．これを受診からPCIまでの時間door-to-balloon timeで見ると，これが60から103分に延長すると前壁梗塞の場合梗塞サイズは24％増加，左室駆出率は4％減少すると言う報告もある[78]．Door-to-balloon timeが0〜60分，61〜90分，91〜120分，121〜150分，151〜180分，180以上にて，死亡率はそれぞれ4.2％，4.6％，5.1％，6.7％，8.5％，7.9％であり，死亡率は90〜120分を超えると有意に上昇することが示されている．したがって，このdoor-to-balloon timeを90分以内，理想的には60分以内に抑える努力が必要となる[79]．また，発症4時間以内にprimary PCIを施行した症例と4時間以後に施行した症例では，前者では発症1ヵ月以後左室拡張期・収縮期容積，駆出率の有意な改善を認めるが，後者ではこれらの諸量に有意な改善を認め難いとする報告もある[77]．しかし一方では，発症8〜24時間後でもprimary PCI施行にて，おそらくremodeling効果の予防，心筋治癒過程の促進などの効果を介して，予後改善効果が期待されることがLATE試験でも示されている[14]．診断，緊急処置，最終的治療施行までの時間，すなわちdoor-to-balloon時間を少しでも短縮しようとする努力が，同じ救急症例でも外傷などの症例に比して，やや緩くなりがちな傾向が無きにしも非らずである．心筋梗塞を疑わせる症例に対するクリティカル・パス作成，さらにこのシステムに慣れ，不必要な処置の省略，必要にして十分な問診，診断，処置を迅速に，同時並行的に施行し，door-to-balloon time短縮を図る必要がある．

4．術者・施設の技術レベル

さらに，各施設のprimary PCI施行数により治療成績に差が見られ，National Registry of Myocardial Infarction（NRMI）の成績ではprimary PCI施行年間5〜11例の施設の死亡率は7.7％，34例以上施行施設では5.7％とされ（$p<0.001$），年間50例以上施行のhigh-volume hospitalとlow-volume hospitalとでは，救命率に有意の差を生ずることも指摘され

ている[81]).

　ACC/AHAガイドラインでは，年間のPCI施行回数が75回以上の術者が，年間のPCI施行回数200回以上で心臓外科手術可能な施設で施行することとし，梗塞診断後60～90分以内にバルーン拡張，TIMI 2～3成功率90％以上，検査室搬入症例の85％にprimary PCI施行，緊急CABG 5％未満，死亡率12％未満とされる．Primary PCIにおいては術者，施設の熟練度も問題となり，National Registry of Myocardial Infarction (NRMI) による1994～1999年の米国における446施設を対象とした調査では，primary PCI年間施行数49例以上の施設では急性期死亡率はprimary PCI 3.4％，血栓溶解療法5.4％ (p＜0.001) であるが，年間17-48例施行施設で4.5％，5.9％ (p＜0.001)，年間16例以下の施設では6.2％，5.9％とprimary PCIと血栓溶解療法施行例の間に治療成績に差がみられなくなる現象が示されている[82]. なお，われわれの施設では年間primary PCI施行は120～150件程度，door-to-balloon timeは平均70分，TIMI 2～3成功率99％，緊急CABG 0.2％，死亡率7％であり，現時点では受診後30分以内にmonteplase (Cleactor) またはpamiteplase (Solinase) ボーラス静脈内投与し，door-to-balloon timeによる時間遅れの代償なども試みている．詳しくは，われわれの経験ではprimary PCI施行率93％，発症～PCI時間5.0±2.3時間，stenting施行率61％，急性期死亡7.3％，平均3年間追跡期間中死亡4.3％，脳血管障害合併は急性期のみで0.3％である．死亡率が若干高いのは，primary PCI未施行例が7％あることにも関連している．

● 5．Rescue PCI ●

　最近の一律primary PCIの時代にはほとんど用いられないが，血栓溶解療法を施行して冠動脈血流再開の得られない例または高度狭窄例に対して，緊急PCIを施行するrescue PCI，血栓溶解剤投与により再開通はしているが，残存狭窄を伴っている梗塞責任冠動脈に対して発症数時間以内の早期にPCIを追加施行するimmediate PCI，同じく残存狭窄に対して時期を改めて1週間以内にPCIを施行するdeferred PCIと言った用語がある．Rescue PCIについては却って症例の予後を悪化させるとされた時期もあるが，最近のメタ解析では，中等度以上の梗塞であればrescue angioplastyにより死亡率（8％対13％，p＝0.01），再梗塞（3.8％対11.7％，p＜0.05）の改善が得られることが示されている[83]．Rescue PCI，すなわち血栓溶解療法で再灌流が得られなかった症例にPCIを施行する有効性については，大規模研究成績は得られていないが，少数例での無作為試験の結果では死亡，再梗塞などのエンドポイントで見て，rescue PCI施行群で成績がより良い傾向が見られる[84]．TAMI試験の解析では，169例のrescue PTCA施行群の入院死亡率は4.6％，血栓溶解療法のみの群5.9％であった[85]．さらに最近のSouthwest German Interventional Study in Acute Myocardial Infarction III (SIAM III) 検討では，発症12時間以内にreteplase 2回ボーラス注入による血栓溶解療法施行群を，6時間以内に責任冠動脈病変にステント植え込み施行82例と，2週間後にステント植え込み施行した2群に分け検討したところ，6ヵ月死亡，再梗塞，虚血事故，再血行再建発症率は25.5％対50.6％ (p＝0.001) で，直後PCI群で成績良好であった[86]．

● 6．再開冠血流 ●

　筋梗塞症例冠動脈病巣にstent挿入することはむしろ禁忌とされたが，stentがさらに改良

第7章 再灌流療法

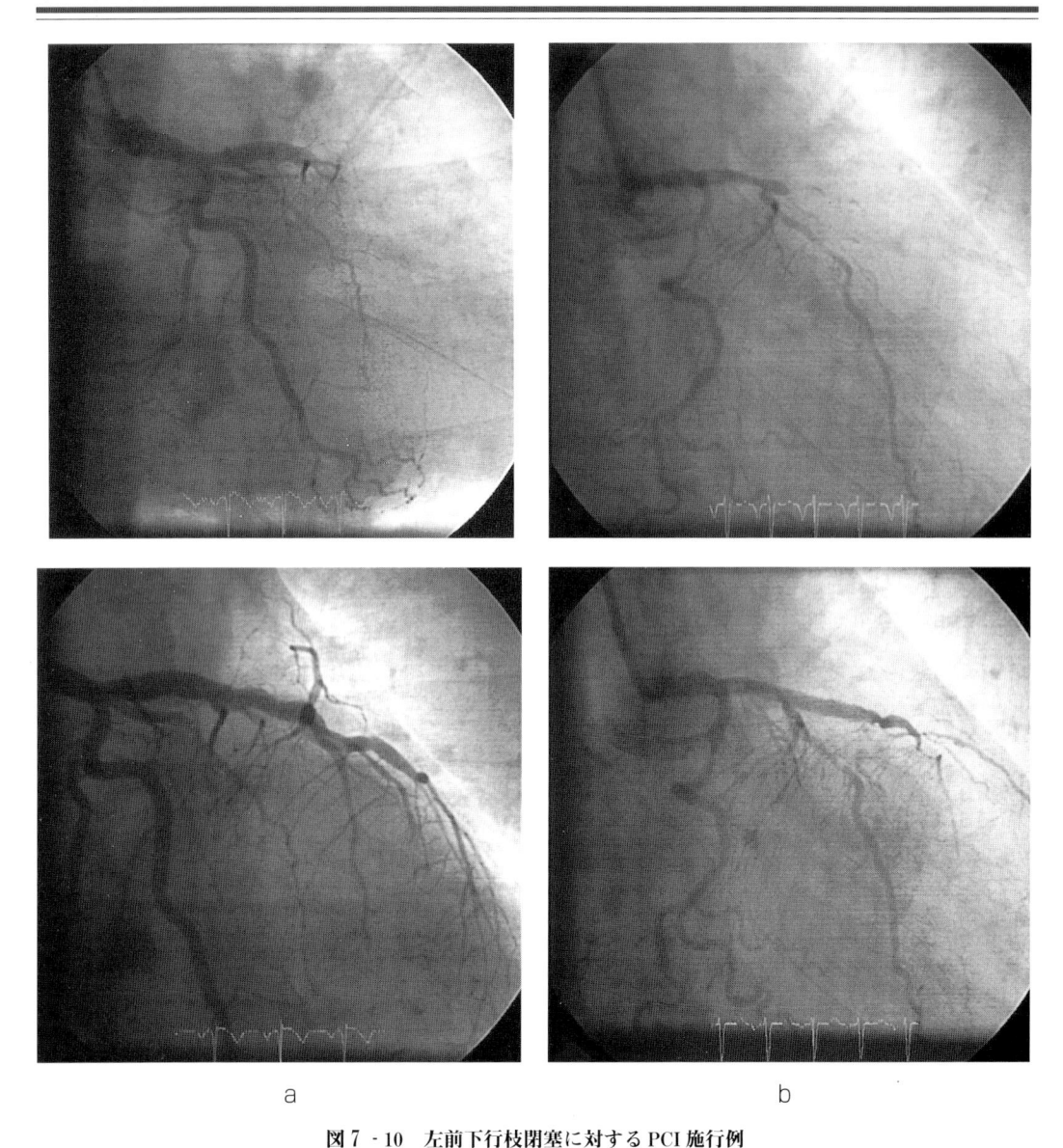

a   b

図7-10 左前下行枝閉塞に対するPCI施行例
　　a, bいずれの症例も心筋梗塞既往, 糖尿病のない1枝病変例で, 発症4時間で左前行枝#7閉塞病変にprimary PCIを施行した. aの症例ではPCI後TIMI 3再開血流得られ, 左室駆出率は46%であった. bの症例では閉塞冠動脈拡張はバルーンとステントにより0%狭窄の状態まで改善しているが, 末梢への血流は高々TIMI 2までに留まった. 左室駆出率は25%で心原性ショックを伴った.

され, aspirin, ticlopidineによる血栓性閉塞予防が改善されたこともあり, 急性心筋梗塞症例に対するstent植え込みもelective stenting同様に安全に施行し得ることが示され, 冠動脈解離の処置も容易となり, 急性期・亜急性期の再閉塞, 再血行再建, 追跡期間中の再狭窄も有意の減少を示しており, 現在各施設ともほとんどのprimary PCIはPTCA＋stentingの形となっている[66]. その結果, 冠動脈病変部残存狭窄25%未満まで拡張し得たtechnical successはわれわれの症例でも99%となるが, それにもかかわらずTIMI flow 2未満の再開

第2節 Primary PCI

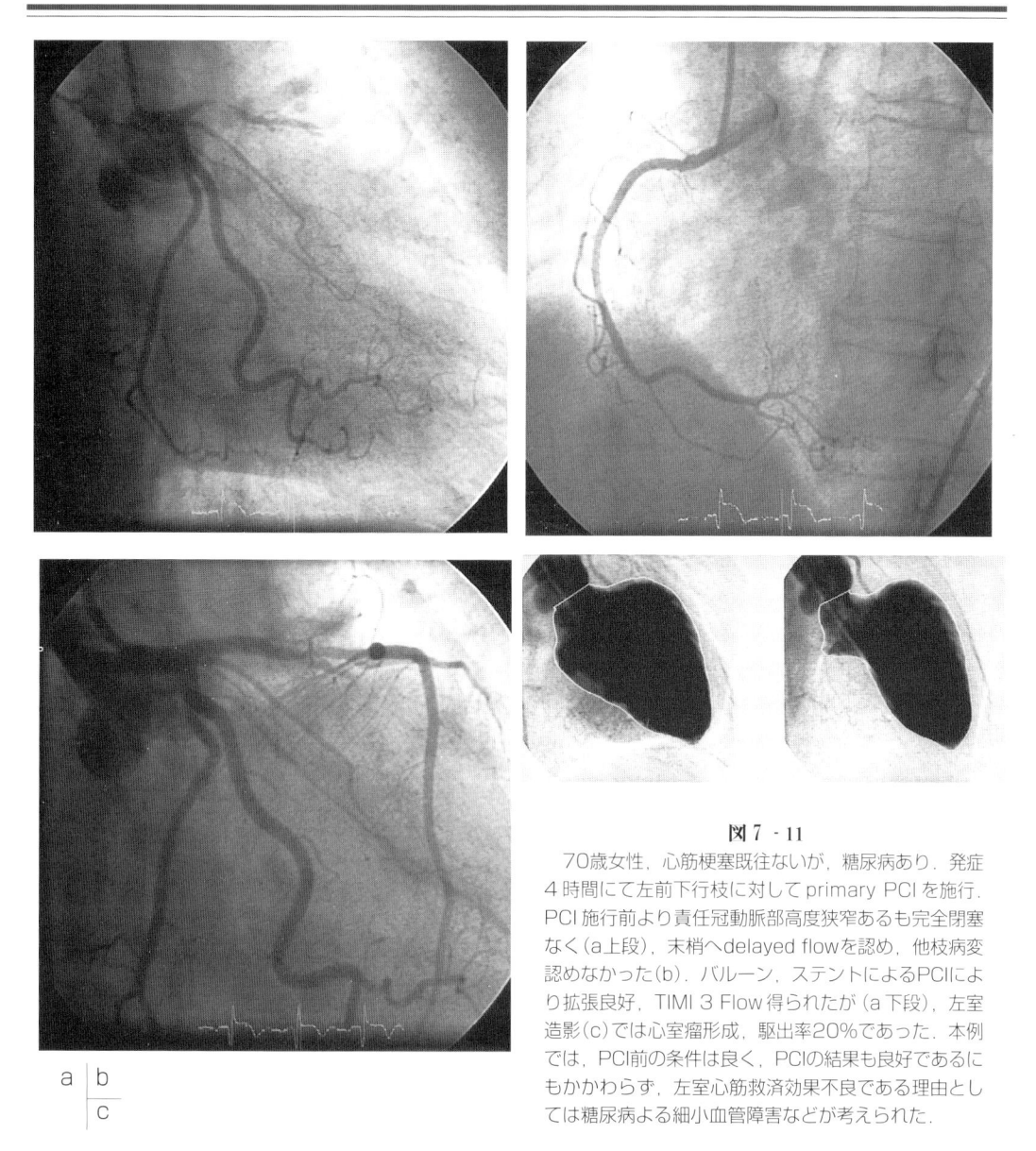

図7-11
70歳女性，心筋梗塞既往ないが，糖尿病あり．発症4時間にて左前下行枝に対して primary PCI を施行．PCI 施行前より責任冠動脈部高度狭窄あるも完全閉塞なく(a上段)，末梢へdelayed flowを認め，他枝病変認めなかった(b). バルーン，ステントによるPCIにより拡張良好，TIMI 3 Flow 得られたが(a下段)，左室造影(c)では心室瘤形成，駆出率20%であった．本例では，PCI前の条件は良く，PCIの結果も良好であるにもかかわらず，左室心筋救済効果不良である理由としては糖尿病よる細小血管障害などが考えられた．

血流の症例が5〜10%あり，これが slow reflow / no reflow 症例となる（図7-10, 11）．本来の実験的に定義されたno reflowは白血球の凝集による細小冠血管の血流障害とされたが，臨床例ではおそらくこのほかに血小板凝集塊，血栓，破砕した動脈硬化病巣成分による細小冠血管の閉塞，さらに細小冠血管攣縮などの総合効果と考えられる．PAMI試験の報告ではPCI施行によりTIMI 3 flowは94.2%に得られるが，灌流心筋内の血流を示すmyocardial blush所見からみて，心筋内血流正常例は29.4%に過ぎず，正常の心筋内血流症例では1年死亡率は6.8%，心筋内血流遅延例では13.2%とされる[87]．このうち血栓についてはPCI法ではおそらくバルーン，ステントにより血管壁に圧排されたり，分断され末梢に流失したりして処理されていると思われるが，われわれの症例ではprimary PCI施行時に造影上確認し

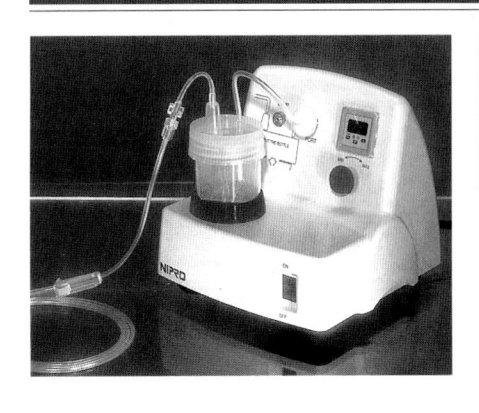

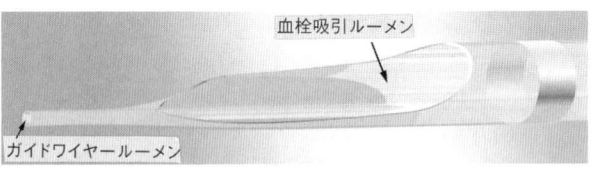

図7-12 血栓吸引カテーテル先端部および吸引装置（TVACの例）

得る血栓を有する例は，血栓を有しない群に比して，no reflow（12.8対4.4％，p＜0.005），上昇ST改善率（63％対76％，p＜0.005），左室駆出率（48±12％対52±11％，p＜0.02）であり，血栓はno reflow，細小血管機能障害の原因となり得ると考えられる．

近年，急性期心筋梗塞冠動脈内血栓を摘出するカテーテルとしてX-sizer，AngioJet（加圧された生理食塩水をカテーテル先端よりカテーテル内腔に向けて逆行性に噴出させることにより，ベンチュリ効果による陰圧を生じさせ，血栓を吸引除去するシステム）がある[88]．さらに，血栓を粉砕せず最高650mmHgの陰圧で吸引可能なシステムとしてRescue, Thrombuster, Thrombus Vacuum Aspiration Catheter（TVAC）などのシステムがあり，簡単に組み立てられ，モノレール型であるためガイドワイヤーを引き抜くことなく吸引でき，交換も簡単で比較的大きい内腔が確保されているために大きい粒子の吸引も期待出来る[89]（図7-12）．これらの方法により，冠動脈内血栓による術後冠循環不全が改善されると期待される．要領としては病変近位部より吸引開始，吸引カテーテル通過不能の病変は拡張後施行，末梢血栓は無理な吸引を控えるなどがある．吸引ガイドワイヤー不通過例病変近位部血栓吸引でワイヤー通過可となる例もある．ただし，このような方法で血栓を除去しても，ほとんど全症例で高度の狭窄病変を残し，引き続きPCI施行が必要となり（図7-13），急性心筋梗塞例における血栓性閉塞は，冠動脈狭窄病変の軽度な部分に生ずるとする説と若干矛盾する[90]．また，このような急性心筋梗塞を含む急性冠症候群の冠動脈内血栓吸引療法施行により，血栓のみならず，血小板凝集塊，貪食細胞，コレステロール結晶，動脈硬化病巣構成物質も吸引され，これらとno-reflowとの相関が指摘されている[91]．Distal protection deviceは血小板凝集塊，血栓，アテローム粉砕物を病変部末梢でブロック回収する方法で，バルーン形式とフィルター形式があり，前者が現在本邦で使用可能なデバイスであるが，病巣末梢で拡張した遮断バルーンで堰き止めた粉砕破片を吸引カテーテルで吸引回収するものである（PercuSurge, GuardWire）[92]（図7-14）．このようなデバイスの進歩と冠疾患病態の知見の集積により，急性心筋梗塞症例に対するprimary PCIのバルーン拡張，ステント植え込み前に血栓吸引をする，さらに末梢にprotective deviceを留置した上で，ステントを留置，これに伴って末梢へ流出する血栓，プラーク破砕成分のコレステロール，単球/貪食細胞（マクロファージ）などを回収する．この方法を施行することにより，冠動脈細小血管の循環障害が抑制され，myocardial blush，ST上昇改善度の有意な改善，さらに心室収縮異常部の縮小などを示す報告も集積しており，大規模臨床試験も進行しつつある[92a]．すなわち，急性心筋梗塞に対する再灌流療法は単に閉塞を解除するのではなく，心筋レベルの血流を確保す

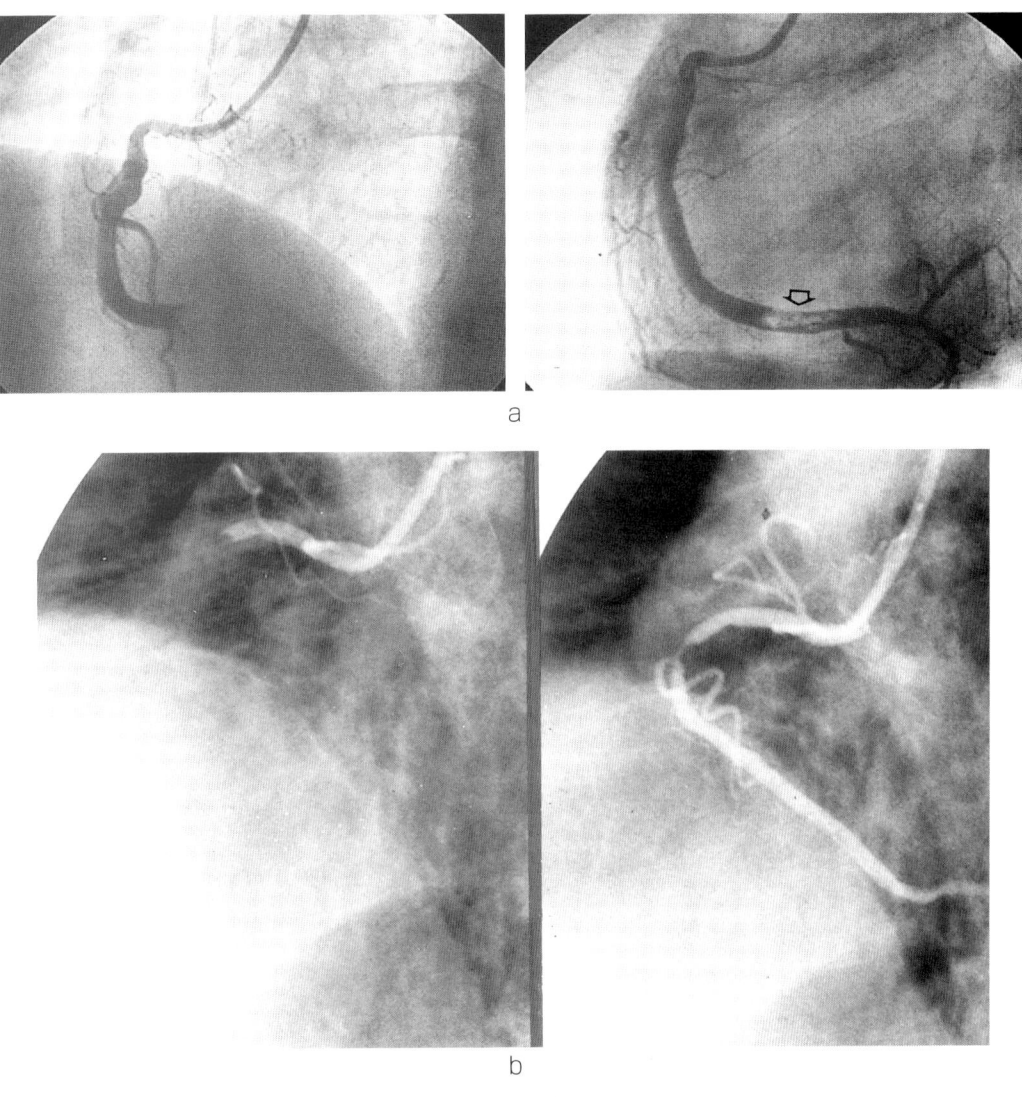

図 7・13　冠動脈内血栓所見

　a：本症例では右冠動脈血栓性閉塞（左図）に対し，primary PCI施行後大なる血栓が認められている（右図，矢印）．
　b：本症例では右冠動脈血栓性閉塞（左図）に対して，まず血栓処理後（右図）PCIを施行した．大部分の症例で血栓除去後も本例のように高度狭窄を残し，PCIの追加を必要とする．

ることを最終的目標とする方向へ変換しつつある．
　このような事情から，ステント植え込み前にバルーンで前拡張を繰り返すことが血栓や動脈硬化病巣の一部を末梢に飛ばすことが指摘され，バルーンによる前拡張なしに直接ステントを病巣に植え込む direct stenting が提唱され，最近の報告では direct stenting により balloon＋stenting に比べて有意差には至らないが，死亡率（0.9％対3.8％），再梗塞（0.9％対1.9％）の低下を認めている[93]．また，強力な血小板凝集阻害剤である，IIb/IIIa受容体阻害剤 abciximab の primary PCI での有用性が期待された．発症12時間以内 primary PCI 施行

第7章 再灌流療法

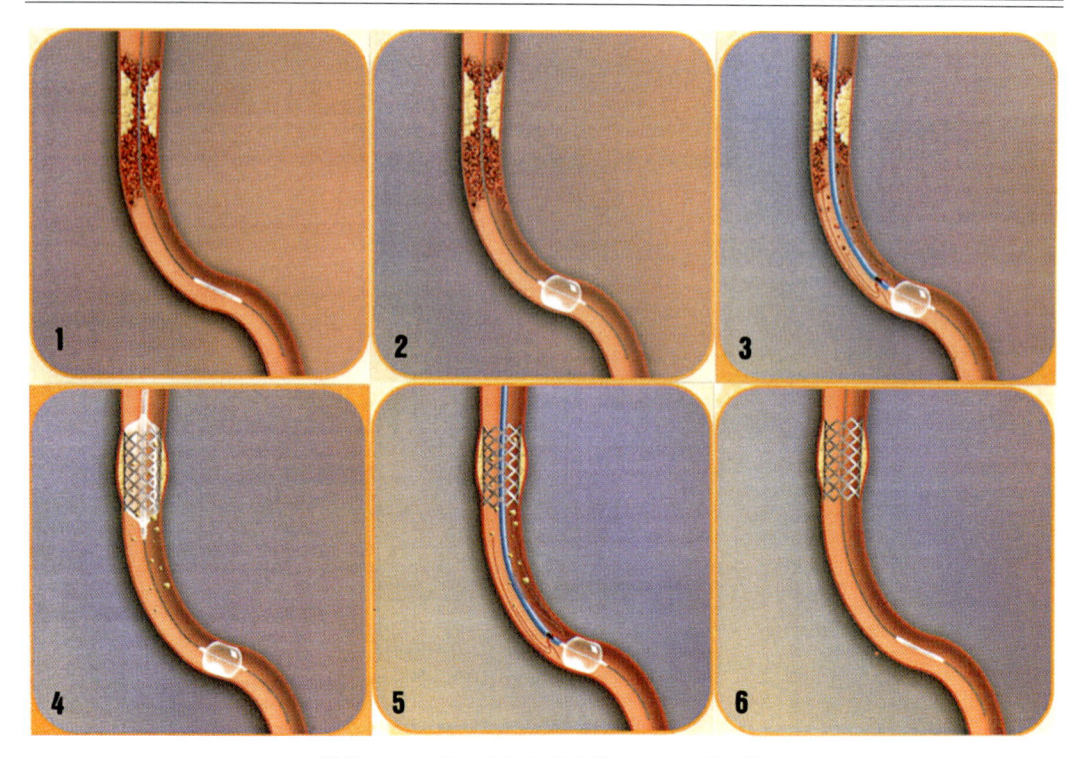

図7・14 バルーンによる末梢 protection 法の例
冠動脈インターベンションに伴う，病巣部破綻物質，血栓を抹梢留置バルーンにより病変部末梢への流失，塞栓を防止，回収する（Guard Wire Plus System の例）．

483症例に対するRAPPORT（ReoPro and Primary PTCA Organization and Randomized Trial）無作為試験で30日死亡，再梗塞には差を認めず，TIMI 3 flowは84.5%対85.3%で差を認めないが，虚血発作 ischemic events は9.9%対3.3%（p＝0.003），緊急再血行再建は6.6%対1.7%（p＝0.006）にて abciximab 併用例で有意の低下を認めた[94]．一方，primary stenting 施行した症例での検討では，直後の flow wire で測定した梗塞責任冠動脈の血流速度はabciximab併用例で有意に速く，2週後の左室収縮低下，左室駆出率（62±13%対56±13%，p＝0.003）も abciximab 併用例で良好であったとされる[95]．

Abciximab before Direct angioplasty and stenting in Myocardial Infarction Regarding Acute and Long term follow‐up（ADMIRAL）では，急性心筋梗塞300症例を対象とし，primary PCI 施行前に abciximab（0.25mg/kg 静注後 0.125 μ g/kg/分にて追加）投与した．TIMI 3血流は，abciximab群では対照群に比してPCI施行前の造影で21%対10%，PCI後24時間でも92%対82.5%であり，30日死亡，再梗塞，再血行再建は7.3%対14.7%（p＝0.03），6ヵ月後8.0%対16.0%（p＝0.03）でabciximab群で良好であったが，出血合併症は4%対2.6%でabciximab群で高頻度であった[96]．急性心筋梗塞2,082症例を対照とした Controlled Abciximab and Device Investigation to Lower Late Angioplastic Complications（CADILLAC）試験では，対象をPTCA施行群とprimary stenting施行群に分け，各群をabciximab投与群，非投与群に分け検討した成績では，各群において30日死亡率，再梗塞率，脳出血の発症率

には差がなかった．再血行再建術施行率はPTCAのみの群5.6％，stenting＋abciximab群1.6％（p＝0.004）で，subacute thrombosisはPTCAのみ群1.9％，PTCA＋abciximab群0.8％，stentのみ群1.0％，stent＋abciximab群0％（p＝0.01）であった[67]．

なお，no reflow発生時には，verapamilやnicorandilの冠動脈内注入が著効することは日常経験されるところで，細小冠動脈スパスムもno reflow発生の重要な因子であることも示唆される．一方，このような細小冠動脈血行障害は，血栓溶解療法の項で述べたmyocardial blush grade（MBG＝TMPG）により定量化が可能であり[36)97)]，primary PCI後TIMI 3血流が得られた924例の検討では，MBG 0〜1（n＝101）はMBG 2〜3（n＝823）に比し，心筋逸脱酵素より推定した梗塞病巣はより有意に大（1437±2388対809±1672U/L，p＝0.001），左室駆出率は有意に小（38±11％対44±11％，p＜0.001），平均16ヵ月追跡期間中の死亡率は13％対3％（p＜0.001），MACE（死亡，再梗塞，再血行再建）は33％対21％（p＝0.009）とされ，TIMIよりもMBGにより心筋救済，予後をより端的に評価し得ることが示されている[98]．これに対して，心電図法では比較的簡便に冠動脈細小血管機能障害を評価し得る．すなわち，primary PCI施行後の心電図ST上昇改善効果により推定される（60〜90分後のST改善度50％または70％未満で陽性所見とする）[37]．薬物療法として，Primary PCI施行直前にアデノシン群ではadenosine（4 mg），対照群で生食を責任冠動脈内に注入，その後primary PCIを施行することにより，no-reflowは1/27（4％）対7/27（26％）（p＝0.02），急性期死亡は0/27（0％）対5/27（18％），MACEは5/27（18％）対13/27（48％）（p＝0.03）であり，アデノシンによる冠動脈血流改善，no-reflow予防，予後改善効果が示されている[99]．

なお，閉塞右冠動脈の急激な再開通により高度の徐脈，血圧低下をきたす症例が見られ，Bezold-Jarish反射によると考えられ，アトロピン，一時ペーシング，まれにIABPで対応するが，通常一過性で容易にコントロール可能である[100]．梗塞責任冠動脈再灌流時にはそのほか多いのは，accelerated idioventricular rhythmで自然寛解するが，そのほか必ずしも再灌流とは関係なくPCI中に持続性心室頻拍，細動発症する可能性は常時あり，また心房細動も発症すると大部分は頻拍型となり血行動態悪化をもたらす．いずれも基本的には直ちに除細動するのが全身循環状態悪化を防ぐ上に有効かつ実際的である．

● 7．高齢者に対するprimary PCI ●

高齢心筋梗塞例には特有の病像があり，われわれの213例の75歳以上急性心筋梗塞症例の経験でも，75歳未満症例に比して女性が多い（40％対17％，p＜0.001），多枝病変が多い（55％対39％，p＜0.001），梗塞の既往が多い（16％対10％，p＜0.001）．
Primary PCIの有用性を検討するには，この治療法が重篤な症例群にいかなる効果を生ずるかを検討することも重要である．一般に，75歳以上の高齢者の治療成績は不良であるが，急性心筋梗塞に関しては，高齢者に対するprimary PCI施行は安全に行われ救命効果の改善が期待される[101)102)]．われわれの経験では，75歳以上急性期心筋梗塞症例に対して原則としてprimary PCIを施行する方針で臨んだ結果，実際にprimary PCIを施行し得たのは87％で75歳未満の施行率96％に比して低率であり（p＜0.001），未施行の理由は，痴呆，難聴，不穏などprimary PCI施行を妨げる状態，本人・家族の拒否，受診後短時間内の死亡，心不全などが前景に立ち，梗塞所見が不明確，その他の状況を考慮に入れた担当医の判断などで

ある．また，発症から受診までの時間が高齢者では非高齢者に比して長い（6.4±3.8 対 4.5±2.3時間，p＜0.001）．心筋梗塞病巣のサイズを最高CK値で推定すると，高齢者では心筋梗塞巣はむしろ小さい（2601±2120U/L 対 3425±2700U/L，p＜0.001）．手技成功率は75歳以上群97％，75歳未満群99％で差はないが，急性期死亡率は22％対7％で（p＜0.001），生存例では左室駆出率は高齢者で低値（46±15％対50±11％，p＜0.001）である．しかし，PCI未施行時代の75歳以上群死亡率34％に比べて改善を認める（p＜0.02）．

● 8．心原性ショック例に対する primary PCI ●

　米国心臓病学会ガイドラインでは心原性ショックを伴った，ST上昇急性心筋梗塞例におけるprimary PCI適応は発症36時間以内の症例で，ショック発生後18時間以内に血行再建術が施行できる75歳未満の症例とされている．ショック例に対するprimary PCIまたはCABGによる早期血行再建法の有用性を，まず内科的治療（薬剤，IABP）にて安定を図って後血行再建術施行する群と対比検討したSHOCK studyでは，1年生存率は有意に早期血行再建群で良好であることが示された（46.7％対33.6％）[103]．心原性ショックの大半は入院後発症するので，ショック症例に対するprimary PCI適応を決めるというよりも，急性心筋梗塞症例に対して，入院後可及的早期にprimary PCI施行する方針によりショックそのものの発症率を減少することも可能と考えられる．事実，われわれの症例ではショック例は5％で，再灌流療法以前の20％，血栓溶解療法時代の7％に比して，さらにその頻度は減少している．既にショックとなった症例では，1～2枝病変例，3枝病変例でも梗塞責任冠動脈以外の冠動脈病変が90％以下の場合はPCIで，これを超える病変例についてはCABGが薦められる[104]．SHOCK studyによると，左室梗塞による心筋梗塞によるショックの急性期死亡率は，保存的治療法で78.3％，PCI治療例で46.2％，CABG治療群で27.9％で，冠動脈再建により生存率の改善が見られている．この傾向は右室梗塞によるショック例でも同様で，急性期死亡率は，保存的治療群で65.2％，PCI治療例で41.7％，CABG治療例で40.0％とされる[105]．さらに重症な群として，側副血行またはバイパスにより保護されていない左冠動脈主幹部閉塞による急性心筋梗塞症例がある．このような高リスク群にprimary PCIを施行した，あるいは施行せざるを得なかった Unprotected Left Main Trunk Intervention Multi-center Assessment（ULTIMA）登録の成績では，23例にPTCA施行，17例にstenting施行，angiographic success rateは88％，急性期死亡率はPTCA群70％，ステント群35％，12ヵ月後までの死亡またはバイパス術施行はPTCA群83％，ステント群58％とされている[106]．ショック例ではprimary PCI施行前にIABBP開始すべきで，そのほか高リスク例，例えば左前下行枝閉塞，血圧低下傾向を伴うような例ではIABP作動下にprimary PCI施行とし，成績の改善が示されている[107]．

● 9．心臓外科のない施設での Primary PCI ●

　既にこれまで，primary PCIの有用性は種々の形で明らかにされているが，血栓溶解療法との優劣を決すると言うことではなく，それぞれの特性を生かしさまざまな状況で活用されることが望まれる．一方，血栓溶解療法では高血圧を伴う高齢者では明らかに頭蓋内出血合併症が2～3倍に増加することが示され，その他出血合併症の恐れあり血栓溶解療法の禁忌となる症例も一定頻度で遭遇され，心原性ショック症例における血行再建としてはprimary

PCIの成績が血栓溶解療法より有意に有効であることも示されている[58]．

　さらに，心筋梗塞のうち非Q波梗塞は血栓溶解療法の対象にならずむしろ禁忌であり，早期に（発症48時間以内）PCI治療の適応となり[108]，かつ近年増加傾向にある（NRMI studyで1994年より1999年までに45％から63％に増加）．結局，急性心筋梗塞症例のうち血栓溶解療法の適応となるのは1/3程度とされ，血栓溶解の適応とならない症例が，むしろ再灌流療法からより大きなメリットを受ける高リスクの症例である[109]．このような趨勢からも明らかなように，急性心筋梗塞発症早期にPCI施行が益々多くの症例に必須となっている．とくに，米国では広大な国土に居住する住民の中から発症する急性心筋梗塞症例を，短時間内にprimary PCIを施行へ搬送することは本邦におけるより遥かに困難であろう．心臓外科を開設している施設は限られるが，心臓外科はないが冠動脈造影検査は多数行われ，かつ経験豊富なinterventionalistsが常勤する施設が数多く存在する．最近のステントを初めdevice，薬物療法の進歩によりelective PCIでも手技上のトラブルから外科手術へ移行するケースは0.4％未満となっており[110]，さらにelective PCIと異なり既に閉塞した血管の緊急修復をはかるというprimary PCI療法の特殊性から，またNational Registryの検討の報告で年間36例以上のprimary PCI施行施設では良好な成績が維持されること，他施設への転送は2時間程度の時間遅れを生ずることから，心臓外科のない病院でのprimary PCI施行が試みられている．Cardiovascular Patient Outcomes Research Team (C-PORT)の試みでは，453例の急性心筋梗塞症例を心臓外科のない施設でprimary PCIまたは血栓溶解療法施行検討した結果，緊急外科手術を要する例も無く，死亡，再梗塞，脳卒中の頻度はPCI群で42％低下する成績を得ている[111]．PCI技術，device，薬物療法の進歩により，熟練したinterventional cardiologistsと近隣の心臓外科施設のバックアップにより，心臓外科のない施設でのprimary PCIも可能であることが示されている[111]．

　なお，高リスク症例（70歳超，Killip II～IV，心拍数100/分超，収縮期血圧100mmHg未満）搬送による時間ロスの影響については，搬送による時間遅れ（155分対51分）にもかかわらず，専門施設に搬送しprimary PCI施行するほうが受診施設で血栓溶解療法行うより30日死亡，再梗塞，再血行再建の頻度は38％低値であった[112]．ACC/AHAガイドラインでは心臓外科のない施設におけるprimary PCI施行はクラスIIa適応とされている．

● 附　血管・心筋再生療法の可能性 ●

　骨髄の造血幹細胞はendothelial progenitor cellとして血管新生作用を有し[113]，骨髄間質幹細胞は心筋へ変換し得るのとが実験的に示されている[114]．これらの細胞は臨床例の流血中に認められ，心筋梗塞症例の急性期にはその数も増加している[115]．さらに，これらの幹細胞は心筋内に取り込まれ，心筋，血管に変換されていることも示唆されている[116]．このような事実を踏まえ，心筋細胞壊死・変性による心機能障害例に対する，幹細胞移植による治療法の開発が緒につき始めている．急性心筋梗塞症においては，心筋細胞の大量の壊死があり，骨髄幹細胞移植による心筋再生のよい適応と考えられるが，他心疾患に比して実際面でいくつかの利点がある．まず，本疾患の大部分にはprimary PCI治療が行われ，心筋内への幹細胞移植と言う侵襲的処置への移行が比較的容易である．病態の特徴として梗塞部心筋内細小血管の破綻があり，梗塞責任冠動脈内に注入した幹細胞が心筋内に播種される可能性がある．現在のところ数件の論文があり，Sauerらは10例の急性心筋梗塞症例にprimary

第7章 再灌流療法

PCI施行，1週間後に骨髄液40mLを採取，単球性骨髄細胞を分離，1晩培養増殖後精製し，2.8×10^7個の細胞を得て，これをバルーンカテーテルで逆流を抑制しつつ責任冠動脈内に注入した（図7-15）．3ヵ月後の評価で核医学検査による梗塞病巣は対照群では25±8％から20±11％へ変化したが，治療群では30±13％から12±7％へ有意な縮小を示し（p＝0.005），左室収縮にも治療例で有意の改善を示した[117]．Assmusら[118]はprimary PCI施行

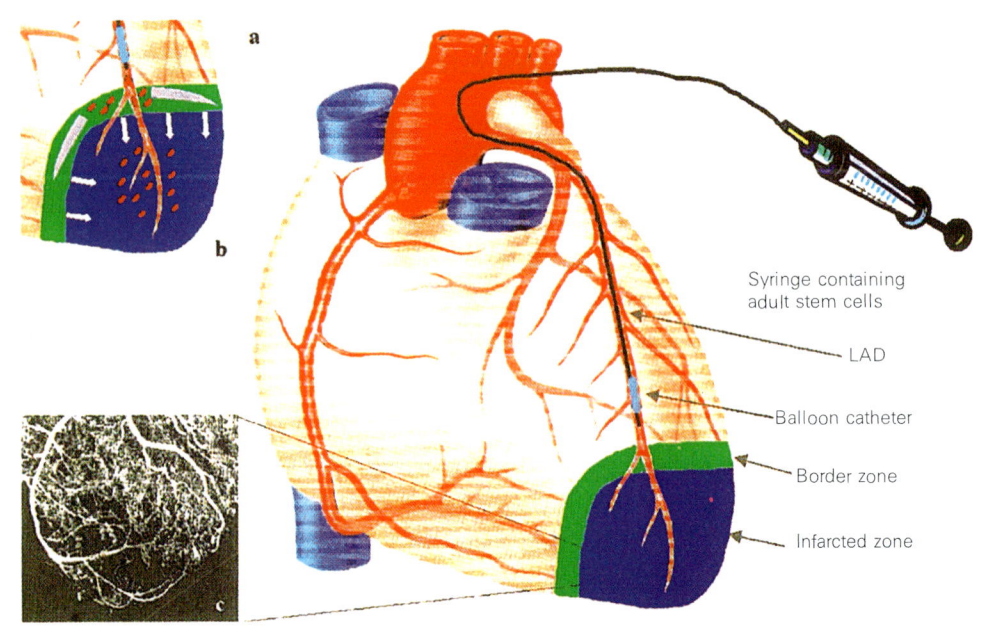

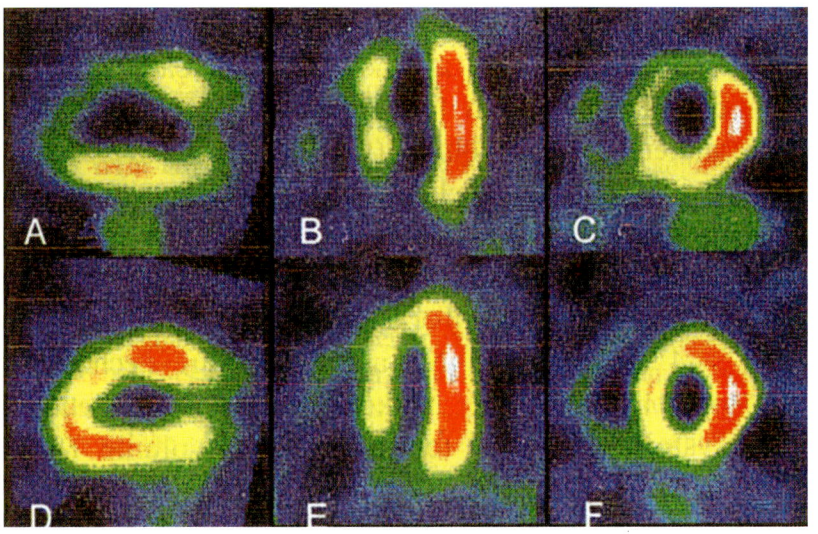

図7-15 急性心筋梗塞壊死心筋再生治療法

Primary PCI施行数日後に自己骨髄採取液より抽出した幹細胞を，バルーンで一時的に閉塞した責任冠動脈内に注入する．幹細胞心筋内移植前（A：長軸矢状断層，B：長軸水平断層，C：短軸断層）と3ヵ月後（D：長軸矢状断層，E：水平長軸断層，F：短軸水平断層）の心筋灌流シンチグラムにて虚血巣の改善を認める．

[Stauer BEら：Circulation 2002[117] より転載]

した20例の心筋梗塞症例を11例の治療群と9例の対照例に分け，一部の例ではPCI施行前に静脈血250mL採取，単球を分離，平均3日培養，責任冠動脈内に注入，一部の例ではPCI 4日後骨髄液を採取，単核成分を分離，冠動脈内に注入した．4ヵ月後の検討で左室駆出率は52±10%から60±9%へ改善（$p = 0.003$），PETによる非虚血部は54±13%から63±11%へ改善を示した（$p < 0.01$），が対照群では有意の改善は示さなかった．

● 文　　献 ●

1) Rogers WJ, Canto JG, Lambrew CT, et al：Temporal trends in the treatment of over 1.5 million patients with myocardial infarction in the US from 1990 through 1999：The National Registry of Myocardial Infarction 1, 2 and 3. J Am Coll Cardiol 2000；36：2056-2063.

2) Keeley EC, Boura JA, Grines CL：Primary angioplasty versus intravenous thrombolytic therapy for acute myocardial infarction：A quantitative review of 23 randomised trials. Lancet 2003；361：13-20.

3) Grines CL, Serruys P, O'Neill WW：Fibrinolytic therapy. Is it a treatment of the past？ Circulation 2003；107：2538-2542.

4) Rentrop KP, Blanke H, Karsch KR：Acute myocardial infarction：Intracoronary application of nitroglycerin and streptokinase in combination with transluminal recanalization. Clin Cardiol 1979；2：354-363.

5) Van de Verf：The ideal fibrinolytic：Can drug design improve clinical results？ Eur Heart J 1999；20：1452-1458.

6) Brener SJ, Topol EJ：Third-generation thrombolytic agents for acute myocardial infarction. In：Topol E (ed), Acute coronary syndromes. Marcel Dekker Inc, New York, 1998；p.169.

7) GUSTO Investigators：An increased randomized trial comparing four thrombolytic strategies for acute myocardial infarction. N Engl J Med 1993；329：673-682.

8) Llevadot J, Giugliano RP, Antman EM：Bolus fibrinolytic therapy in acute myocardial infarction. JAMA 2001；286：442-449.

9) Kawai C, Yui Y, Hosoda S, et al for the E6010 Study Group：A prospective randomized, double-blind multicenter trial of a single-bolus injection of the novel modified t-PA E6010 in the treatment of acute myocardial infarction：Comparison with native t-PA. J Am Coll Cardil 1997；29：1447-1453.

10) Cannon CP, McCabe CH, Driver DJ, et al：Comparison of front-loaded recombinant tissue-type plasminogen activator, anistreplase and combination thrombolytic therapy for acute myocardial infarction：Results of the Thrombolysis in Myocardial Infarction − TIMI 4 trial. J Am Coll Cardiol 1994；24：1602-1610.

11) Assessment of the Safety and Efficacy of a New Thrombolytic Investigators：Single-bolus tenecteplase compared with front-loaded alteplase in acute myocardial infarction：The ASSENT-2 double-blind randomized trial. Lancet 1999；354：716-722.

12) Topol E, Califf R, Ohman E, et al：A comparison of reteplase with alteplase for acute myocardial infarction. The Global Use of Strategies to Open Occluded Coronary Arteries (GUSTO III) Investigators. N Engl J Med 1997；337：1118-1123.

13) den Heijer P, Vermeer F, Ambrosioni F, et al：Evaluation of a weight-adjusted single-bolus plasminogen activator in patients with myocardial infarction：A double-blind, randomized angiographic trial of lanoteplase versus alteplase. Circulation 1998；98：2117-2125.

14) Hampton J, Wilcox R, Armstrong P, et al：LATE Study Group. Late assessment thrombolytic efficacy study with alteplase 6-24 hours after onset of acute myocardial infarction. Lancet 1993；342：759-766.

15) Fibrinolytic Therapy Trialists'(FTT) Collaborative Group：Indications for fibrinolysis therapy in suspected acute myocardial infarction：Collaborative overview of early mortality and major morbidity results from all randomized trials of more than 1,000 patients. Lancet 1994；343：311-322.

15a) Boersma E, Maas AC, Deckers JW, et al：Early thrombolytic treatment in acute myocardial infarction：Reappraisal of the golden hour. Lancet 1996；348：771-775.

16) Newby LK, Rutsch W, Califf RM, et al：Time from symptom onset to treatment and outcomes after thrombolysis therapy. J Am Coll Cardiol 1996；27：1646-1655.

17) National Heart Attack Alert Coordinating Committee, 60 Minutes to Treatment Working Group：Emergency department：Rapid identification and treatment of patients with acute myocardial infarction.

第7章 再灌流療法

　　　Ann Emerg Med 1994 ; 23 : 311 - 329.
18) Cannon CP : Critical pathway for management of patients with acute coronary syndromes. An assessment by the National Heart Attack Alert Program. Am Heart J 2002 ; 143 : 777 - 789.
19) The European Myocardial Infarction Project Group : Prehospital thrombolytic therapy in patients with suspected acute myocardial infarction. N Engl J Med 1993 ; 329 : 383 - 389.
20) Rawles J : Halving of mortality at 1 year by domiciliary thrombosis in the Grampian Region Early Anistreplase Trial (GREAT). J Am Coll Cardiol 1994 ; 23 : 1 - 5.
21) Morrison LJ, Verbeek PR, McDonald AC, et al : Mortality and prehospital thrombolysis for acute myocardial infarction : A meta - analysis. JAMA 2000 ; 283 : 2686 - 2692.
22) Guidelines 2000 for cardiopulmonary resuscitation and emergency cardiovascular care. International consensus on science. Circulation 2000 ; 102 : I - 1 - I - 384.
23) Canto JG, Rogers WJ, Bowlby LJ, et al : National Registry of Myocardial Infarction 2 Investigators. The pre-hospital electrocardiogram in acute myocardial infarction : Is its full potential being recognized ? J Am Coll Cardiol 1997 ; 29 : 498 - 505.
24) Armstrong PW, Collen D, Antman E : Fibrinolysis for acute myocardial infarction. The future is here and now. Circulation 2003 ; 107 : 2533 - 2537.
25) Thiemann DR, Coresh J, Schulman SP, et al : Lack of benefit for intravenous thrombolysis in patients with myocardial infarction who are older than 75 yr. Circulation 2000 ; 101 : 2239 - 2246.
26) Bottiger BW, Bode C, Kern S, et al : Efficacy and safety of thrombolytic therapy after initially unsuccessful cardiopulmonary resuscitation : A prospective clinical study. Lancet 2001 ; 357 : 1583 - 1585.
27) Simoons ML, Maggioni AP, Knatterud G, et al : Individual risk assessment for intracranial hemorrhage during thrombolytic therapy. Lancet 1993 ; 342 : 1523 - 1528.
28) Gruppo Italiano per lo Studio della Streptochinasi nell'Infarto Miocardico (GISSI) : Effectiveness of intravenous thrombolytic treatment in acute myocardial infarction. Lancet 1986 ; 1 : 397 - 402.
29) ISIS - 2 (Second International Study of Infarct Survival) Collaborative Group. Randomized trial of intravenous streptokinase, oral aspirin, both or neither among 17,187 cases of suspected acute myocardial infarction ; ISIS - 2. Lancet 1988 ; 2 : 349 - 360.
30) Gruppo Italiano per lo Studio della Streptochinasi nell'Infarto Miocardico GISSI - 2 : A factorial randomized trial of alteplase versus streptokinase and heparin versus no heparin among 12,490 patients with acute myocardial infarction. Lancet 1990 ; 336 : 65 - 71.
31) Morrow DA, Antman EM, Charlesworth A, et al : TIMI risk score for ST-elevation myocardial infarction : A convenient, bedside, clinical score for risk assessment at presentation. An In TIME II study. Circulation 2000 ; 102 : 2031 - 2037.
32) TIMI Study Group : Thrombolysis in Myocardial Infarction (TIMI) trial. Phase I findings. N Engl J Med 1985 ; 312 : 932 - 936.
33) Anderson JL, Karagounis LA, Becker LC, et al : TIMI 3 perfusion grade 3 but not grade 2 results in improved outcome after thrombolysis for myocardial infarction : Ventriculographic, enzymatic, and electrocardiographic evidence from the TEAM - 3 study. Circulation 1993 ; 87 : 1829 - 1839.
34) The GUSTO Angiographic Investigators : The comparative effects of tissue plasminogen activator, streptokinase, or both on coronary artery patency, ventricular function and survival after acute myocardial infarction. N Engl J Med 1993 ; 329 : 1615 - 1622.
35) Gibson CM, Cannon CP, Daley WL, et al : TIMI frame count. A quantitative method of assessing coronary artery flow. Circulation 1996 ; 93 : 879 - 888.
36) Gibson CM, Cannon CP, Murphy SA, et al : Relationship of TIMI myocardial perfusion grade to mortality after administration of thrombolytic drugs. Circulation 2000 ; 101 : 125 - 130.
37) Matetzky S, Freimark D, Chouraqui P, et al : The distinction between coronary and myocardial perfusion after thrombolytic therapy by clinical markers of reperfusion. J Am Coll Cardiol 1998 ; 32 : 1326 - 1330.
38) Gurwitz JH, Gore JM, Goldberg RJ, et al : Risk for intracranial hemorrhage after tissue plasminogen activator treatment for acute myocardial infarction : Patients in the National Registry of Myocardial Infarction 2. Ann Int Med 1998 ; 129 : 597 - 604.
39) Weaver WD, Simes RJ, Betriu A, et al : Comparison of primary coronary angioplasty and intravenous thrombolytic therapy for acute myocardial infarction : A quantitative review. JAMA 1997 ; 278 : 2093 - 2098.
40) Ross AM, Coyne KS, Reiner JS, et al : A randomized trial comparing primary angioplasty with a

strategy of short-acting thrombolysis and immediate planned rescue angioplasty in acute myocardial infarction ; The PACT trial. J Am Coll Cardiol 1999 ; 34 : 1954 - 1962.
41) Antman EM, Giugliano RP, Gibson CM, et al : Abciximab facilitates the rate of thrombolysis. Results of the Thrombolysis In Myocardial Infarction (TIMI) 14 trial. Circulation 1999 ; 99 : 2720 - 2731.
42) The GUSTO V Investigators : Reperfusion therapy for acute myocardial infarction with fibrinolytic therapy or combination of reduced fibrinolytic therapy and platelet glycoprotein IIb/IIIa inhibition : The GUSTO V randomized trial. Lancet 2001 ; 357 : 1905 - 1914.
43) Giugliano RP, Roe MT, Harrington RA, et al : Combination reperfusion therapy with eptifibatide and reduced - dose tenecteplase for ST - elevation myocardial infarction. Results of the integrilin and tenecteplase in acute myocardial infarction (INTEGRITI) phase II angiographic trial. J Am Coll Cardiol 2003 ; 41 : 1251 - 1260.
44) The Global Use of Strategies to Open Occluded Coronary Arteries (GUSTO) IIb Investigators : A comparison of recombinant hirudin with heparin for the treatment of acute coronary syndromes. N Engl J Med 1996 ; 335 : 775 - 782.
45) HERO 2 Investigators : Thrombin - specific anticoagulation with bivalirudin versus heparin in patients receiving fibrinolytic therapy for acute myocardial infarction : The HIRO 2 trial. Lancet 2001 ; 358 : 1855 - 1863.
46) Grines CL, Browne KF, Marco J, et al : A comparison of immediate angioplasty with thrombolytic therapy for acute myocardial infarction. N Engl J Med 1993 ; 32 : 673 - 679.
47) Zijlstra F, de Boer JM, Hoorntje JC, et al : A comparison of immediate coronary angioplasty with intravenous streptokinase in acute myocardial infarction. N Engl J Med 1993 ; 328 : 680 - 684.
48) O'Keefe JH, Bailey WL, Rutherford BD, et al : Primary angioplasty for acute myocardial infarction in 1,000 consecutive patients. Results in an unselected population and high - risk subgroups. Am J Cardiol 1993 ; 72 : 107G - 115G.
49) The Global Use of Strategies to Open Occluded Coronary Arteries in Acute Coronary Syndromes (GUSTO IIb) Angioplasty Substudy Investigators : A clinical trial comparing primary coronary angioplasty with tissue plasminogen activator for acute myocardial infarction. New Engl J Med 1997 ; 336 : 1621 - 1628.
50) Gibbons RJ, Holmes DR, Reeder GS, et al : Immediate angioplasty compared with the administration of a thrombolytic agent followed by conservative treatment for myocardial infarction. N Engl J Med 1993 ; 328 : 685 - 691.
51) DeWood MA : Direct PTCA vs intravenous t - PA in acute myocardial infarction : Results from a prospective randomized trial. In : Proceedings from the Thrombolysis and Interventional Therapy in Acute Myocardial Infarction Symposium VI. Washington, DC, George Washington University, 1990 ; p28 - 29.
52) Ribeiro EE, Silva LA, Carneiro R, et al : Randomized trial of direct coronary angioplasty versus intravenous streptokinase in acute myocardial infarction. J Am Coll Cardiol 1993 ; 22 : 376 - 380.
53) Zijlstra F, Beukema W, Van't Hof A, et al : Randomized comparison of primary coronary angioplasty with thrombolytic therapy in low risk patients with acute myocardial infarction. J Am Coll Cardiol 1997 ; 29 : 908 - 912.
54) PCAT Collaborators Primary coronary angioplasty compared with intravenous thrombolytic therapy for acute myocardial infarction : Six - month follow up and analysis of individual patient data from randomized trials. Am Heart J 2003 ; 145 : 47 - 57.
55) Stone GW, Grines CL, Browne KS, et al : Predictors of in - hospital and six months outcomes after acute myocardial infarction in the reperfusion era : the Primary Angioplasty in Myocardial Infarction (PAMI) Trial. J Am Coll Cardiol 1995 ; 370 - 377.
56) Stone GW, Grines CL, Browne KF, et al : Influence of acute myocardial infarction location on in-hospital and late outcomes after primary percutaneous coronary angioplasty versus tissue plasminogen activator therapy. Am J Cardiol 1996 ; 78 : 19 - 25.
57) Van de Werf F, Wilcox RG, Barbash GI, et al : In-hospital mortality and clinical course of 2,891 patients with suspected acute myocardial infarction randomized between alteplase and streptokinase with and without heparin. Lancet 1990 ; 336 : 71 - 75.
58) Hochman JS, Sleeper LA, Webb JG, et al : Early revascularization in acute myocardial infarction complicated by cardiogenic shock. N Engl J Med 1999 ; 341 : 625 - 634.
59) Ribichini F, Steffenino G, Dellavalle A, et al : Comparison of thrombolytic therapy and primary

coronary angioplasty with liberal stenting for inferior myocardial infarction with precordial ST depression: Immediate and long term results of a randomized study. J Am Coll Cardiol 1998;32: 1687-1694.
60) Saito S, Hosokawa G, Kim K, et al：Primary stent implantation in acute myocardial infarction. J Am Coll Cardiol 1996 ; 28 : 74-81.
61) Antoniucci D, Santoro GM, Bolognese L, et al：A clinical trial comparing primary stenting of the infarct related artery with optimal primary angioplasty for acute myocardial infarction. J Am Coll Cardiol 1998 ; 31 : 1234-1239.
62) Maillard L, Hamon M, Khalife K, et al：A comparison of systematic stenting and conventional balloon angioplasty during primary percutaneous transluminal coronary angioplasty for acute myocardial infarction. J Am Coll Cardiol 2000 ; 35 : 1729-1736.
63) Roderiguez A, Bernardi V, Fernandez M, et al：In-hospital and late results of coronary stents versus conventional balloon angioplasty in acute myocardial infarction (GRAMI trial). Am J Cardiol 1998 ; 81 : 1286-1291.
64) Saito S, Hosokawa G, Tanaka S, et al：Primary stent implantation is superior to balloon angioplasty in acute myocardial infarction：Final results of the primary angioplasty versus stent implantation in acute myocardial infarction (PASTA) trial. Pasta Trial Investigators. Cathet Cardiovasc Intervent 1999 ; 48 : 262-268.
65) Suryapranata H, van't Hof AWJ, Hoorntje JCA, et al：Randomized comparison of coronary stenting with balloon angioplasty in selected patients with acute myocardial infarction. Circulation 1998;97: 2502-2505.
66) Grines CL, Cox DA, Stone GW, et al, for Stent Primary Angioplasty in Myocardial Infarction Study Group：Coronary angioplasty with or without stent implantation for acute myocardial infarction. N Engl J Med 1999 ; 341 : 1949-1956.
67) Stone GW, Grines CL, Cox DA, et al, for the Controlled Abciximab and Device Investigation to Lower Late Angioplasty Complication (CADILAC) Investigators：Comparison of angioplasty with stenting, with or without abciximab, in acute myocardial infarction. N Engl J Med 2002 ; 346 : 957-966.
68) Linkoff AM, Topol EJ：Illusion of reperfusion. Does anyone achieve optimal reperfusion during acute myocardial infarction ? Circulation 1993 ; 87 : 1792-1805.
69) The GUSTO Angiographic Investigators：The effects of tissue plasminogen activator, streptokinase, or both on coronary-artery patency, ventricular function, and survival after acute myocardial infarction. N Engl J Med 1993 ; 329 : 15-22.
70) Laster SB, O'Keefe JHJ, Gibbons RJ, et al：Incidence and importance of Thromolysis in Myocardial Infarction grade 3 flow after primary percutaneous transluminal coronary angioplasty for acute myocardial infarction. Am J Cardiol 1996 ; 78 : 623-626.
71) Stone GW, O'Neill WW, Jones B, et al : The central unifying concept of TIMI-3 flow after primary PTCA in thrombolytic therapy in acute myocardial infarction. Circulation 1996;94：I-515.
72) Zijlstra F, Hoorntje JCA, deBoer MJ, et al：Long-term benefit of primary angioplasty as compared with thrombolytic therapy for acute myocardial infarction. N Engl J Med 1999;341：1413-1419.
73) Nakagawa Y, Iwasaki Y, Kimura T, et al : Serial angiographic follow-up after successful direct angioplasty for acute myocardial infarction. Am J Cardiol 1996 ; 78 : 980-984.
74) White HB, Cross DR, Elliot JM, et al : Long-term prognostic importance of patency of the infarct related coronary artery after thrombolytic therapy for acute myocardial infarction. Circulation 1994 ; 89 : 61-67.
75) Tomoda H：Experimental study on myocardial salvage by coronary thrombolysis and mechanical recanalization. Am Heart J 1988 ; 116 : 687-695.
76) Zahn R, Schiele R, Schneider S, et al：Decreasing hospital mortality between 1994 and 1998 in patients with acute myocardial infarction treated with primary angioplasty but not in patients treated with intravenous thrombolysis. Results from the pooled data of the Maximal Individual Therapy in Acute Myocardial Infarction (MITRA) Registry and the Myocardial Infarction Registry (MIR). J Am Coll Cardiol 2000 ; 36 : 2064-2071.
77) Saia F, Lemo PA, Lee CH, et al：Sirolimus-eluting stent implantation in ST-elevation acute myocardial infarction. A clinical angiographic study. Circulation 2003 ; 108 : 1927-1929.
78) Liem AL, van'tHof AW, Hoorntje JC, et al：Influence of treatment delay on infarct size and clinical

outcome in patients with acute myocardial infarction treated with primary angioplasty. J Am Coll Cardiol 1998 ; 32 : 629 - 633.
79) Cannon CP, Gibson CM, Lambrew CT, et al : Relationship of symptom - onset - to - balloon time and door - to - balloon time with mortality in patients undergoing angioplasty for acute myocardial infarction. JAMA 2000 ; 283 : 2941 - 2947.
80) Sheiban I, Fragasso G, Rosano GMC, et al : Time course and determinants of left ventricular function recovery after primary angioplasty in patients with acute myocardial infarction. J Am Coll Cardiol 2001 ; 38 : 464 - 471.
81) Canto JG, Every NR, Magid DJ, et al : The volume of primary angioplasty procedures and survival after acute myocardial infarction. N Engl J Med 2000 ; 342 : 1573 - 1580.
82) Magid DJ, Calonge BN, Rumsfeld JS, et al : Relation between hospital primary angioplasty volume and mortality for patients with acute MI treated with primary angioplasty vs thrombolytic therapy. JAMA 2000 ; 284 : 3131 - 3138.
83) Ellis SG, Da Silva ER, Spaulding CM, et al : Review of immediate angioplasty after fibrinolytic therapy for acute myocardial infarction : Insight from the RESCUE I, RESCUE II, and other contemporary clinical experiences. Am Heart J 2000 ; 139 : 1046 - 1053.
84) Ellis SG, da Silva ER, Heyndrickx G, et al : Randomized comparison of rescue angioplasty with conservative management of patients with early failure of thrombolysis for acute anterior myocardial infarction. Circulation 1994 ; 90 : 2280 - 2284.
85) Abbottsmith CW, Topol EJ, George BS, et al : Fate of patients with patency of the infarct-related vessel achieved with successful thrombolysis versus rescue angioplasty. J Am Coll Cardiol 1990 ; 16 : 770 - 778.
86) Scheller B, Hennen B, Hammer B, et al : Beneficial effects of immediate stenting after thrombolysis in acute myocardial infarction. J Am Coll Cardiol 2003 ; 42 : 634 - 41.
87) Stone GW, Peterson MA, Lansky AJ, et al : Impact of normalized myocardial perfusion after successful angioplasty in acute myocardial infarction. J Am Coll Cardiol 2002 ; 39 : 591 - 597.
88) Nakagawa Y, Matsuo S, Kimura T, et al : Thrombectomy with Angiojet catheter in native coronary arteries for patients with acute or recent myocardial infarction. Am J Cardiol 1999 ; 83 : 994 - 99.
89) vanOmmen VG, Michels RJ, Heymen E, et al : Usefulness of the Rescue PT catheter to remove fresh thrombus from coronary arteries and bypass grafts in acute myocardial infarction. Am J Cardiol 2001 ; 88 : 306 - 308.
90) Fuster V : Mechanisms leading to myocardial infarction : Insight from studies of vascular biology. Circulation 1994 ; 90 : 2126 - 2146.
91) Kotani J, Nanto S, Mintz GS, et al : Plaque gruel of atheromatous coronary lesion may contribute to the no - reflow phenomenon in patients with acute coronary syndrome. Circulation 2002 ; 106 : 1672 - 1677.
92) Oesterle SN, Hayase M, Baim DS, et al : An embolizalization containment device. Cathet Cardiovasc Intervent 1999 ; 47 : 243 - 250.
92a) Napodans M, Pasquetto G, Succa S, et al : Intracoronary thrombectomy improves myocardial perfusion in patients undergoing direct angioplasty for acute myocardial infarction. Circulation 2003 ; 42 : 1395 - 1402.
93) Louveyre C, Morice MC, Lefevre T, et al : A randomized comparison of direct stenting with conventional stent implantation in selected patients with acute myocardial infarction. J Am Coll Cardiol 2002 ; 39 : 15 - 21.
94) Brener SJ, Barr LA, Burchenal JEB, et al : Randomized, placebo - controlled trial of platelet glycoprotein IIb/IIIa blockade with primary angioplasty for acute myocardial infarction. Circulation 1998 ; 98 : 734 - 741.
95) Neumann FJ, Blasini R, Schmitt C, et al : Effect of glycoprotein IIb/IIIa receptor blockade on recovery of coronary flow and left ventricular function after the placement of coronary-artery stents in acute myocardial infarction. Circulation 1998 ; 98 : 2695 - 2701.
96) Montalescot G, Barragan P, Wittenberg O, et al, for the ADMIRAL Investigators : Platelet glycoprotein IIb/IIIa inhibition with coronary stenting for acute myocardial infarction. N Engl J Med 2001 ; 344 : 1895 - 1903.
97) van't Hof AWJ, Niem A, Suryapranate H, et al : Angiographic assessment of myocardial reperfusion in patients treated with primary angioplasty for acute myocardial infarction ; myocardial blush grade : Zwolle Myocardial Infarction Study Group. Circulation 1998 ; 97 : 2302 - 2306.

98) Henriques JPS, Zijlstra F, van'tHof AWJ, et al : Angiographic assessment of reperfusion in acute myocardial infarction by myocardial blush grade. Circulation 2003 ; 107 : 2115 - 2119.
99) Marzilli M, Orsini E, Marraxxini P, et al : Beneficial effects of intracoronary adenosine as an adjunct to primary angioplasty in acute myocardial infarction. Circulation 2000 ; 101 : 2154 - 2159.
100) Gacioch GM, Topol EJ : Sudden paradox clinical deterioration during angioplasty of the occluded right coronary artery in acute myocardial infarction. J Am Coll Cardiol 1989 ; 14 : 1202 - 1209.
101) Goldberg RJ, McCormick D, Gurwitz JH, et al : Age - related trends in short - and long - term survival after acute myocardial infarction : A 20 - year population - based perspective (1975 - 1995). Am J Cardiol 1998 ; 82 : 1311 - 1317.
102) DeGeare VS, Stone GW, Grines CL, et al : Angiographic and clinical characteristics associated with increased in-hospital mortality in elderly patients with acute myocardial infarction undergoing percuraneous intervention (A pooled analysis of the Primary Angioplasty in Myocardial Infarction). Am J Cardiol 2000 ; 86 : 30 - 34.
103) Hochman JS, Sleeper LA, White HD, et al : One-year survival following early revascuarization for cardiogenic shock. JAMA 2001 ; 285 : 190 - 192.
104) Hochman JS : Cardiogenic shock complicating acute myocardial infarction. Expanding the paradigm. Circulation 2003 ; 107 : 2998 - 3002.
105) Jacobs AK, Leopold JA, Bates E, et al : Cardiogenic shock caused by right ventricular infarction. A report from the SHOCK registry. J Am Coll Cardiol 2003 ; 41 : 1273 - 1279.
106) Marso SP, Steg G, Plokker T, et al : Catheter - based reperfusion of unprotected left main stenosis during an acute myocardial infarction (the ULTIMA experience). Am J Cardiol 1999 ; 83 : 1513 - 1517.
107) Brodie BR, Stuckey TD, Hansen C, et al : Intra - aortic balloon counterpulsation before primary percutaneous transluminal coronary angioplasty reduces catheterization laboratory events in high- risk patients with acute myocardial infarction. Am J Cardiol 1999 ; 84 : 18 - 13.
108) Fragmin and Fast Revancularization during Instability in Coronary artery disease (FRISC II) investigators : Invasive compared with non-invasive treatment in unstable coronary-artery disease : FRISC II prospective randomized multicenter study. Lancet 1999 ; 354 : 708 - 715.
109) Barron HV, Bowlby LJ, Breen T, et al : Use of reperfusion therapy for acute myocardial infarction in the United States ; Data from the National Registry of Myocardial Infarction 2. Circulation 1998 ; 97 : 1150 - 1156.
110) Shubrooks SJ Jr, Nesto RW, Leeman D, et al : Urgent coronary bypass surgery for failed percu- taneous coronary intervention in the stent era : Is backup still necessary？ Am Heart J 2001 ; 142 : 190 - 196.
111) Aversona T, Aversona LT, Passamani E : Thrombolytic therapy vs primary percutaneous coronary intervention for myocardial infarction in patients presenting to hospitals without on-site cardiac surgery. JAMA 2002 ; 287 : 1943 - 1951.
112) Grines CL, Westerhausen DR, Grines LL, et al : A randomized trial of transfer for primary angioplasty versus on-site thrombolysis in patients with high-risk myocardial infarction. The Air Primary Angioplasty in Myocardial Infarction Study. J Am Coll Cardiol 2002 ; 39 : 1713 - 1719.
113) Kocher AA, Schuster MD, Szabolcs MJ, et al : Neovascularization of ischemic myocardium by human bone - marrow - derived angioblasts cardiomyocyte apoptosis, reduces remodeling and im- proves cardiac function. Nature Med 2001 ; 7 : 430 - 436.
114) Tomita S, Li RK, Weisel RD, et al : Autologous transplantation of bone marrow cells improves damaged heart function. Circulation 1000 ; 100 ; II - 247 - II - 256.
115) Shintani S, Murohara T, Ikeda H, et al : Mobilization of endothelial progenitor cells in patients with acute myocardial infarction. Circulation 2001 ; 103 : 2776 - 2779.
116) Tomoda H, Aoki N : Bone marrow stimulation and left ventricular function in acute myocardial infarction. Clin Cardiol 2003 ; 26 : 455 - 457.
117) Stauer BE, Brehm M, Zeus T, et al : Repair of infarcted myocardium by autologous intracoronary mononuclear bone marrow cell transplantation in humans. Circulation 2002 ; 106 : 1913 - 1918.
118) Assmus B, Schahinger V, Teupe C, et al : Transplantation of cells and regeneration enhancement in acute myocardial infarction (TOPCARE - AMI). Circulation 2002 ; 106 : 3009 - 3017.

第8章
ST上昇を伴わない心筋梗塞

●●●第1節　定　　義●●●

1. かつて急性心筋梗塞は貫壁性梗塞と心内膜下梗塞に分けられ，臨床的にはQ波梗塞，非Q波梗塞と対応して扱われたが，病理学的対応が必ずしも一致しないとする主張から，Q波梗塞，非Q波梗塞と言う述語で統一された．しかし，救急医療ではQ波が発症する以前の発症早期症例が多く，ST上昇梗塞と非ST上昇梗塞と分類が用いられるようになっている．
2. Q波梗塞とST上昇梗塞，非Q波梗塞と非ST上昇梗塞はそれぞれ同義語ではないが，一致する部分も多い．
3. 発症早期における再灌流療法の有効性はQ波梗塞，ST上昇梗塞では明確にされているが，非Q波梗塞，非ST上昇梗塞では異論もあり，一般にこれらのグループは治療上分けて対応される．

　かつて心内膜梗塞と貫壁性梗塞に分けられて考えられ，臨床的にはそれぞれ非Q波梗塞，Q波梗塞を対応して扱われていたが，これらは病理学的対応が必ずしも一致しないと言う主張から，非Q波梗塞，Q波梗塞と言う術語で統一された[1]．さらに，梗塞発症早期にはQ波よりST上昇が先行するため，救急医療の現場では，非ST上昇，ST上昇と分類する方が実際的である．非ST上昇性心筋梗塞と非Q波心筋梗塞は同義語ではないが，オーバーラップする部分が非常に大きいのも事実で，非ST上昇心筋梗塞は大部分Q波を生じないし，Q波梗塞は大部分発症早期にST上昇を伴う〔p30（図1-26）を参照〕．
　なお，最近に至るまで，文献上貫壁性梗塞，Q波梗塞，ST上昇梗塞と心内膜下梗塞，非Q波梗塞，非ST上昇梗塞と言う術語がおおよそ同様の病態に用いられている．非ST上昇梗塞，ST上昇梗塞と言う術語が一般化したのは最近で，多くの論文はこれに相当するものと

して非Q波梗塞，Q波梗塞として記載されているため，これらの文献からの引用の問題もあり，ST上昇梗塞とQ波梗塞，非ST上昇梗塞と非Q波梗塞が概ね同じ術語との理解の下で使用せざるを得ない．なお，ST上昇梗塞と非ST上昇梗塞はその病態，治療効果も大きく異なるため，本書では急性心筋梗塞としては原則的にST上昇梗塞を対象としている．その理由として，本書では今日本邦で最も広く行われているprimary PCIを施行した症例を主体として述べているが，非Q波梗塞では急性期におけるST上昇の欠如，心筋マーカー上昇レベル低値などの理由から，不安定狭心症との鑑別の問題もあり，治療法についてもprimary PCI施行例はわれわれの症例でも40%に留まり，Q波梗塞と同一には扱い難い面がある．非ST上昇心筋梗塞はむしろ不安定狭心症と一群として検討，対応されることが多く，臨床症状，心電図所見の上ではこの両者を区別することは困難で，最終的なポイントは現在使用されている心筋マーカーにより検出可能な程度の心筋壊死を伴う症例を非ST上昇梗塞，心筋壊死が検出されない例を不安定狭心症としている．従来，非ST上昇梗塞とST上昇梗塞の頻度は1：4程度とされたが，近年非ST上昇梗塞の頻度が増加傾向にあるとされ，これはトロポニンなど検出感度の高い心筋マーカーの出現により，小さな梗塞巣の検出が可能となった事情も関係あると考えられる．発症機序の面からは，梗塞責任冠動脈の早期再開通，側副血行の発達などにより虚血部心筋の壊死量が僅少で経過するグループが非ST上昇梗塞群を形成すると思われる．

●●●第2節　病態と診断●●●

1. 非ST上昇梗塞，非Q波梗塞症例ではST上昇梗塞，Q波梗塞に比して，入院時責任冠動脈の開存例が多い，発症前狭心症の頻度が多い，梗塞既往例が多い特徴がある．
2. 診断上は心電図所見では非ST上昇梗塞，非Q波梗塞と不安定狭心症の鑑別は困難で，心筋マーカー上昇が診断の鍵となるが，トロポニンは高感度のため不安定狭心症にても上昇が見られ，予後不良の徴候とされる．
3. 一般に非ST上昇梗塞，非Q波梗塞はST上昇梗塞，Q波梗塞に比して，急性期死亡率は低いが，追跡期間中の死亡，再梗塞，再血行再建の頻度には差がない．

われわれの症例では入院時梗塞責任冠動脈が開存している症例は，非ST上昇梗塞で83%，ST上昇梗塞で21%であり，最も考えられるのは責任冠動脈が血栓により一時閉塞後再灌流したという状況である[2]（図8-1a）．完全閉塞例で側副血行路の発達も考えられるが，われわれの症例では非ST上昇梗塞例，ST上昇梗塞例で特に側副血行路の発達には差を認めていない（図8-1b）．病変枝数については報告により異なるが，諸報告をプールした解析では，非ST上昇，ST上昇梗塞間に差を認めていない[3]．

われわれの症例では，非ST上昇梗塞では1枝病変57%，2枝病変24%，3枝病変19%，

第2節 病態と診断

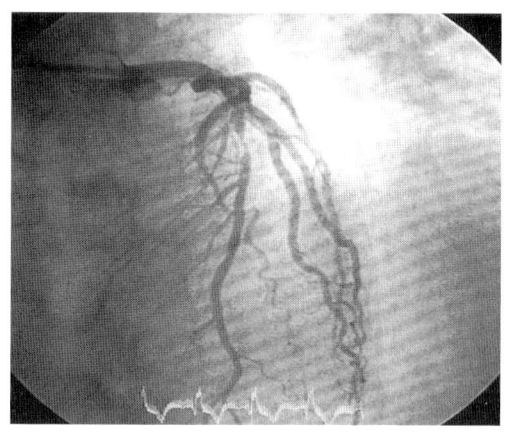

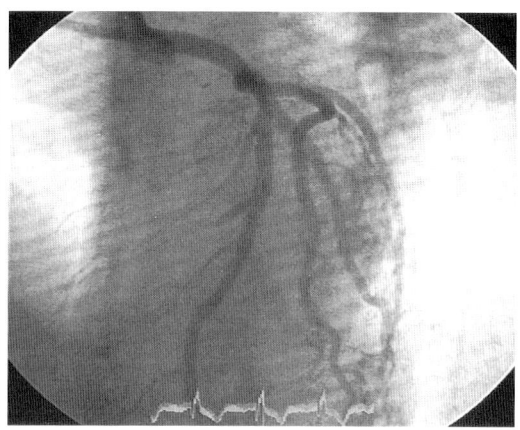

図8-1a 非Q波心筋梗塞症例
入院時冠動脈造影所見で，左図のように左冠動脈前下行枝近位部(#6)90%狭窄病変認め，直ちに右図のようにPTCA・ステント植え込み術を施行した．

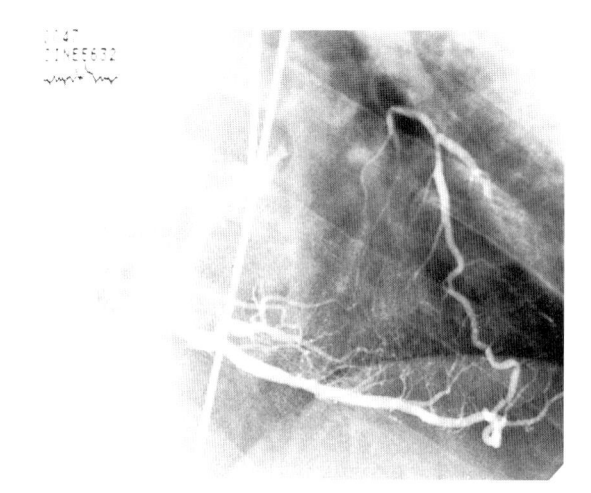

図8-1b 右冠動脈より左前下行枝への側副血行
非Q波梗塞例では側副血行発達例が多いとされるが，われわれの症例ではQ波梗塞群と特に有意差認めず，図8-1aのような早期再開通例がQ波心筋梗塞群の21%に対して83%と極めて高率であった．

ST上昇梗塞では1枝病変57%，2枝病変29%，3枝病変14%であった．梗塞責任動脈の早期再開通，不完全閉塞が起こる理由は，簡単化して考えれば不安定，破綻冠動脈病巣にて形成される血栓の質・量と病変部冠動脈の狭窄程度・形態との兼ね合いにより決まり，これにより不安定狭心症，非Q波梗塞，Q波梗塞の疾患スペクトルが形成され，急性冠症候群acute coronary syndromesと一括される所以であるが，いずれの場合も発症の基盤となる病態は，冠動脈硬化巣の不安定化，血栓形成に起因し，Q波梗塞との差は側副血行を伴わない完全かつ持続的な冠動脈閉塞が起こるか否かによるものである．このような血栓形成を起こしやすい病態要因をTheroux and Fusterの総説から示す[4]．

　　局所的因子
　　　　プラーク破綻の程度（糜爛，潰瘍）
　　　　狭窄の程度（形態の変化）
　　　　組織沈着物質（脂質に富むプラーク）

　　　　　残存血栓の表面（再発）
　　　　　血管攣縮（血小板，トロンビン）
　　全身的因子
　　　　　コレステロール，リポプロテイン（a）
　　　　　カテコラミン（喫煙，ストレス，コカイン）
　　　　　フィブリノーゲン，線溶抑制（プラスミノーゲン活性抑制因子-1；PAI-1）
　　　　　血小板活性化と凝固（第VII因子，トロンビン産生－プロトロンビン フラグメント1＋2，あるいは活性－フィブリノペプタイド A）
　　　　　感染（クラミジア・ニューモニア，サイトメガロビールス，ピロリ菌）？

　梗塞心筋量については，当然ながら非ST上昇梗塞ではST上昇梗塞に比して少ないことが予想され，われわれの症例でも非ST上昇梗塞，ST上昇梗塞でそれぞれpeak CK543±259 U/L対3452±2592 U/L（p＜0.001），左室駆出率54±15％対48±12％（p＜0.001）であった．
　Positron emission tomography（PET）を用いた検討では，Q波梗塞では内膜から外膜に代謝消失部位が広がるが，非Q波梗塞では不均等な代謝異常部が広がり，虚血，壊死，正常心筋が混在する状況も示されている[5]．
　Thallium-201による心筋灌流像では，非Q波梗塞ではQ波梗塞に比べて梗塞巣の周囲により広い可逆的な虚血病巣があり，非Q波梗塞では梗塞後もさらに心筋虚血発作，再梗塞を伴いやすい状況を伴っていることが示されている．実際，1980年代の古い成績で非Q波梗塞ではQ波梗塞の急性期死亡率より低いが（9.2％対17.1％，p＜0.001），追跡期間中再梗塞（17.2％対6.2％，p＜0.001），追跡期間中死亡（28.5％対21.3％，p＝0.01）ともに非Q波梗塞が高率であるとされた[6]．しかし，われわれの症例では全例PCI施行しているため，非ST上昇梗塞，ST上昇梗塞間に急性期死亡（0％対5.0％，p＝0.036）では非ST上昇心筋梗塞が有意に良好だが，追跡期間中の死亡（5.5％対6.1％），再梗塞（1.4％対3.9％），血行再建率（26.0％対19.4％）には差を認めていない．従来，心電図所見からST低下の程度，持続が著明であるほど予後が悪いとされた[7]．さらに，負荷心筋シンチグラムによる可逆的虚血部位のサイズ，多枝病変が重要な予後規定因子とされる[3]．しかし，早期PCIあるいはCABG施行により冠動脈狭窄病変をすべからく治療する方式であれば，このような傾向は必ずしも当たらない．
　AHAガイドラインによる不安定狭心症，非ST上昇心筋梗塞，ST上昇心筋梗塞，すなわち急性冠症候群疑い症例に対する評価・管理方式は，90頁の図4-10のように図式化されている．ST上昇心筋梗塞診断が得られれば，発症早期症例であれば，primary PCIまたは血栓溶解療法へ進むが，不安定狭心症，非ST上昇心筋梗塞例では早期侵襲的治療と早期保存的治療のいずれかに選択される．同じ心筋梗塞と言っても，ST上昇梗塞は臨床症状と心電図所見から診断が可能で再灌流療法へ移行し得るが，非ST上昇梗塞では心筋マーカーの有意上昇所見が得られない限り診断が確定できない．したがって，心筋マーカー診断精度が重要な問題となる．強いていえば，従来の報告のなかに，時として左冠動脈回旋枝完全閉塞による梗塞が非Q波梗塞とされているが，このタイプの梗塞は1/3の症例で心電図学的にST上昇，Q波として表現され難い部位の梗塞となるので，これを非Q波梗塞，非ST上昇梗塞

とするのは適切ではない．われわれの経験症例では，非ST上昇梗塞はST上昇梗塞に比べて梗塞の既往が多い（22％対12％，p＝0.018），梗塞発症24時間以内の狭心症が多い（60％対33％，p＜0.001），狭心症既往が多い（62％対42％，p＜0.001），発症前抗狭心症剤の服用が多い（ベータ遮断剤13％対4％，p＝0.01；アスピリン20％対11％，p＝0.03；カルシウム拮抗剤44％対29％，p=0.01；硝酸剤27％対16％，p=0.02），入院時梗塞責任冠動脈開存例が多い（83％対21％，p＜0.001）という特徴がある．

不安定狭心症と非Q波梗塞を鑑別することは心電図上にも困難を伴うが，TIMI‐III試験担当医師は以下の4項目から非Q梗塞診断の工夫をしている．（1）冠動脈血管形成術施行の既往，（2）胸痛持続60分以上，（3）入院時心電図のST偏位，（4）最近発症した狭心症，のうち危険因子が0，1，2，3，4の症例の非Q波梗塞率はそれぞれ，7.0％，19.6％，24.4％，49.9％，70.6％である[8]．

●●●第3節　薬物療法●●●

> 1. 抗血小板剤としてアスピリンの有効性が確立されており，広く用いられる．このほかチクロピジン，クロピドグレルがあり，同様の作用機序，効果を有するが，クロピドグレルで副作用が少なく，本剤に統一されつつある．
> 2. 最近では血小板GP IIb/IIIa受容体拮抗剤の不安定性狭心症，非ST上昇梗塞症例の死亡・新規梗塞発症予防に関する有効性が大規模臨床試験で示されている．
> 3. 抗凝固療法として未分化ヘパリン静脈内投与が用いられて来たが，最近では低分子ヘパリンが生物学的活性が良好で，皮下注射可能かつ凝固能モニターの要がなく，大規模臨床試験でも未分化ヘパリンを上回る有効性が示されている．

AHAガイドラインでは，不安定狭心症・非ST上昇心筋梗塞の治療法として図8-2のフローチャートが示されている[9]．薬物療法としてはまず，アスピリン160〜300mg投与，維持量としては80〜100mg/日．アスピリンに耐性のない症例にはチクロピジン，クロピドグレル投与，後者は副作用の点で前者に勝る．GP IIb/IIIa受容体拮抗剤の効果も期待されている[10]．

ヘパリンについては，Antithrombotic Therapy in Acute Coronary research（ATACS）試験では，不安定狭心症，非Q波梗塞症例に対してアスピリン単独，アスピリン＋ヘパリン投与群を対比し，死亡，心筋梗塞，狭心症反復をend pointとして，27％対10％で有意差ありとされた（p＝0.004）[11]．不安定狭心症，非Q波梗塞を対象としたアスピリンとアスピリン＋ヘパリンの効果検討試験メタ解析（n＝1353）では，2週間内の死亡，梗塞の頻度は10.4％対7.9％（p＝0.057），胸痛の再発は22.6％対17.3％（p＝0.08）であり，出血合併症には差を認めないとされている[12]．

第8章 ST上昇を伴わない心筋梗塞

- 一般的に、次の2剤を投与する
  - 抗トロンビン剤（ヘパリン）
  - 抗血小板剤（アスピリン）

→ 抗トロンビン剤（ヘパリン）＋抗血小板剤（アスピリン）

- 症例が高リスク基準を満たす場合はこの治療法を修正する

→ 高リスク基準
- ST低下 ≧1mm
- 持続する症状；虚血の再発
- 広範囲にわたる心電図異常
- 左心室機能低下
- うっ血性心不全
- 血中マーカーの上昇：
- トロポニンまたはCK-MB（＋）

高リスク基準を満たす症例では
- アスピリンおよび
- GP IIaIIIb阻害剤＋非分画ヘパリン
- または低分子ヘパリン

→ 抗トロンビン剤（ヘパリン）＋抗血小板剤（アスピリン）＋GP IIb/IIIa阻害剤

禁忌の無い症例にはすべて投与すべき → ベータ遮断剤

狭心症再発例には投与すべき → 硝酸剤

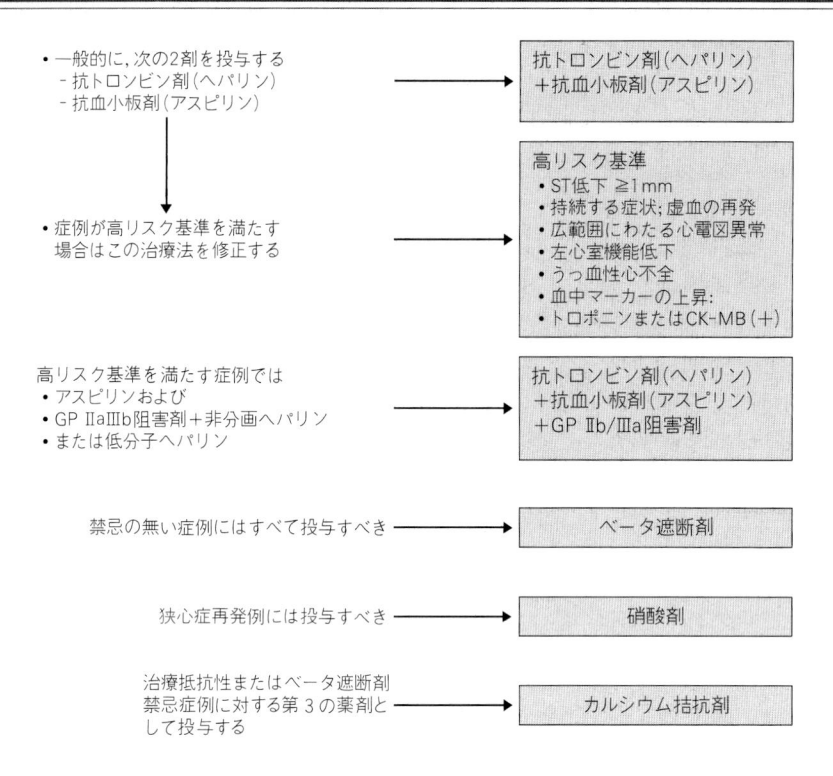

治療抵抗性またはベータ遮断剤禁忌症例に対する第3の薬剤として投与する → カルシウム拮抗剤

図8-2　不安定狭心症・非 ST 上昇心筋梗塞に対する薬物療法
［2000年AHAガイドラインによる］

　低分子ヘパリンは生物学的活性がより良好で，再現性の良い抗凝固作用を有しており，血栓凝集活性度がより低く，皮下注射が可能で凝固能モニターの要がないなどの利点がある．低分子ヘパリンと未分画ヘパリンの不安定狭心症・非Q波梗塞に対する効果の比較では，ESSENCE(Enoxaparin vs Unfractionated Heparin for Unstable Angina and Non-Q wave Myocardial Infarction) にて低分子ヘパリン enoxaparin（1 mg/kg 皮下注射2回/日）と未分画ヘパリン2～8日投与の効果を比較，死亡，梗塞，狭心症再発は16.6%対19.8%で($p=0.01$)，この傾向は1年後まで持続した（32.0%対35.7%，$p=0.022$)[13]．同様に，TIMI 11B試験では低分子ヘパリンと未分画ヘパリン投与間で，死亡，梗塞，緊急再血行再建は8日後12.4%対14.5%（$p=0.03$)，43日17.3%対19.5%（$p=0.048$）で低分子ヘパリンがより有効とされた[14]．

　Thienopyridine群で現在わが国認可されているのはチクロピジンだが，欧米では血小板減少，白血球減少，発疹，消化器症状などの副作用のため，完全にクロピドグレルへ移行しており，主たる作用は両者ほぼ同じであるので，急性冠症候群に対する検討も成績の得られているクロピドグレルの大規模試験を参考にする．CURE(Clopidogrel in Unstable Angina to Prevent Recurrent Events) では不安定狭心症，非Q波梗塞を対象とし，アスピリン＋クロピドグレル（300mg/日以後75mg/日）対アスピリン投与9ヵ月で，心血管死，心筋梗塞，脳卒中発症率は9.3%対11.5%で，クロピドグレルの有効性が示されているが（$p<0.001$)，出血合併症はより高率となる（3.6%対2.7%，$p=0.003$)[15]．

IIb/IIIa受容体阻害剤 abciximab，eptifibatide，tirofiban，lamifibanを不安定狭心症・非Q波梗塞に投与した大規模多施設無作為試験には，PRISM，PRISM-PLUS，PURSUIT，PARAGON，GUSTO-IVがあるが，これらの臨床試験全体では30日死亡・新規梗塞発症はIIb/IIIa受容体阻害剤投与群10.9%，対照群11.7%（p＝0.015）で有効性が示される[16)-20)]．EPIC，EPILOG，EPISTENT試験のメタ解析では，PCI施行した急性心筋梗塞，狭心症に対する静注用GPIIb/IIIa受容体拮抗剤abciximabの効果を検討，死亡，心筋梗塞緊急血行再建術施行の短期，長期頻度は減少したが，出血合併症も増加している[21)]．

ST上昇性梗塞の場合は，完成した血栓を溶解することが一般的だが，GISSI，ISIS以来非Q波梗塞の血栓溶解剤による治療は有効性が確認されず，非ST上昇性梗塞では血栓形成中の過程をコントロールすることが目的で，この時期では血栓溶解剤は血栓形成を逆に促進する可能性があり，むしろ禁忌と考えられる[22)]．

●●●第4節　PCI治療●●●

> 1. 非ST上昇梗塞，非Q波梗塞における早期侵襲的治療と早期保存的治療の是非につき，従来明快な回答が得られ難い問題と思われた．しかし，最近に至り多数の大規模臨床検討の結果，早期PCI施行例で，保存的治療例に比しより良好な成績が相次いで示されている．
> 2. PCI治療では，とくに低分子ヘパリン，GP IIb/IIIa受容体拮抗剤，ステントを高率に使用した検討で良好な結果が示されている．

早期侵襲的治療と早期保存的治療の是非は，従来必ずしも明快な回答は得られ難い問題と思われた．TIMI-IIIB試験では入院早期に冠動脈造影施行し，侵襲的治療を行う早期侵襲的治療群と，虚血が生じれば待期的に冠動脈造影を施行して侵襲的治療の選択をする早期保存的治療群の2群に無作為に分け検討したところ，入院中の予後は両群に差はなく，死亡または心筋梗塞は6週間内で保存的治療群7.8%，侵襲的治療群7.2%，1年後では保存的治療群12.2%，侵襲的治療群10.8%であった．しかしながら，保存的治療法群の64%が，再発狭心症などにより侵襲的治療群にcross overしており，在院期間，再入院率においても侵襲的治療群が有意に良好な結果を示した[22)]．VANQWISH（Veterans Affairs Non-Q-Wave Infarction in Hospital）試験では，30日死亡，1年死亡ともに侵襲的治療群の予後が保存的治療群に比し不良であったが，侵襲的治療群のなかでPTCAに比してCABGの成績が悪い点が影響しているとも思われた[23)]．低分子ヘパリン，GP IIb/IIIa受容体拮抗剤，ステント高率（60%）使用したFRISC II（The Second Fragmin and Fast Revascularization during Instability in Coronary Artery Disease）試験では，早期侵襲的治療群と保存的治療群を無作為に分け，6ヵ月死亡・梗塞を検討したが，早期侵襲的治療群（発症7日以内に冠動脈造影を施行，10日以内にPCI施行）9.1%にて保存的治療群12.1%に比し予後良好であった[24)]．

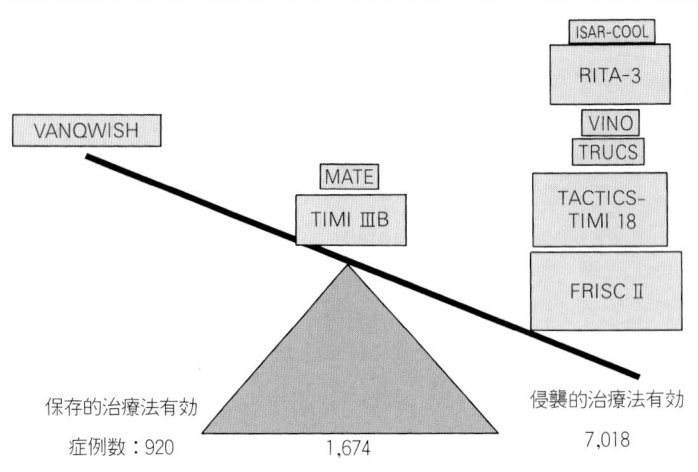

図8-3 不安定狭心症・非ST上昇心筋梗塞に対する保存的治療法と早期侵襲的治療法による成績の比較
ボックス内は臨床試験名，ボックスのサイズは検討症例数を表し，右側は侵襲的治療が有効，左側は保存的治療が有効であることを示す．

[Cannon CPら：Circulation，2003[26)]より転載]

発症4～48時間に血小板GP IIb/IIIa受容体阻害剤tirofibanを併用してPCI施行したTAC-TICS（Treat Angina with Aggrastat and Determine Cost of Therapy with an Invasive or Conservative Strategy）試験では，6ヵ月の死亡，非致死的心筋梗塞発生率は7.3%対9.5%と積極的血行再建治療群で低率であった[25)]．最近の大規模試験成績をまとめると，**図8-3**に示されるように，早期一律冠動脈造影施行，要すれば即血行再建施行の方針をとるinvasive groupの方が，当面薬物療法から始めるconservative groupに比して有効と結論する報告が，試験件数検討症例数ともに圧倒的に多いことが示される[26)]．われわれの症例では全例PCI施行した治療成績については，非ST上昇梗塞，ST上昇梗塞間に急性期死亡（0%対5.0%，$p=0.036$）では非ST上昇心筋梗塞が有意に良好だが，追跡期間中の死亡（5.5%対6.1%），再梗塞（1.4%対3.9%），再血行再建率（26.0%対19.4%）には差を認めていない．非ST上昇心筋梗塞とST上昇心筋梗塞の追跡期間中の死亡は，追跡期間中の非ST上昇梗塞に頻度が高い梗塞既往例を除くと，非ST上昇梗塞例で急性期死亡はST上昇梗塞に比して有意に低い．現実問題としては，非ST上昇梗塞の診断は心筋マーカーの成績により支配され，ST上昇梗塞の診断と異なり遅れが出やすく，かつ保存的治療と侵襲的治療の選択枝が用意されているため，われわれの非ST上昇梗塞症例でも40%はprimary PCIが施行されたが，60%では薬剤投与により症状安定した時期にelective PCIが施行されている．すなわち，primary PCI法も本症確定診断が遅れる傾向から，また梗塞範囲が限定されており早期インターベンション施行の必然性が必ずしも高くないと思われる場合もあり，60%の症例で発症後3.6±4.7日後にPCI施行されている．しかし，PCI法も数年前の報告と異なり，ほとんどの例でステントが用いられ，GP IIb/IIIaによる強力な血小板凝集抑制も行われるようになると，PCIが非ST上昇梗塞を含めた冠不全症候群の如何なる時期に用いてもその有効性を発揮し得ることも示唆される．結局，保存的治療と侵襲的治療は相補的であって競合的ではなく，病態の変化に応じて，適宜方針の変更をすべきものであろう．

●●●附：高齢者の心筋梗塞●●●

> 1. 高齢者心筋梗塞の特徴として，女性が多く，梗塞既往が多く，多枝病変が多く，非ST上昇，非Q波梗塞が多い．
> 2. 自覚症症状として，典型的胸痛が少なく，心不全症状，中枢神経症状が前面に立ち，受診・診断が遅れる．
> 3. 心電図所見も脚ブロック，左室肥大，陳旧性梗塞，非ST上昇梗塞が多く，心電図診断が困難となる例がある．
> 4. 非Q波梗塞，非ST上昇梗塞，梗塞既往が多いこともあり，梗塞サイズはQ波，ST上昇梗塞に比して小であるが，心機能低下，心不全頻度は高い．
> 5. 再灌流療法として血栓溶解療法は，とくに脳出血合併症の可能性が高く，非高齢者に比して施行し難い．Primary PCI法が有利だが，社会的状況からも高齢者では，早期再灌流療法施行の頻度が非高齢者に比して低い傾向がある．

　心筋の加齢に伴う生理的変化は，心筋細胞の減少と肥大，間質のコラーゲン，エラスチン増殖，冠動脈壁厚の増加，内腔狭小化傾向，刺激伝導系の退行性変性，弁の退行性変性がある．機能的変化としては，心拍出量減少，運動時の最大心拍数，左室駆出率低下，左室拡張性低下，弁逆流，収縮期血圧上昇，PR，QRS，QT時間延長の傾向を示す．

　年齢とともに心筋梗塞発症率は増加し，Worcester Heart Attack Studyでは75歳以上では55歳未満の10倍の頻度，55～65歳の2倍の頻度とされる[27]．

　高齢者の心筋梗塞にはどの報告にも共通した特徴がある．すなわち，高齢者心筋梗塞では女性が多い，胸部症状が非定型的な症例が多く1/3は無痛性であり，発症から受診までの時間が遷延する傾向となる．とくに超高齢者では心不全による呼吸困難，失神，混迷，脳卒中症状，末梢血栓塞栓所見などが前景になり診断を困難にする．高齢者で定型的な胸痛が少ない理由は，糖尿病の合併，末梢神経障害のほか，心不全症状，中枢神経症状などにマスクされる可能性がある．心不全症状を伴う頻度が多いのは，もともと心機能予備力が低下しており，さらに心室拡張性の低下，梗塞の既往などによるのであろう．中枢神経症状合併しやすいのは，背景にある脳動脈硬化に心拍出量低下が加わるためと考えられる．さらに，高齢心筋梗塞例では多枝病変例が多く，梗塞の既往が多い．非ST上昇梗塞が多く，梗塞サイズはむしろ小さいが心不全などの合併が多く，予後が不良である[28]．

　われわれの症例では，患者背景では75歳以上症例では，75歳未満例に比して女性が多い（40%対17%，$p < 0.001$），冠危険因子が少ない（1.4 ± 0.9対1.9 ± 0.9，$p < 0.001$），心筋梗塞既往が多い（16%対10%，$p < 0.01$），発症から受診までの時間が12時間を超える症例が多く（32%対17%，$p < 0.001$），多枝病変が多く（55%対39%，$p < 0.001$），primary PCI施行症例が少ない（87%対96%，$p < 0.001$）所見がみられる（**図8-4**）．心電図診断でも，高齢者は脚ブロック，左室肥大，陳旧性梗塞，非ST上昇梗塞が非高齢者に比して多い事情か

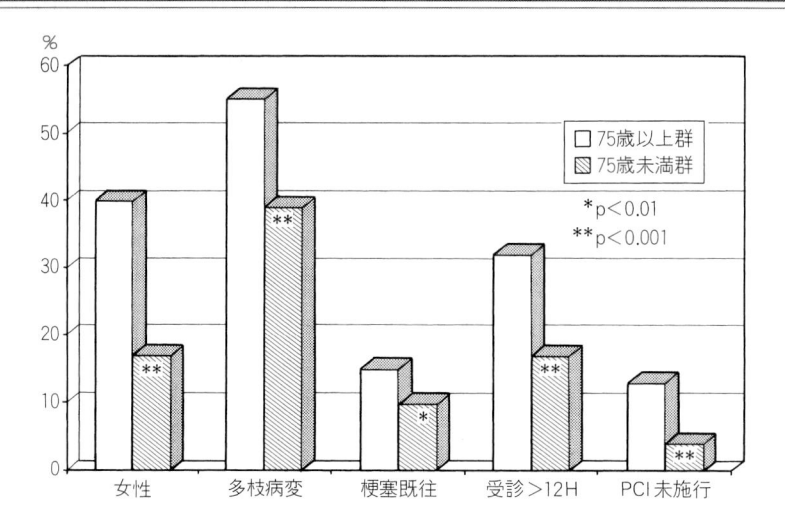

第8章 ST上昇を伴わない心筋梗塞

図8-4 高齢者急性心筋梗塞の特徴
高齢者では女性，多枝病変，心筋梗塞既往が多く，受診までの時間が遅れる例，primary PCI未施行例が多い．

ら，心電図梗塞診断は困難な傾向となる．

　治療成績では，75歳以上症例では75歳未満症例に比して，no-reflowがより高頻度（15％対8％，p＜0.05），peak CKから推定される新規梗塞病巣はむしろ小さい（2601±2120U/L対3425±2700U/L，p＜0.001），入院中死亡率が高く（22％対7％，p＜0.001），生存者左室駆出率はより低い（46±15％対50±11％，p＜0.001）（図8-5）．この傾向はPrimary Angioplasty in Myocardial Infarction（PAMI）試験の成績と大略一致しており，PAMI試験では75歳で高齢，非高齢者を分けているが，院内死亡率10.2％対1.8％（p＝0.001），左室駆出率45±13％対49±12％（p＝0.0001），no-reflow 15％対8％（p＝0.001）とされる[28]．

　Goldbergらは，1975～1995年間の20年間にわたる急性心筋梗塞症例8,070例につき検討，入院死亡率は55歳未満の症例に対して55～64歳で2.2倍，65～74歳，75～84歳，85以上でそれぞれ4.2倍，7.8倍，10.2倍と報告している．生存退院例の2年後までの死亡率とその推移（1980年代前半～1990年代半ば）は，55歳未満，55～64歳，65～74歳，75～84歳，85歳以上でそれぞれ8.3％→6.2％，14.0％→10.2％，27.2％→21.4％，39.7％→33.1％，60.2％→53.2％であり，年次の経過により改善が見られている．ただし，血栓溶解療法施行は高齢者での施行は少なく，55歳未満で41.9％であるが，75～84歳で11.2％，85歳以上では僅か3.5％，冠動脈造影法施行もそれぞれ29.8％，10.1％，3.5％であった[29]．

　高齢者は血栓溶解療法を受ける率が低く，その原因としては高齢者で梗塞症状・所見の不明確な症例が多い，受診までの時間遅れが大きい，出血合併症のリスクが大などの事情が考えられる．75歳未満の心筋梗塞症例では血栓溶解療法施行により30日死亡率の改善が得られるが，75歳以上の高齢者心筋梗塞では血栓溶解療法施行により死亡率が改善しないのみならず却って悪化するとする報告もある[30]．De Boerらは75歳以上の高齢心筋梗塞症例につき，血栓溶解療法とprimary PCI施行の無作為・前向き試験を行い，発症30日の死亡，再梗塞，脳卒中をend pointとして検討した結果，9％対29％の頻度で有意にprimary PCIが

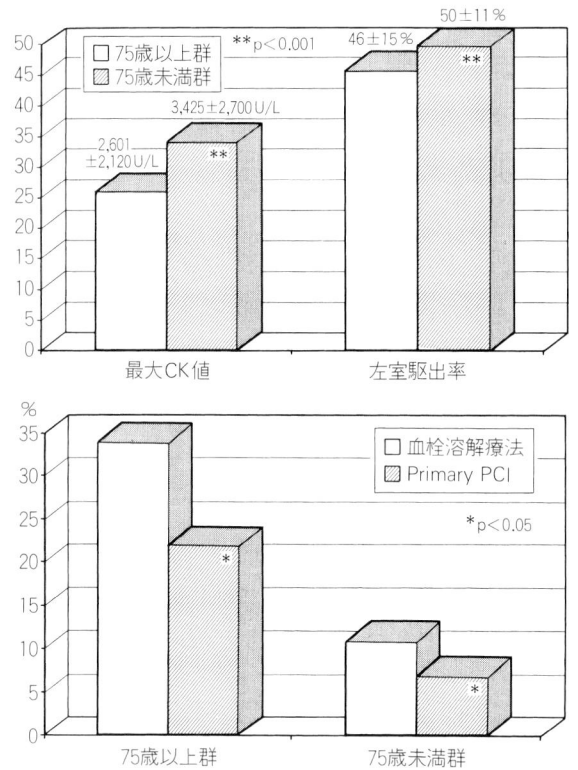

図 8-5　高齢者心筋梗塞治療成績
上図：高齢者では最大CKから推定した心筋梗塞病巣はむしろ小さいが，左室駆出率よりみた左室機能は低値である．
下図：急性期死亡率はprimary PCI治療により血栓溶解療法より改善しているが，高齢者では依然として高率である．

有効であるとの結論を得ている（p＝0.01）[31]．さらに，Bergerらは，Medicare受給者心筋梗塞症例37,983例を対象として解析し，30日生存改善は血栓溶解療法では得られず，primary PCI施行症例で有意の改善をみたとしている[32]．このような報告に対して，Fibrinolytic Therapy Trialists（FTT）の急性心筋梗塞58,600例のメタ解析でも，75歳以上例で血栓溶解療法による救命効果は，55歳以下症例における救命効果と差がないと反論されている[33]．実際，GUSTO-I試験でもrtPAを用いた血栓溶解療法で最も救命効果が高かったのは75歳以上のグループとされている[34]．それにもかかわらず，75歳以上の高齢者での血栓溶解療法施行率は4～5％程度とされ[35]，われわれの1994年以前，急性心筋梗塞症例にprimary PCI施行以前の486症例でも，75歳未満ではtPAによる血栓溶解療法を43％に施行したが，75歳以上では4％のみであった．高齢者でとくに問題となるのは，血栓溶解療法後の出血合併症である．頭蓋内出血以外の出血はカテーテル挿入部位が最も多く，消化管，泌尿器，後腹膜と続くが，rtPA投与治療症例で65歳未満例では8.7％，70歳以上では25％とする報告もある[36]．頭蓋内出血は複数試験のメタ解析で，血栓溶解療法施行の高齢者では，ストレプトキナーゼ投与例では頭蓋内出血発症のOdds比は1.3だが，tPA投与では3.2で，とくにtPA投与の高齢者で頭蓋内出血合併症が多いことが示された[37]．しかし，これら合併症を救命効果が上回ることが，高齢者への血栓溶解療法施行の根拠となっている[33]．

他の薬剤ではベータ遮断剤が問題となる．既にISIS-I試験で，75歳以上の梗塞症例でベータ遮断剤投与により22％の死亡率減少があったが，65歳以下症例では4％のみであったとされる[38]．Goteborg試験では，65～75歳心筋梗塞症例ではベータ遮断剤投与により21％

の死亡率減少が得られたが，65歳未満例では有意の死亡率減少を得られなかった[39]．このように，ベータ遮断剤の効果はむしろ高齢者で期待される成績となっている．しかし，わが国ではベータ遮断剤は，高齢者には適応がないと考えられる傾向があり，これは米国でも同様で，高齢心筋梗塞例に対するベータ遮断剤の処方は非高齢者に対する1/2ないし2/3程度とされる[40]．

●文　献●

1) Spodick DH : Q wave infarction versus S‐T infarction ; Nonspecificity of electrocardiographic criteria for differentiating transmural and non‐transmural lesions. Am J Cardiol 1983 ; 51 : 913‐915.
2) DeWood MA, Stifter WF, Simpson CS, et al : Coronary arteriographic findings soon after non‐Q wave myocardial infarction. N Engl J Med 1986 ; 315 : 417‐423.
3) Gibson RS : Non‐Q‐wave myocardial infarction : Prognosis, changing incidence, and management. In Gersh BJ, Rahimutoola SH(ed), Acute myocardial infarction. 2nd ed, Chapman & Hall, New York, 1996 ; p403‐p433.
4) Theroux P, Fuster V : Acute coronary syndromes. Unstable angina and non‐Q‐wave myocardial infarction. Circulation 1998 ; 97 : 1195‐1206.
5) Geltman EM, Biello D, Welch MJ, et al : Characterization of nontransmural myocardial infarction by positron emission tomography. Circulation 1982 ; 65 : 747‐755.
6) Gibson RS : Clinical, functional and angiographic distinctions between Q wave and non‐Q wave myocardial infarction : Evidence of spontaneous reperfusion and implications for intervention trials. Circulation 1987 ; 75 (Suppl V) : V128‐V138.
7) Schechtman KB, Capone RJ, Kleiger RE, et al : Risk stratification of patients with non‐Q wave myocardial infarction. Circulation 1989 ; 80 : 1148‐1158.
8) Cannon CP, Thompson B, McCabe CH, et al : Predictors of non‐Q‐wave acute myocardial infarction in patients with acute ischemic syndromes : An analysis from the Thrombolysis in Myocardial Infarction (TIMI) III trials. Am J Cardiol 1995 ; 75 : 977‐981.
9) Guidelines 2000 for cardiopulmonary resuscitation and emergency cardiovascular care : International consensus on science. Circulation 2000 ; 102 : I‐1‐I‐384.
10) The SYMPHONY investigators : Comparison of sibrafiban with aspirin for prevention of cardiovascular events after acute coronary syndromes : A randomized trial. Lancet 2000 ; 355 : 337‐345.
11) Cohen M, Adams P, Parry G, et al : Combination antithrombotic therapy in unstable rest angina and non‐Q‐wave infarction in nonprior aspirin. Primary end points from the ATACS trial. Antithrombotic Therapy in Acute Coronary research group. Circulation 1994 ; 89 : 81‐88.
12) Oler A, Whooley M, Oler J, et al : Adding heparin to aspirin reduces the incidence of myocardial infarction and death in patients with unstable angina : A meta‐analysis. JAMA 1996 ; 276 : 811‐815.
13) Cohen M, Demers C, Burfinkel EP, et al : A comparison of low‐molecular‐weight heparin with unfractionated heparin for unstable coronary artery disease. N Engl J Med 1997 ; 337 : 447‐452.
14) Antman EM, McCabe CH, Gurfinkel EP, et al : Enoxaparin prevents death and cardiac ischemic events in unstable angina/non‐Q‐wave myocardial infarction. Results of the Thrombolysis in Myocardial Infarction (TIMI) 11B trial. Circulation 1999 ; 100 : 1593‐1601.
15) Yusuf S, Zhao F, Mehta SR, et al : Effects of clopidogrel in addition to aspirin in patients with acute coronary syndromes without ST‐segment elevation. N Engl J Med 2001 ; 345 : 494‐502.
16) Platelet Receptor Inhibition in Ischemic Syndrome Management (PRISM) Study Investigators : A comparison of aspirin plus tirofiban for unstable angina. N Engl J Med 1998 ; 338 : 1498‐1505.
17) Bazzino O, Barrero C, Gane L, et al : Inhibition of the platelet glycoprotein IIb/IIIa receptor with tirofiban in unstable angina and non‐Q‐wave myocardial infarction. Platelet Receptor Inhibition in Ischemic Syndrome Management in Patients Limited by Unstable Signs and Symptoms (PRISM‐PLUS) Study Investigators. N Engl J Med 1998 ; 338 : 1488‐1497.
18) Topol E, Califf R, Simoon M, et al : Inhibition of platelet glycoprotein IIb/IIIa with epitifibatide with acute coronary syndromes. The PURSUIT Trial Investigators. Platelet Glycoprotein IIb/IIIa in Unstable Amgina : Receptor Supression Using Integrilin Therapy. N Engl J Med 1998 ; 339 : 436‐443.
19) Moliterno DJ : International, randomized, controlled trial of lamifiban (a platelet glycoprotein IIb/IIIa inhibitor), heparin, or both in unstable angina. The PARAGON Investigators. Platelet IIb/IIIa

Antagonism for the Reduction of Acute coronary syndromes in a Global Organization Network. Circulation 1998 ; 97 : 2386-2395.
20) Simoons ML : Effect of glycoprotein IIb/IIIa receptor blocker abciximab on outcome in patients with acute coronary syndromes without early revascularization : the GUSTO IV-ACS randomized trial. Lancet 2001 ; 357 : 1915-1924.
21) Cho L, Topol EJ, Balog C, et al : Clinical benefit of glycoprotein IIb/IIIa blockade with Abciximab is independent of gender : Pooled analysis from EPIC, Epilog and EPISTENT trials. J Am Coll Cardiol 2000 ; 36 : 381-386.
22) TIMI IIIB Investigators : Effects of tissue plasminogen activator and a comparison of early invasive and conservative strategies in unstable angina and non-Q-wave myocardial infarction : Results of the TIMI IIIB trial. Circulation 1994 ; 89 : 1545-1556.
23) Boden WE, O'Rourke RA, Crawford MH, et al : Outcomes in patients with acute non-Q wave myocardial infarction randomly assigned to an invasive as compared to a conservative management strategy. N Engl J Med 1998 ; 338 : 1785-1792.
24) Fragmin and Fast Revascularization during InStability in Coronary artery disease (FRISC II) Investigators : Invasive compared with non-invasive treatment in unstable coronary artery disease : FRISC II prospective randomized multicenter study. Lancet 1999 ; 354 : 708-715.
25) Cannon CP, Weintraub WS, Demopoulos LA, et al : Comparison of early invasive and conservative strategies in patients with unstable coronary syndromes treated with the glycoprotein IIb/IIIa inhibitor tirofiban. N Engl J Med 2001 ; 344 : 1879-1887.
26) Cannon CP, Turpie AGG : Unstable angina and non-ST-elevation myocardial infarction : Initial antithrombotic therapy and early invasive strategy. Circulation 2003 ; 107 : 2640-2645.
27) Goldberg RJ, Gore JM, Gurwitz JH, et al : The impact of age on the incidence and prognosis of myocardial infarction : The Worcester Heart Attack Study. Am Heart J 1989 ; 117 : 543-549.
28) DeGeare VS, Stone GW, Grines CL, et al : Angiographic and clinical characteristics associated with increased in-hospital mortality in elderly patients with acute myocardial infarction undergoing percuraneous intervention : A pooled analysis of the Primary Angioplasty in Myocardial Infarction. Am J Cardiol 2000 ; 86 : 30-34.
29) Goldberg RJ, McCormick D, Gurwitz JH, et al : Age-related trends in short- and long-term survival after acute myocardial infarction : A 20-year population-based perspective (1975-1995). Am J Cardiol 1998 ; 82 : 1311-1317.
30) Thieman DR, Coresh J, Sculman SP, et al : Lack of benefit for intravenous thrombolysis in patients with myocardial infarction who are older than 75 years. Circulation 2000 ; 101 : 2239-2246.
31) de Boer MJ, Ottervanger JP, van't Hof AW, et al : Reperfusion therapy in elderly patients with acute myocardial infarction. A randomized comparison of primary angioplasty and thrombolytic therapy. J Am Coll Cardiol 2002 ; 39 : 1723-1728.
32) Berger AK, Radford MJ, Wang Y, et al : Thrombolytic therapy in older patients. J Am Coll Cardiol 2000 ; 36 : 366-367.
33) White HD : Thrombolysis therapy in the elderly. Lancet 2000 ; 356 : 2028-2030.
34) The GUSTO-I Investigators : An international randomized trial comparing four thrombolytic strategies for acute myocardial infarction. N Engl J Med 1993 ; 329 : 673-682.
35) Weaver WD, Litwin PE, Martin JS, et al : Effects of age on use of thrombolytic therapy and mortality in acute myocardial infarction : The MITI project group. J Am Coll Cardiol 1991 ; 18 : 657-662.
36) Chaitman BR, Thompson B, Wittry MD, et al : The use of tissue-type plasminogen activator for acute myocardial infarction in the elderly : Results from thrombolysis in myocardial infarction phase II pilot study. J Am Coll Cardiol 1989 ; 14 : 1159-1165.
37) Simoons ML, Miggioni AP, Knatterud G, et al : Individual risk assessment for intracranial hemorrhage during thrombolytic therapy. Lancet 1993 ; 342 : 1523-1528.
38) ISIS-I (First International Study of Infarct Survival) Collaborative Group : Trial of intravenous atenolol among 16,027 cases of suspected acute myocardial infarction : ISIS-I. Lancet 1986 ; 57-66.
39) Herlitz J, Elmfeldt D, Holmberg S, et al : Goteborg Metoprolol Trial. Mortality and causes of death. Am J Cardiol 1984 ; 53 : 9D-14D.
40) Montague TJ, Ikuta RM, Wong RY, et al : Comparison of risk and patterns of practice in patients older and younger than 70 years with acute myocardial infarction in a two year period (1987-1989). Am J Cardiol 1991 ; 68 : 843-847.

第9章 薬物療法

●●● 第1節 血管拡張剤 ●●●

1. 硝酸剤：静脈系拡張による前負荷減少，動脈系拡張による後負荷拡張，冠動脈拡張，攣縮解除により心負荷減少，冠動脈血流改善を来す．再灌流療法以前の成績では梗塞サイズ縮小，心機能改善，死亡率低下が示されたが，再灌流療法時代の大規模臨床試験では，死亡率減少効果は必ずしも明らかではない．心不全，持続する心筋虚血，広範前壁梗塞，高血圧合併などが持続投与適応となる．
2. カルシウム拮抗剤：全身動脈拡張による減負荷，冠動脈拡張，攣縮予防効果を示すが，心筋収縮抑制作用を有する点に注意を要する．速効性のジヒドロピリジン系のカルシウム拮抗剤は冠灌流圧低下，頻脈誘発により梗塞症例に有害とされたが，本邦人ではベータ遮断剤の耐性が低く，第3世代長時間作用型製剤の効果も期待される．
3. アンジオテンシン変換酵素阻害剤：血管拡張による不全心の負荷軽減が期待され，実験的に左室リモデリング抑制効果が示される．心筋梗塞症例の死亡率減少効果が多くの大規模臨床試験で示され，急性期救命効果は1,000例中5例とされる．アンジオテンシンII受容体拮抗剤の効果についても検討されつつあるが，現在までのところアンジオテンシン変換酵素阻害剤と同程度とされる．

● 1．硝酸剤 ●

硝酸剤は最終的に体内で一酸化窒素（NO）に代謝され，このNOが血管平滑筋を弛緩させ

第9章 薬物療法

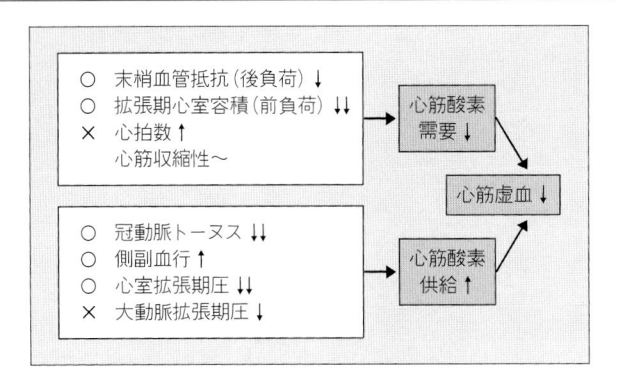

図9-1 硝酸剤作用機序模式図
(○:有利な変化, ×:不利な変化)

ることが硝酸剤の基本的作用機序となっており，血管拡張作用は特に静脈系，冠動脈に著明となる．そこで，硝酸剤の作用機序として全血管，とくに静脈系の拡張による静脈還流減少→前負荷減少→心室容積縮小が起こる．静脈系より軽度だが動脈系の拡張→後負荷減少により心室容積縮小と相まって心筋酸素需要が軽減される．心筋酸素供給の面からは，心外膜側の太い冠動脈の拡張，攣縮(スパスム)の解除・予防，心室容積減少による心室拡張期張力の減少→拡張期冠動脈血流変化(内膜側心筋血流の増加)により，心筋酸素供給の改善が得られる．一方，末梢血管拡張，血圧低下による反射性心拍増加，拡張期冠動脈灌流圧，灌流時間減少など，心筋虚血改善の上に不利な条件もあるが，総合的には心筋酸素需要減少，心筋酸素供給増加の結果となる(**図9-1**)．硝酸剤の特質として薬耐性が生じ，1日のうち数時間の休薬時間を設けることが薦められている．ニトログリセリン(NTG)，硝酸イソソルビド(ISDN)，一硝酸イソソルビド(ISMN)の3種類があり，前2者が静脈内投与も可．硝酸剤の剤形，投与法は急性期心筋梗塞症例に対しては，冠動脈内，静脈内投与が主となる(**表9-1**)．再灌流療法以前の急性心筋梗塞症例に対するニトログリセリンの静脈内投与により，梗塞サイズ縮小，心機能改善(左室リモデリングの予防)効果があることが示されている[1]．さらに，諸研究成績をメタ解析した成績では35%の死亡率低下が認められた[2]．しかし，血栓溶解療法時代の多施設大規模無作為研究では，硝酸剤による救命効果はさほど著明ではない．GISSI-3試験では19,394例

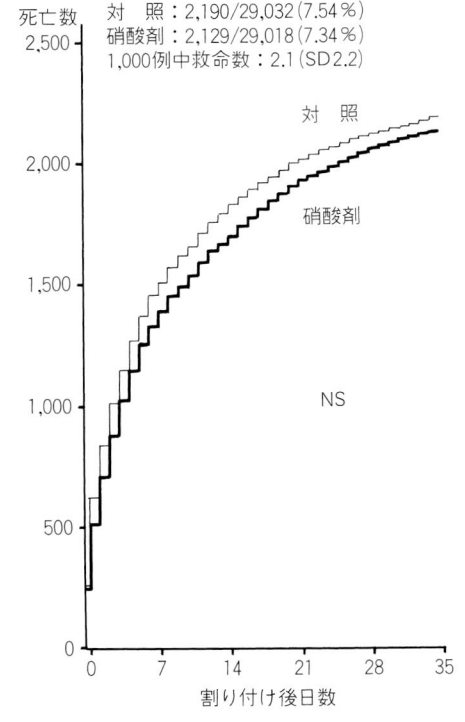

図9-2 急性心筋梗塞症例における硝酸剤の救命効果(ISIS-4試験成績)
[ISIS-4: Lancet, 1995[4] より引用]

表9-1 硝酸剤一覧

投与法	一般名	商品名	剤型	投与量	効果出現	効果持続
舌下	ニトログリセリン	ニトログリセリン ニトロペン	0.3mg/錠	0.3mg	1～3分	10～30分
	硝酸イソソルビド	ニトロール	5mg/錠	5mg	3～5分	1～3時間
噴霧	ニトログリセリン	ミオコールスプレー	0.65% 7.2gr	1噴霧中 0.3mg	1～4分	1時間
	硝酸イソソルビド	ニトロールスプレー	163.5mg/10gr	〃 1.25mg		
口腔内貼付	ニトログリセリン	バソレータRB	2.5mg/錠	2.5mg 1日2回	30分	12時間
	硝酸イソソルビド	ニトロフィックス	5mg, 10mg/錠	5～10mg 1日2回		
経皮	ニトログリセリン軟膏	バソレータ軟膏	2% 30gr	1～5cm (6mg～30mg)	10～30分	6～8時間
	ニトログリセリン貼付	ニトロダームTTS	25mg	1日1回		
		メディトランス	27mg	1日1回		
		ミリテープ, ヘルツアーS	5mg	1日2回	30分	24時間
	硝酸イソソルビド貼付	フランドールテープ	20mg S40mg	24～48時間に1回		
		アンタップR	40mg			
経口	硝酸イソソルビド	ニトロール	5mg/錠	15～40mg/日 分3～4	60分	12時間
		ニトロールR	20mg/カプセル	40mg/日 分2		
		フランドル	20mg/錠	40mg/日 分2		
	一硝酸イソソルビド	アイトロール	10mg, 20mg/錠	40～80mg/日 分2		
注射	ニトログリセリン	ミリスロール	0.5mg/ml	0.05～5μg/kg/分	直後	
		バソレータ	0.5mg/ml			
		冠動脈注入用ミリスロール	0.05mg/ml	0.2mg カテーテル注入		
	硝酸イソソルビド	ニトロール	0.5～1mg/ml	1.5～8mg/時静注, 5mg		
		サークレス	0.5～1mg/ml	をバルサルバ洞内		

を対象とし24時間ニトログリセリン静脈内投与，以後6週間経皮投与で6週目死亡率は硝酸剤投与群6.52%，対照群6.92%であり[3]，ISIS-4試験では58,050例を対象とし，経口硝酸剤（ISMN）28日投与で28日死亡率は硝酸剤群7.34%，対照群7.54%であった[4]（図9-2）．このような事情を受けて，米国心臓病学会ガイドラインでは，うっ血性心不全，広範囲前壁梗塞，持続する心筋虚血，高血圧を伴う症例に最初の24～48時間，再発する狭心症，高血圧には48時間以後もクラスIの適応としている．ただし，収縮期血圧90mmHg未満または高度徐脈（50/分未満）は禁忌，右室梗塞も原則として不可，要する場合は慎重に投与．さらに，狭心痛，心不全所見を伴わない症例に漫然と投与することは薦められない．心筋梗塞急性期には，正確な用量調節を行い得る静脈内投与とし，徐放性硝酸剤投与は不可とされる．なお，24～48時間にわたる硝酸剤静脈内投与では耐性は問題にならないが，ヘパリン阻害作用が生じ得る点に注意を要するとされる．

● 2. カルシウム拮抗剤 ●

　カルシウム拮抗剤は血管平滑筋，心筋細胞内へのカルシウム流入を抑制し，全身動脈，冠動脈拡張，心筋収縮抑制をきたし，末梢血管抵抗の低下とともに心筋酸素消費減少，冠動脈拡張，側副血行増大により心筋酸素供給の増大をもたらすが（図9-3），そのほかカルシウム拮抗剤の種類により，ある程度の差がある．すなわち，第1世代のカルシウム拮抗剤でみ

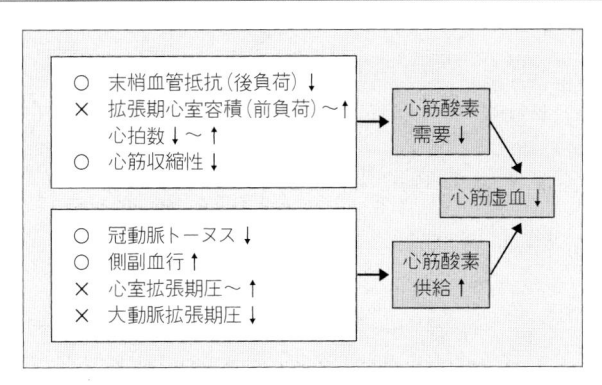

図9-3　カルシウム拮抗剤作用機序模式図
(○：有利な変化，×：不利な変化)

ると末梢血管，冠動脈拡張作用はニフェジピン(ジヒドロピリディン系)でとくに著明で，ジルチアゼム(ベンゾチアゼピン系)，ベラパミル(フェニルアルキラミン系)がこれに次ぐ．一方，心筋収縮抑制，徐脈，房室伝導抑制はベラパミル，ジルチアゼムが強く，ニフェジピンがこれに次ぐ．

わが国では，高血圧のみならず冠疾患に対してもカルシウム拮抗剤の投与は広く行われているが，本邦人においては冠動脈攣縮の関与が大きいこと，ベータ遮断剤に対する忍容性が低いことなどの事情による．一方，米国心臓病学会ガイドラインではカルシウム拮抗剤に対する記載は冷淡で，カルシウム拮抗剤が急性心筋梗塞の死亡率低下，あるいは二次予防の有用性は示されていないのみならず，速効性のニフェディピンなどのdihydropyridine系カルシウム拮抗剤は冠灌流圧低下，冠盗流現象，頻脈誘発などの特質により心筋の酸素需要・供給バランスを悪化させ，梗塞症例への有害性を示唆している[5]．これはベラパミル，ジルチアゼムなどの非dihydropyridine系薬剤には該当しないが，ベラパミル，ジルチアゼムが積極的に急性心筋梗塞症例の予後を改善するデータは得られておらず，心不全を合併例ではこれを増悪する可能性が指摘されている．

MDPIT (Multicenter Diltiazem Postinfarction Trial)ではQ波，非Q波梗塞2,466例を対象とし，発症3〜15日後にジルチアゼム1日240mgを投与し平均25ヵ月追跡した．心不全のない症例では，1年間心事故(心臓死および非致死的再梗塞)は対照群11％に対して8％と減少したが，肺うっ血のある群では18％対26％でむしろ心事故の増加を示した[6] (**図9-4**)．DAVIT II (Danish Verapamil Infarction Trial) 試験では心不全のない心筋梗塞発症例1,800例を対象とし，1日360mgのベラパミルverapamilを2週間目から平均16ヵ月間の投与で，死亡率は対照群21.6％投薬群で18.0％ ($p=0.03$)で有意の改善が認められた．この傾向は非心不全群では明確であったが，心不全群では死亡を含めた心事故発症に有意な改善を認めていない[7]．

第2世代のカルシウム拮抗剤であるnisoldipine (バイミカード)，benidipine (コニール)，第3世代のamlodipine (アムロジン，ノルバスク)などは持続性が長く，組織特異性が高い特徴があり，第1世代カルシウム拮抗剤と臨床成績がかなり異なる可能性もある．血栓溶解療法施行した心不全のない症例に対して，発症36〜96時間で長時間作用型カルシウム拮抗

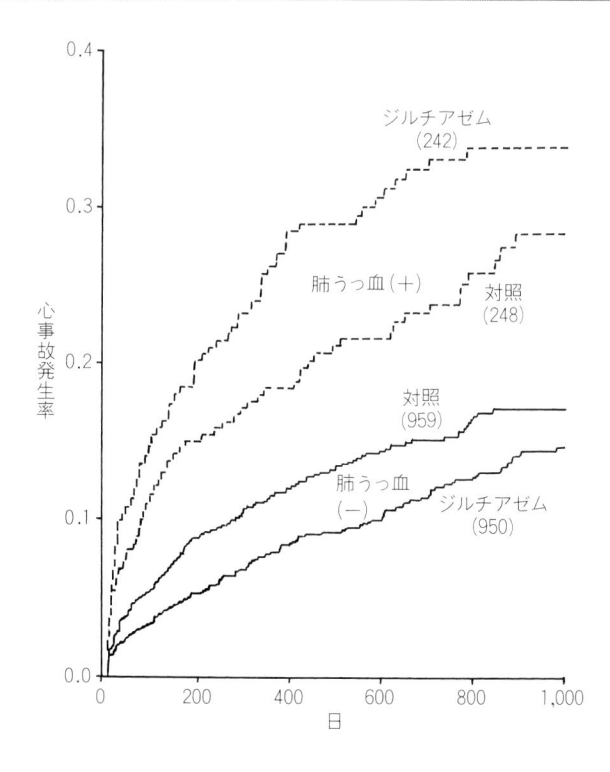

図9・4 急性心筋梗塞症例におけるカルシウム拮抗剤（ジルチアゼム）の心事故（心臓死および非致死的再梗塞）減少効果（MDPIT試験成績）
[The Multicenter Diltiazem Postinfarction Trial Research Group：N Engl J Med, 1988[6)]より引用]

剤を投与したINTERCEPT（Infarction Trial of European Research Collaborators Evaluating Prognosis post-Thrombolysis）では，心臓死，非致死的再梗塞，治療抵抗性虚血発作は減少させなかったが，心血管事故とくに血行再建の頻度を減少させ，二次予防薬として有効である可能性が示された[8)]．

ACC/AHAガイドラインの適応としては，ベータ遮断剤が無効または禁忌の症例に持続性虚血の軽減，心房細動のレート・コントロール目的で，心不全・房室ブロックがない場合にベラパミル，ジルチアゼムの投与可としている．また，ST上昇伴わない梗塞に心不全を伴わない条件で発症24時間以後投与することを妨げないとしている．一方，ATP（adenosine tripphosphate）sensitive potassium channel openerであるニコランジルは硝酸剤とカルシウム拮抗剤の作用を併せ持ち，potassium channel openingによるpharmacological preconditioning効果が期待され，またno reflow発症時に冠動脈内に注入して著効が得られることから冠細小血管循環の改善が期待される．急性期心筋梗塞症例 primary angioplasty 施行前 4 mg 静注，6 mg/時静注24時間，15mg/日経口1ヵ月投与し，コントラスト・エコー上のno reflow著減，心不全15%対37%（p＝0.027），急性期死亡0%対10%（p＝0.043）の成績が示されている[9)]．同様にアデノシンadenosineは強力な冠動脈拡張作用を有し，preconditioning効果による虚血心筋保護効果が期待され，急性心筋梗塞例PCI施行直前に責任冠動脈内にadenosine 4 mgを注入，TIMI 3 血流再開100%対70%で，死亡，再梗塞，心不全，虚血再発の減少を認めている[10)]．

● 3. アンジオテンシン変換酵素阻害剤 ●

急性心筋梗塞症例で，心不全，ショック，重篤な不整脈の合併ある場合は6時間内にて合併のない症例では，3日以後に血中アンジオテンシンII angiotensin II，レニン reninの上昇が見られ，合併症のない場合は10日程度で正常化するが，心不全症状はなくとも心機能低下例では1ヵ月後にも上昇を認める[11)12)]．発症12日の心筋梗塞例で血中レニンと atrial natriuretic peptide (ANP) が有意な死亡予測因子であることも示されている[13)]．

アンジオテンシンIIは，直接の血管収縮作用と，交感神経緊張とカテコラミン分泌増加により，心室収縮期・拡張期負荷を増加，副腎刺激 aldosterone 分泌により Na貯留，K低下作用を有する．血行動態的には，アンジオテンシン変換酵素阻害剤 angiotensin-converting enzyme inhibitor (ACE inhibitor) の急性心筋梗塞に対する効果としては，血管拡張による不全心の負荷の軽減 systolic and diastolic unloading 効果が期待される．ACE阻害剤は実験的にも左室 remodeling を抑制することが示され，臨床例においても梗塞後心室拡大効果 remodeling 予防作用が期待される[14)]．

さらにACE阻害剤は，tPAの拮抗物質である plasminogen activator inhibitor-1 (PAI-1) の内膜での産生を抑制する[15)]．このようなACE阻害剤の作用機序から本薬剤の急性心筋梗塞症例に対する効果が期待される．Survival and Ventricular Enlargement (SAVE) 試験では，急性心筋梗塞後3日後から亜急性期より左室機能低下例（左室駆出率＜40％）2,232例にACE阻害剤カプトプリル6.25〜12.5mgより開始最大50mg 3回/日を投与42ヵ月追跡し，総死亡19％，心血管死21％，心不全死36％の減少を示し，さらに再梗塞を25％，再血行再建術施行は24％減少した[16)]．ISIS-4試験では急性心筋梗塞症例58,050例に対して，24時間以内平均8時間にカプトプリル (6.25mgからスタート最大50mg 1日2回) またはプラセボを28日間経口投与，5ヵ月死亡率にて7％の減少効果あり，この効果は1年後まで持続した[4)]．GISSI-3試験では，急性心筋梗塞症例19,394例に対して発症24時間以内にリシノプリル (5mg〜10mg/日) とプラセボに割付け，6週目死亡率にて12％の減少を認めた[3)]．急性期心筋梗塞に対するACE阻害剤早期投与の成績は，Cooperative New Scandinavian Enalapril Survival Study II (CONSENSUS II) のエナラプリル静脈内投与試験以外では有意の救命改善効果を得ている[17)]．CONSENSUS II試験では心筋梗塞発症24時間以内に enarapril を静注投与し，6ヵ月死亡は enarapril 群9.4％，対照群10％で差を認めず，エアナラプリル enarapril 群で血圧低下 (＜90/50mmHg) 症例が多発，途中中止となっている[18)]．その後，心不全を伴う急性心筋梗塞症例に対するACE阻害剤の予後改善効果が，ラミプリルを用いた Acute Infarction Ramipril Efficacy (AIRE) 試験 (Killip＞1の急性心筋梗塞にラミプリル ramipril 1.25〜5mg 1日2回投与，15ヵ月死亡23％対17％で27％の減少)[19)]，トランドラプリルを用いた Trandolapril Cardiac Evaluation Study (TRACE) 試験 (左室駆出率＜35％の梗塞後症例に発症2〜6日にトランドプリル投与，24〜50ヵ月死亡25％減少)[20)] などでも実証された．SAVE，AIRE，TRACEの3試験を総合したメタ解析では，総死亡率が26％有意に減少することが示されている[21)]．心不全症例，前壁梗塞例，駆出率＜40％などの条件設定症例につき長期間の検討では，ACE阻害剤の効果はより著明となり，救命率は20％程度となる[16)]．さらに，梗塞後ACE阻害剤服用の有用性は，これまで行われたプロスペクティブ試験の100,000例を集めたメタ解析でも確認されている（**図9-5**）．これらの成

第1節 血管拡張剤

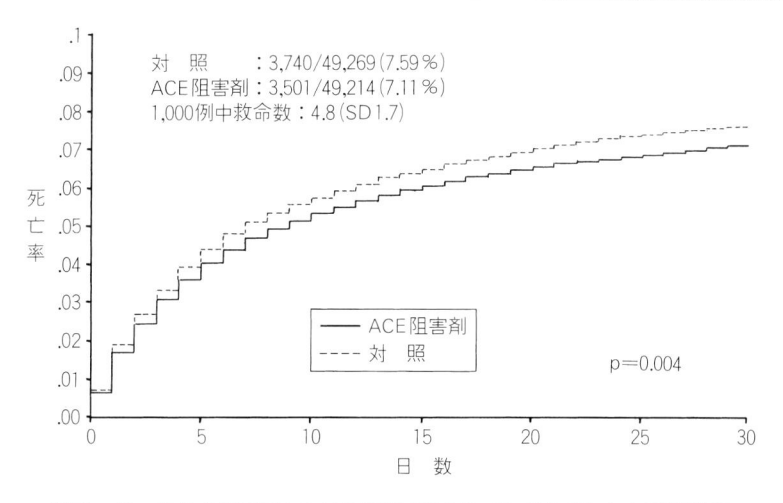

図9・5 急性心筋梗塞100,000症例に対するアンジオテンシン変換酵素阻害剤の死亡率抑制効果（メタ解析成績）
[ACE Inhibitor Myocardial Infarction Collaborative Group：Circulation, 1998[22]より引用]

績を総合すると，ACE阻害剤投与による急性期（30日死亡率は7％対7.6％）救命効果は5/1,000人で，大部分の救命効果は最初の1週間で得られ，前壁梗塞例でより効果的である（11/1,000人）[22]．

これらの成績に基づき，AHA/ACCガイドラインではACE阻害剤投与のクラスIの適応を，(1) 2箇所以上の胸部誘導でST上昇を有するか心不全を有する発症24時間以内の心筋梗塞を疑われる症例で，低血圧，ACE阻害剤に対する禁忌のない症例，(2) 左室駆出率40％未満か，急性心筋梗塞回復期または回復後の症例で，収縮性心不全を有する症例としている．これに準ずるクラスIIaの適応として，(1) 発症24時間の心筋梗塞または疑い症例で，低血圧，ACE阻害剤に禁忌のない症例のすべて，(2) 陳旧性無症候性心筋梗塞症例で左室駆出率40〜50％程度の軽度左室機能障害症例としている．一方，ACE阻害剤によるアンジオテンシンII産生抑制作用は経時的に弱まり，一度は減少した血中アンジオテンシンII濃度が回復し，ACE阻害剤の心室のモデリング抑制効果も経時的に減弱することがSAVE試験で観察された[23]．

● 4．アンジオテンシンII受容体拮抗剤 ●

アンジオテンシンIIは，ACE以外のキマーゼなど他の酵素によっても産生されるため，ACE阻害剤では組織内のアンジオテンシンIIを十分制御できない．他の問題点は，AT2受容体へのアンジオテンシンII刺激はAT1受容体刺激による心・血管への増悪作用を打ち消すように作用するが，ACE阻害剤はAT2受容体刺激も減少させることである．他方，ACE阻害剤はブラジキニンの分解を阻害して，腎・血管で内皮由来血管拡張物質NO産生を介して血管拡張作用を増強するが，アンジオテンシンII受容体拮抗剤 angiotensin II receptor blocker（ARB）にはこの効果がないという差もある．したがって，ACE阻害剤と別にアンジオテンシンIIのAT1受容体刺激を受容体レベルでブロックするARBの心筋梗塞に対する効果は，ACE阻害剤とは異なったものであることも期待され，大規模試験が実施されている．

第9章 薬物療法

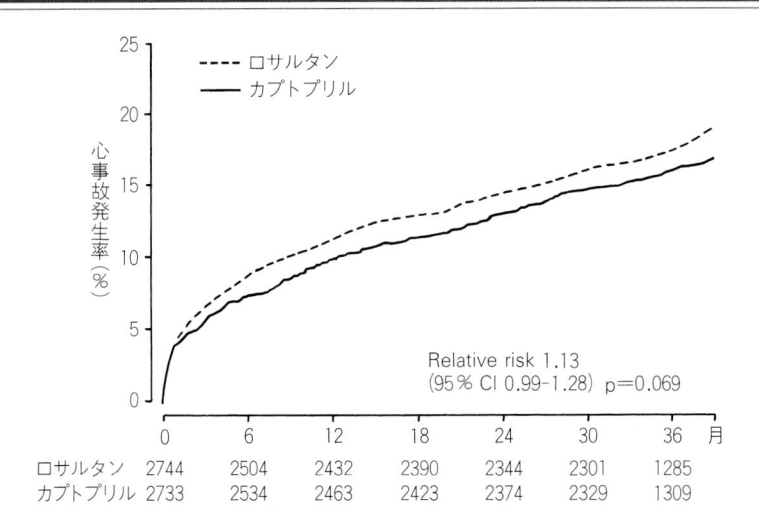

図9-6 急性心筋梗塞症例に対するアンジオテンシン変換酵素阻害剤とアンジオテンシン受容体遮断剤の心事故（全死亡）減少効果（OPTIMAAL試験成績）

[Dickstein Kら：Lancet, 2002[24)]より引用]

　OPTIMAAL（Optimal Trial in Myocardial Infarction with the Angiotensin II Antagonist Losartan）試験では，梗塞後左室機能低下例の生存率をARBがカプトプリル以上に改善するか検討し，結論として両者間に有意の差を認めず，ACE阻害剤に忍容性がない症例にはARBの適応があるとされた[24)]（図9-6）．VALIANT試験は，梗塞後心不全・左室機能不全例の生存例に対するバルサルタンの効果を検討，14,500例が登録，バルサルタン，カプトプリル，バルサルタン＋カプトプリルの3群につき検討，仮説はバルサルタンないしバルサルタン＋カプトプリルが，カプトプリル剤以上に梗塞後心機能低下例の生存率を改善することである[25)]．

第2節 ベータ（β）遮断剤

1. 心筋収縮性低下，心拍数減少に伴う心筋虚血の改善を来す．急性心筋梗塞症例に対しては，内因性交感神経刺激作用や膜安定作用なく，β1選択性，脂溶性のベータ遮断剤が有効性高いとされる．
2. 急性心筋梗塞症例に対する効果としては，心筋酸素需給バランスの改善，心室不整脈の改善，梗塞病巣縮小効果，再梗塞発症抑制効果が考えられ，大規模臨床試験の総合結果として，発症第1週の急死を30%，非急死を12%減少させることが示される．
3. ACC/AHAガイドラインでは，ベータ遮断剤に禁忌のない症例で，発症24時間以内に投与可能な症例全例を良い適応としており，計算上全米で死亡72,000例減少，再梗塞62,000例減少することになる．
4. カルベジロールはβ1受容体遮断作用のほかにα1受容体遮断作用による血管拡張作用，抗酸化作用も併せ持ち，低血圧には注意を要するが，とくに心筋梗塞，心不全症例には有効性が期待される．

ベータ遮断剤は心筋収縮性低下，心拍数減少に伴う心筋酸素需要減少により，心筋虚血の改善をきたす（図9-7）．β受容体はβ1受容体（心筋収縮性増大，心拍数増大）と，β2受容体（気管支拡張，血管拡張）に分かれ，β2受容体遮断により冠動脈攣縮傾向増強が起こり得るため，冠動脈攣縮関与が大である症例には慎重を要する．β1（心臓）選択的遮断剤では，理論的には気管支攣縮，冠血管収縮を起こし難いが，相対的な問題で，ある程度以上の投与量では非選択的ベータ遮断剤同様の副作用を伴い得る．内因性交感神経刺激作用（ISA）を有する群では，過度の交感神経抑制が起こり難く，副作用の点では安全性が高いが，薬効の面では切れ味が悪くなる傾向はある（表9-2）．ベータ遮断剤を急激に中止すると，狭

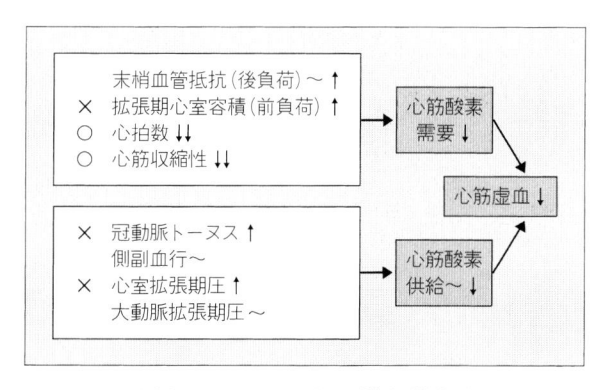

図9-7 ベータ遮断剤作用模式図
（○：有利な変化，×：不利な変化）

表9-2 ベータ遮断剤一覧

一般名	商品名	剤型	投与法	
β₁選択性：なし，内因性交感神経刺激（-）				
チリソロール	セレカル	10mg, 20mg/錠	10・20・30mg/日	分1
ナドロール	ナディック	30mg, 60mg/錠	30～60mg/日	分1
ニプラジロール	ハイパジール	3mg, 6mg/錠	6・12・18mg/日	分2
ブフェトロール	アドビオール	5mg/錠	15mg/日	分3
プロプラノール	インデラール	10mg, 20mg/錠	30～120mg/日	分3
	インデラールLA	60mg/カプセル	60～120mg/日	分1
		2mg/2ml	1～10mg徐々に静注	
β₁選択性：なし，内因性交感神経刺激（+）				
アルプレノロール	レグレチン	25mg/カプセル	75～150mg/日	分3
インデノロール	ブルサン	10mg/錠	30～180mg/日	分3
オクスプレノロール	トラサコール	20mg, 40mg/錠	60～120mg/日	分3
カルテオロール	ミケラン	5mg/錠	10～30mg/日	分2～3
	ミケランLA	15mg/カプセル	15～30mg/日	分1
ピンドロール	カルビスケン	5mg/錠	15～30mg/日	分3
	ブロクリンL	5mg, 15mg/カプセル	15mg/日	分1
ブニトロロール	ベトリロール	5mg, 10mg/錠	15～30mg/日	分3
	ベトリロールL	20mg/カプセル	20～40mg/日	分1
ペンブトロール	ベータプレシン	10mg, 20mg/錠	20～40mg/日	分2
ボピンドロール	サンドノーム	0.5mg, 1mg/錠	1～2mg/日	分1
β₁選択性：あり，内因性交感神経刺激（-）				
アテノロール	テノーミン	25mg, 50mg/錠	25～100mg/日	分1
ビソプロロール	メインテート	2.5mg, 5mg/錠	5mg/日	分1
ベタキソロール	ケルロング	5mg, 10mg/錠	5・10・20mg/日	分1
ベバントロール	カルバン	25mg, 50mg, 100mg/錠	100～200mg/日	分2
メトプロロール	ロプレソール セロケン	20mg, 40mg/錠	60・120・240mg/日	分2～3
	ロプレソールSR セロケンL	120mg/錠	120mg/日	分1
ランジオロール	オノアクト	50mg/筒	0.125mg/kg/分 1分間 0.01～0.04mg/kg/分	
β₁選択性：あり，内因性交感神経刺激（+）				
アセブトロール	アセタノール セクトラール	100mg, 200mg/カプセル	200～600mg/日	分1～3
セリプロロール	セレクトール	100mg, 200mg/錠	100・200・400mg/日	分1
エスモロール	ブレビブロック	100mg/10ml	1mg/kgを30秒以上で	
αβ遮断				
アモスラロール	ローガン	10mg, 20mg/錠	20～60mg/日	分2
アロチノロール	アルマール	5mg, 10mg/錠	20～30mg/日	分2
カルベジロール	アーチスト	1.25, 2.5, 10, 20mg/錠	1.25～20mg/日	分1～2
ラベタロール	トランデート	50mg, 100mg	150～450mg/日	分3

心症の増悪，急性心筋梗塞再発の可能性あり（withdrawal syndrome），徐々に減量中止の必要がある．ベータ遮断剤の急性心筋梗塞症例に対する効果としては，心筋酸素需給バランスを改善，胸痛の改善，心室不整脈の改善，再灌流療法未施行の場合には梗塞病巣縮小効果，再灌流療法施行例では再梗塞発症例減少効果が考えられる．27試験に関するメタ解析では発症早期のベータ遮断剤静脈内投与と，これに続く経口投与により発症第1週の急死を30％，非急死を12％低下させることが示されている[26]．

再灌流療法時代におけるベータ遮断剤の死亡率低下効果はFirst International Study of Infarct Survival (ISIS-1) 試験で検討され，発症12時間以内の心筋梗塞例16,027症例を対象とし，直ちにアテノロール5～10mgを静脈内投与，以後100mg/日を経口投与し，7日死亡率は3.7％対4.3％（$p<0.02$）で有意の低下を示し，この時期の死亡率減少は心破裂と不整脈死の減少によるものが大とされた[27]．TIMI studyでは血栓溶解療法とともにメトプロロール15mgを静注以後1日100mg，次いで1日200mg投与した群は，発症6日目から1日100mg次いで200mg経口投与した群に比して再梗塞49％の減少（$p=0.02$），再虚血発症27％の減少（$p=0.005$）を示した[28]．Metoprplol in Acute Myocardial Infarction (MIAMI) 試験ではメトプロロール15mgまでを3分割して静脈内投与し，以後200mgを4分割して経口投与2日間，以後2分割にて服用，15日間死亡率は4.3％対4.9％と有意の減少を示した[29]．

73試験に関するメタ解析の結果では，内因性交感神経刺激作用（ISA），膜安定作用（MSA）なく，β_1選択性あり，脂溶性ベータ遮断剤の方が有効性高く，プロプラノロール propranolol〔ISA（−）脂溶性（＋）MSA（＋）β_1選択性（−）〕は発症72時間以後，メトプロロール metoprolol〔ISA（−）脂溶性（＋）MSA（−）β_1選択性（＋）〕は発症超早期投与から有効である[30]．一方，82試験に関するメタ解析では，ベータ遮断剤長期投与により死亡率は23％減少し，β_1選択性，ISAとは関係なしともされている[31]．最近のCAPRICORN（CArvedilol Post infaRct survIval COntRol in LV dysfunctioN) studyでは，心筋梗塞例1,959例を対象とし発症後3～21日（平均10日）のベータ遮断剤カルベジロール（平均6.25mgから始め50mg/日まで増量）投与により，ACE阻害剤服用している左室機能低下例（左室駆出率＜40％）の1.3年追跡総死亡率が，投薬群対対照群で12％対15％（$p=0.03$），心血管死は11％対14％（$p=0.024$），非致死的心筋梗塞は3％対6％（$p=0.014$）と減少することが示されている[32]．急性心筋梗塞に対するベータ遮断剤投与による死亡例減少効果のメタ解析では13％と計算され，ベータ遮断剤の絶対的禁忌症例を除く心筋梗塞症例全例にベータ遮断剤を投与した場合を米国でシミュレーションすると，冠動脈疾患による死亡は72,000例減少，心筋梗塞再発は62,000例減少する[33]．ベータ遮断剤による救命効果を図9-8に示す．

このような検討結果から，ACC/AHAガイドラインでは，ベータ遮断剤に禁忌のない症例で，発症12時間以内に投与可能な症例は，血栓溶解療法，primary PCI施行の有無にかかわらずすべて適応としている．さらに，虚血性胸痛が持続・反復する症例，頻拍型心房細動など頻拍型不整脈症例をクラスI適応としている．ただし，ベータ遮断剤の禁忌は，心拍数60/分未満，収縮期血圧100mmHg未満，中等～高度心不全，末梢低灌流，PR間隔0.24秒を超える症例，第2度，第3度房室ブロック，重症慢性閉塞性肺疾患，喘息の既往，重症末梢血管疾患，インスリン依存性糖尿病，冠動脈攣縮である．逆に，55歳以下，正常左室機能，有意な心室不整脈を有せず，年間死亡率1％未満の症例群も無論禁忌ではないが，ベー

第9章 薬物療法

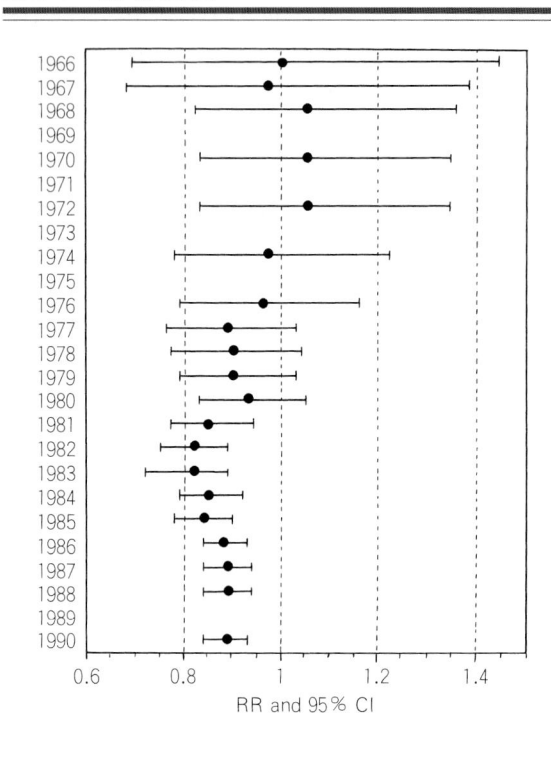

図9-8 ベータ遮断剤死亡率抑制効果(メタ解析成績)
とくに近年に至りベータ遮断剤の救命効果が明確になっている.
[Soriano JBら:Prog Cardiovasc Dis, 1997[30)] より引用]

タ遮断剤投与の効果は少ないであろう.ST上昇を伴わない心筋梗塞症例に対する効果に関して明確な成績は示されてはいないが,死亡,再梗塞を減少させ予後改善をもたらすものと思われる.

ベータ遮断剤の種類としては,心筋梗塞に用いる場合は内因性交感神経刺激作用を有する製剤については,臨床効果に関する検討が不十分であり避けた方がよいとされる.さらに,軽症心不全,徐脈傾向など相対的禁忌例には,超短持続時間ベータ遮断剤エスモロールの試用が薦められる.本邦人では冠動脈スパスム傾向が欧米人に比して強く,本剤に対する忍容性が低く,現実にACC/AHAガイドライン通りの投与は無理で,少量から副作用に注意しながら徐々に増量投与される.わが国における急性心筋梗塞症例に対するベータ遮断剤投与頻度は増加しつつあるが,急性心筋梗塞症例に対する処方率は平均10％程度とされる.われわれはカルベジロール処方を心不全に準じて1.25～2.5mg/日から漸増,平均10mg/日まで投与するケースが一般的である.なお,カルベジロールは$\beta 1$受容体遮断作用のほかに$\alpha 1$受容体遮断作用による血管拡張作用,抗酸化作用も併せ持ち,他のベータ遮断剤と異なる特性を有し,投与初期の低血圧には注意を要するが,慣れてみれば他のベータ遮断剤より心不全,心筋梗塞症例には有効率が高い印象がある.

第3節 強心剤 (表9-3)

> 1. ジギタリス：急性心筋梗塞症例に対する有効性を明確にした大規模臨床試験は行われていないが，ACC/AHAガイドラインでは上室性不整脈，ACE阻害剤，利尿剤に十分反応しない心不全に適応としている．
> 2. カテコラミン：β_1受容体／α_1受容体刺激作用を有し，本質的に心筋酸素消費量を増加，催不整脈作用を有し，急性心筋梗塞症例には極力使用を控えたいが，高度心不全，ショック例にはやはりその血行動態に応じて，ドパミン，ドブタミン，ノルアドレナリンいずれかまたは組み合わせ使用される．
> 3. フォスフォディエステラーゼⅢ阻害剤：Cyclic AMPを増加させ，心筋収縮性増強，血管拡張作用を示し，カテコラミン無効症例に効果が期待される．

1．ジギタリス

ジギタリスの急性心筋梗塞症例に対する有効性を明確にした大規模臨床研究は現在まで行われていない．以前から本症は重篤な不整脈出現の可能性が高い病態であり，ジギタリス中毒による不整脈との鑑別が困難となる可能性を生ずるので，急性心筋梗塞症例にジギタリスを使用することは避けることが望ましいとされてきた．Digitalis Investigator Group(DIG)では，急性心筋梗塞を除外した検討であるが，大部分虚血性心疾患による心不全例での検討で，ジゴキシンにより全死亡は減少しなかったが，心不全死，入院頻度の減少が見られた[34]．これに基づきACC/AHAガイドラインでは，上室性不整脈例，ACE阻害薬，利尿薬に反応しない心不全に適応としている．

2．カテコラミン

いわゆるカテコラミンはα受容体とβ受容体に対する効果の差により，イソプロテレノール，ノルアドレナリン，ドパミン，ドブタミンの各製剤がある．イソプロテレノールはほとんど純粋なβ_1刺激作用を有し，ペーシングの行えない状況での徐脈性不整のほかには適応はない．ノルエピネフリンは，α受容体の刺激作用が主で，適応はかなり限られるが，ドパミンで血圧上昇の得られないショック例などに用いられる場合がある．ドパミンは低容量（0.5〜5 μg/kg/分）ではドパミン受容体に作用し，腎，脳，冠動脈を拡張させ，β_1受容体刺激により収縮性を増強，利尿効果も期待され，10 μg/kg/分まではベータ受容体刺激により左室充満圧を上げることなく心拍出量を増大する．しかし，10 μg/kg/分以上ではα受容体を刺激し血管収縮をきたし，むしろ腎血流量は減少する．ドブタミンはβ_1受容体刺激作用を有し収縮性を増加するが，ドパミンに比して心拍数増加，催不整脈作用は少ないとされる（1〜5 μg/kg/分〜20 μg/kg/分）が，20 μg/kg/分以上では心拍数増加により

表 9-3 強心剤一覧

一般名（商品名）	剤型	用法	作用機序	強心作用	血管	適応
イソプロテレノール（プロタノールL）	0.2mg/ml 1mg/5ml	0.2〜1mg点滴 0.02〜0.2mg静注（緊急時）	β_1	++	拡張	徐脈による低血圧（ペーシング不可の場合）
ドブタミン（ドブトレックス） （ドブトレックスK）	100mg/5ml 200/600mg/200ml	1-5-20 μg/kg/分	β_1	++	軽度拡張	収縮期血圧 90mmHg 以上で低拍出量
ドパミン（イノバン）	20mg/ml	1-5-20 μg/kg/分 低用量 中用量 高用量	ドパミン受容体 β_1 α	++	腎血管拡張 収縮 高度の収縮	収縮期血圧 90mmHg 未満、通常値より 30mmHg 以上の低下を伴う低灌流
ノルエピネフリン（ノルアドレナリン）	1mg/1ml	2〜4 μg/分	α, β_1	++	高度の収縮	ドパミン投与に反応不十分な高度低血圧
アムリノン（アムコラル、カルトニック）	50、100mg/筒	1mg/kg/3〜5分 →5〜15 μg/kg/分	PDE阻害	++	拡張	ドパミン、ドブタミン無効時の第二選択剤
ミルリノン（ミルリーラ） （ミルリーラK）	10mg/10ml 22.5mg/150ml	50 μg/kg/10分 →0.25〜0.75 μg/kg/分	PDE阻害	++	拡張	ドパミン、ドブタミン無効時の第二選択剤
オルプリノン（コアテック）	5mg/5ml	10 μg/kg/5分 →0.1〜0.4 μg/kg/分	PDE阻害	++	拡張	ドパミン、ドブタミン無効時の第二選択剤
コルホルシンダロパート（アデール）	5mg、10mg/筒	0.5〜0.75 μg/kg/分	アデニル酸シクラーゼ活性	++	拡張	他剤効果不十分
ジギタリス（ジゴシン）	0.25mg/ml	飽和量の1/10〜1/5	Na^+, K^+ ATPaseポンプ阻害	+	不定	収縮機能不全、心不全
カルペリチド（ハンプ）	1,000 μg/瓶	0.1〜0.2 μg/kg/分	心房利尿ペプチド	±	拡張	急性うっ血性心不全

心筋虚血増悪をきたし得る．大略の方針は低血圧，ショックにはドパミン，効果不十分の場合ノルエピネフリンを，重症心不全例にドブタミンを用いる．これらの製剤はいずれも心臓に対する負荷を増し，心筋酸素消費を増加，催不整脈作用を有し，極力使用を控えたい薬剤だが，高度心不全，ショック例にはやはりその血行動態所見に応じて，ドパミン，ドブタミンいずれかまたは組み合わせ使用，さらに昇圧が得られない例ではノルエピネフリンをも併せ用いる．

● 3．Phosphodiesterase III（PDE III）阻害剤 ●

フォスフォジエステラーゼ（cAMP specific phosphodiesterase（PDE）- III activity）阻害剤，ミルリノン，アムリノン，オルプリノンは，細胞内小胞体のPDE - IIIを選択的に阻害し，cyclic AMP（cAMP）を増加させ，心筋収縮性増強，血管拡張作用を示し，その強心作用，血管拡張作用，前負荷減少作用によって心不全例に対する効果が期待されたが，死亡率増加，副作用の点で期待はずれの感もあるが[35]，カテコールアミン無効症例に効果が期待される．

・アムリノン amrinone（アムコラル Amcoral，カルトニック Cartonic）：1 mg/kgを3～5分かけて静脈内投与，10 μg/kg/分点滴，5～15 μg/kg/分で増減．

・ミルリノン milrinone（ミルリーラ Milrila）：50 μg/kgを10分かけて静注，0.5 μg/kg/分点滴，0.25～0.75 μg/kg/分で増減，病態により点滴から開始も可．

・オルプリノン olprinone hydrochloride（コアテック Coretec）：5分かけて10 μg/kgのボーラスから開始，引き続き0.1～0.4 μg/kg/分で増減．いずれも不整脈とくに心室不整脈，血圧低下の監視を要す．

● 4．cAMP賦活剤（コルホルシン）●

Colforsin（アデール Adehl）：アデニル酸シクラーゼを活性化し，陽性変力作用と血管拡張作用を示す．他薬剤無効の急性心不全．0.5 μg/kg/分静脈内投与，上限0.75 μg/kg/分．

補）心房利尿ペプチド ●

遺伝子組み換え利尿ポリペプチド carperitide（ハンプ Hanp），α型ヒト心房性利尿ペプチド受容体に結合し，血管拡張作用，利尿作用を発現．急性心不全を適応とするが，重篤な低血圧，心原性ショック，右室梗塞，脱水症例は禁忌．0.1 μg/kg/分～0.2 μg/kg/分を静脈内投与．

補）GIK：Glucose - insulin - potassium（GIK）溶液静脈内投与により血中遊離脂肪酸を減少させ，心機能を改善するとされるが，結論は未確定である．

第4節 抗血小板剤

1. アスピリン:血小板凝集,血管攣縮作用を有するトロンボキサンA2産生を抑制する.大規模臨床試験の総合検討では,急性心筋梗塞に対するアスピリン投与により1,000例中死亡24例,再梗塞12例の減少が得られている.
2. チクロピディン,クロピドグレル:チエノピリジン誘導体で,ADPがその受容体に結合するのを抑制することにより血小板凝集を抑制する.とくにステント植え込み後の血栓形成予防にアスピリンと本剤の同時投与が必須となる.骨髄抑制などの副作用の点でクロピドグレルのみの使用へ移行している.
3. シロスタゾール:血小板内cAMPを増加させ抗血小板作用,血管拡張作用を生ずる.投与数時間で効果発現,PCI後再狭窄効果も期待される.
4. GP IIa/IIIb受容体阻害剤:血小板GP IIb/IIIa受容体阻害による強力な血栓凝集阻害剤で,これまでの急性心筋梗塞に対する大規模臨床試験では,急性期の死亡,再梗塞,梗塞責任冠動脈再血行再建を併せた心事故発生率が有意に減少したが,死亡率のみでは有意の減少は示されていない.

1. アスピリン aspirin

最も広く用いられるアスピリンは,血小板凝集,血管攣縮作用を有するトロンボキサンA2 (TXA2)の産生を抑制する.ただし,同時に血小板凝集抑制,血管拡張作用を有するプロスタサイクリン(PGI2)産生を抑制する(aspirin paradox).アスピリンが抑制するシクロオキシゲナーゼは血小板内で合成できず,血小板の寿命(10日)の間TXA2の抑制が起こるが,内皮細胞はシクロオキシゲナーゼの生成を回復し得る.したがって,アスピリンはTXA2産生を抑制,PGI2産生を抑制しない少量投与(80〜100mg)が行われるが,このいわゆるアスピリン・ジレンマの存在には最近疑問も持たれ,必ずしも少量投与が最も効果的とも言えないとされる.しかし,わが国ではアスピリンによる胃腸障害の問題もあり少量投与の効果が望まれる.

アスピリンの心筋梗塞二次予防に関する効果は既に確定しているが,急性心筋梗塞症例に対する効果はISIS-2試験で最も明確にされた.すなわち,24時間以内の急性心筋梗塞発症17,187例を対象とし,ストレプトキナーゼ150万単位/60分静注,アスピリン162.5mg/日経口投与につき,それぞれ投与・非投与の4群に分け,5週間目の死亡率を比較する検討で,アスピリン非投与,投与群で5週後死亡率は11.8%対9.4%($p<0.00001$)で,アスピリン投与により23%の死亡率の減少があり,血栓溶解剤との同時投与により42%の死亡率の減少があり,この死亡率減少効果はストレプトキナーゼと相加的であり,アスピリンによる出血合併症の増加を認めていない[36](図9-9).心筋梗塞症例の二次予防効果に関する大規模臨

床試験のメタ解析で，心血管事故（心筋梗塞，脳卒中，心血管性死亡）は25％減少することが示されており（非致死的再梗塞31％，非致死的脳梗塞39％，血管性死亡15％減少），急性心筋梗塞症例20,000例の検討で死亡は対照11.7％，抗血小板剤投与群9.3％，1,000例あたり死亡24例，脳卒中2例，再梗塞12例の減少が示され，かつアスピリン投与量では160mg/日，160〜325mg/日，500〜1,500mg/日投与群で差を認めていない[37]．本邦での検討では，アスピリン81mg/日投与で急性心筋梗塞後1.3年間の心事故発生を有意に抑制するとされる[38]．副作用としては，稀にアスピリン過敏症，出血，とくに消化管出血，手術時などの出血合併症に一応注意を要する．

アスピリンは急性心筋梗塞後には原則として全例無期限に投与とするが，救急受診時にはアスピリン160〜300mgを投与し，ステント植え込み後はチクロピディン200mg/日，またはクロピドグレル初回300mg/日，以後75mg/日，およびアスピリン160〜200mg/日を1ヵ月（drug eluting stentでは3〜6ヵ月），以後アスピリン80〜100mg/日とする．

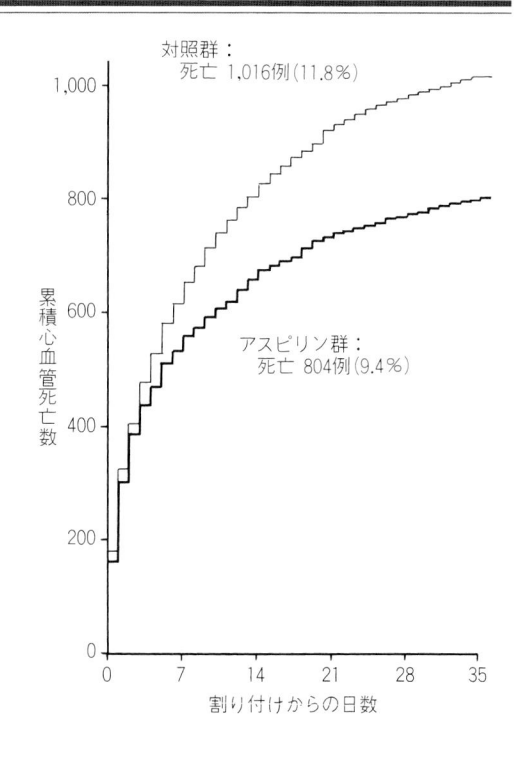

図9-9 急性心筋梗塞症例におけるアスピリンの心血管死亡率減少効果（ISIS-2試験成績）

[ISIS-2(Second International Study of Infarct Survival) Collaborative Group：Lancet, 1988[36]より引用]

● 2．チクロピディン，クロピドグレル ●

チクロピディン ticlopidineとクロピドグレル clopidogrelはthienopyridine誘導体で，ADP拮抗剤に分類され，ADPがその受容体に結合するのを抑制し，ADPが血小板 adenylate cyclaseを抑制する作用を中和する．結果的に，血小板アデニレートシクラーゼ活性を増強して血小板内cAMP産生を高め，血小板凝集・放出能を抑制する．血小板膜上のADP受容体は3種類のサブタイプにより構成されているが，チクロピディンやクロピドグレルはP2T$_{AC}$を特異的に阻害することで血小板凝集を抑制する[39]．経口投与のみにて有効で，投与後1〜2日以後に効果発現，最大効果を得るまでに3〜5日かかり，服薬中止後4〜8日作用持続する．とくに，ステント植え込み後の血栓性閉塞予防には本剤とアスピリン併用投与が必須となるが，急性心筋梗塞123例に対する検討でaspirin＋ticlopidene投与により死亡，再梗塞，再血行再建，脳卒中，重篤出血が21％対3.3％の低下をみている（p＝0.005）[40]．抗血小板剤として効果確実にして有用な薬剤であり，両薬剤に効果の差はないとされるが，副作用として肝機能障害，造血系の抑制，とくに白血球，血小板減少が問題となり[41]，諸外国では同じthienopyridine系の薬剤で，かかる副作用のないclopidogrelへ切り替えられている（初回300mg，以後75mg/日投与）[42]．

● 3．シロスタゾール ●

本剤はトロンボキサンA2による血小板凝集を抑制，血小板，血管平滑筋のサイクリックAMPフォスフォジエステラーゼ（cAMP-PDE）活性を阻害，血小板内のcAMPを増加させ抗血小板作用，血管拡張作用を有し，チクロピディン不可例も含め有用性がある．投与後数時間で抗血小板作用見られることと冠動脈インターベンション後再狭窄予防効果も期待され，インターベンション後の抗血小板療法に有効とされる[43]．

なお，アスピリン以外のジピリダモール，チクロピディン，シロスタゾールなどの心筋梗塞二次予防効果を示すエビデンスは未だ十分ではない．

● 4．GP IIb/IIIa 受容体阻害剤 ●

本邦では未認可であるが，血小板 glycoprotein GP IIb/IIIa 受容体自体を抑制する IIb/IIIa 受容体阻害剤（abciximab）の急性心筋梗塞に対する効果が欧米を中心に検討されている．これまで primary PCI に abciximab 併用群と非投与群を比較検討する目的で施行されている大規模試験 RAPPORT，ISAR-2，ADMIRAL，CADILLAC の成績を総合評価すると，死亡，再梗塞，梗塞責任動脈再血行再建を併せた心事故発生では30日，6ヵ月いずれも abciximab 投与群で有意に減少したが，死亡率は30日，6ヵ月いずれの時期でも2群間に差を認めてなかった[44]．最近の大規模試験の成績については p150，161～163，179～180頁を参照．

●●● 第5節 抗凝固剤 ●●●

1. ヘパリン：ヘパリンは抗トロンビンIIIと結合し複合体を形成，これがトロンビンと第X因子を不活化して抗凝固作用を生ずる．急性心筋梗塞症例に対するヘパリン投与の有効性は意外に明確ではなく，大規模臨床検討を総合検討した成績でも，ヘパリン群対対照群で急性期死亡率の差は8.6％対9.1％でぎりぎりの有意差（p=0.03）である．
2. 血栓溶解療法にてtPAを用いた場合はヘパリン併用でTIMI3血流頻度が有意に大であるが，遺伝子組換えtPAの場合は差が見られない．
3. Primary PCI施行の場合はヘパリン一律投与が原則で，術後早期の血栓性閉塞が予防されることが示されている．
4. 急性冠症候群に対する未分化ヘパリンと低分子ヘパリンの効果に関する大規模臨床試験の総合検討では，不安定狭心症，非ST上昇梗塞のみならずST上昇梗塞に対する低分子ヘパリンの有効性・安全性が示唆されている．
5. ワーファリンによる抗凝固療法は左室内血栓，左室瘤，広範囲前壁梗塞，心房細動，肺血栓塞栓合併例に適応となる．

第5節 抗凝固剤

● 1. ヘパリン heparin ●

　ヘパリンは抗トロンビンIII antithrombin III (AT-III) と結合しヘパリン-AT-III複合体を形成し，これがトロンビンと第X因子を不活化して抗凝固作用を生ずる．ヘパリンは，それぞれ凝固系に異なる作用を持つ分子量3,000〜30,000の異なる分子の混合物であり，アンチトロンビンIIIに結合するのは1/3にとどまる．非分画ヘパリンは血小板と結合したXa因子には作用せず，フィブリンと結合したトロンビンにも作用しない．一方，ヘパリンは血小板機能を抑制し，また血管透過性を亢進させ，出血傾向を増強する[45]．低分子ヘパリン low-molecular-weight heparin (LMWH) は均一な5,000 (4,000〜6,000) の分子量を有し，非分画ヘパリンと異なり，血中蛋白質，内皮細胞，マクロファージとの結合が少なく，半減期は非分画ヘパリンの2〜4倍長く4 (3〜6) 時間で，生物学的活性がより高い．活性化X因子に対する選択的抑制効果が強く，血小板IV因子への感受性が低く，血小板と結合したXa因子にも作用し，血小板の優勢な環境でも効果を発揮する[46]．抗凝固効果の個人差が少なく安定した抗凝固作用が得られ，皮下投与可能，aPTTなどによるチェックが不要，血小板減少症を起こし難いなどの利点がある．低分子ヘパリンのうちでnadroparin, dalteparinは非分画ヘパリンと効果同等，enoxaparinは不安定狭心症，非Q波梗塞を対象とした検討では，非分画ヘパリンに比しより有効な成績が得られている[46]．

　心筋梗塞に対するヘパリンの効果に関しては，ISIS-2では発症24時間以内 (平均4時間目) 受診の急性心筋梗塞症例41,299例を対象とし，anisoylated plasminogen-streptokinase activator complex (APSAC) による血栓溶解療法施行，アスピリン単独とアスピリン＋ヘパリン投与群では，5週間後後死亡は軽度減少 (7.9%対7.4%, 2p＝0.06)，脳出血 (0.40%対0.56%, 2p＜0.05)，再梗塞 (3.47%対3.16%, 2p＝0.09) で有意の改善は示さなかった[47]．GISSI-2でもヘパリン投与により，死亡，再梗塞，脳卒中の発症率において対照群と差を認めなかった[48,49]．多くの無作為前向き試験が行われているが，アスピリンと併用の有無，ヘパリン投与法が皮下と静脈内の2法があり，これらの点を含めてISIS-3, GISSI-2の症例を中心とする急性心筋梗塞症例68,000例 (93%の例は血栓溶解療法施行) を対象とするメタ解析が行われている．アスピリン併用症例での検討で，ヘパリン非投与群，投与群で急性期死亡率は9.1%対8.6%でぎりぎりの有意差 (p＝0.03) を示したが，重篤出血合併症が0.7%対1.0%と増加傾向を示している[50]．このような成績は，最近の心筋梗塞治療法の変化に伴い，アスピリン，硝酸剤，ベータ遮断剤，ACE遮断剤投与，血栓溶解療法施行，長期安静臥床回避による静脈血栓症減少などの効果により，ヘパリン一律投与の必然性が低下していることを示している．一方，tPA (alteplase) 投与時ヘパリン併用により冠動脈開存度，とくにTIMI 3血流頻度が有意に増大することが示され[51]，これは必ずしも遺伝子組換えtPAでは明らかではないが，一般に血栓溶解剤使用時にはヘパリンが併用される根拠となっている．

　以上より，ACC/AHAガイドラインでは，ヘパリン投与の適応を (クラスI)，経皮的または外科的に血行再建術を施行する症例としている．相対的適応として (クラスIIa)，(1) アルテプラーゼ (アクチバシン，グルトパ) による再灌流療法施行時には静脈内投与，(2) ST上昇を伴わない心筋梗塞症例には非分画ヘパリンを静脈内投与または低分子ヘパリンを皮下投与 (本邦では低分子ヘパリンの適応は人工心肺，透析，DICのみ認可)，(3) ヘパリンに禁忌のない症例で，血栓溶解療法未施行例のすべてに非分画ヘパリンまたは低分子ヘパリンを

第9章 薬物療法

皮下投与，全身性塞栓症リスク高い症例（広範囲または前壁心筋梗塞，心房細動，塞栓既往，左室内血栓）は静脈内投与，(4)非選択的血栓溶解剤〔ストレプトキナーゼ（本邦未認可），anistreplase（本邦未認可），ウロキナーゼ〕投与患者で全身塞栓リスクの高い症例（広範囲または前壁梗塞，心房細動，塞栓症既往，左室内血栓）に静脈内投与．投与期間は48時間を目安とし，以後は各症例の病態により判断．頭蓋内合併症を避けるため，非分画ヘパリン静脈内投与では60 U/kgのボーラス投与とそれに続く12 U/kg/時（70kg以上例ではボーラス最大4,000U，持続最大1,000U/時），aPTT 50～70秒としている．一方，PCI施行症例ではヘパリン一律投与が原則であり，これにより術後早期の血栓性閉塞が予防されることが示されている[52]．したがって，primary PCI施行症例では全例ヘパリン投与が原則となる．HART IIでは血栓溶解療法施行する400例を対象とし，enoxaparin 30mgボーラス静注，以後12時間毎に1 mg/kgを皮下注法と，非分画ヘパリン静注法とを対比，enoxaparin投与で再開通率高く（80.1%対75.1%），再閉塞率は低かった（5.9%対9.8%）[53]．ASSENT-3では，(1) TNK-tPA＋非分画ヘパリン，(2) TNK-tPA＋低分子ヘパリン，(3)減量TNK-tPA＋IIb/IIIa受容体拮抗剤（abciximab）の3群につき検討，入院中死亡，再梗塞，難治性虚血発症は1，2，3群で，15.4%，11.4%，11.1%にて2，3群にて有意に低頻度であり（p＜0.001），出血合併症には有意差を認めなかった[54]．急性冠症候群に対する低分子ヘパリンと非分画ヘパリンの効果に関するメタ解析では，不安定狭心症，非ST上昇心筋梗塞のみならず，ST上昇型心筋梗塞に対する低分子ヘパリンの有効性・安全性が示唆されている[55]．なお，前述のように，欧米では抗血小板剤IIb/IIIa阻害剤，抗トロンビン剤ヒルディンなどの急性心筋梗塞症例に対する大規模試験も行われ成果が期待されている．血栓溶解療法，primary PCI，非ST上昇心筋梗塞の項も参照．

● 2．ワーファリン ●

WARIS IIで二次予防の検討がされ，ワーファリンとアスピリンの併用が有効とされたが，CARS試験では心筋梗塞症例につきアスピリン80mg＋ワーファリン1 mgまたは3 mgとアスピリン160mg単独を対比，再梗塞，脳卒中，心血管死に差を認めなかった[56]．実際には左室内血栓，左室瘤，広範囲前壁梗塞，心房細動，肺血栓塞栓合併例にワーファリン適応が考えられ，INR 2-3で維持する[57]．

● 文献 ●

1) Jugdutt BI, Warnica JW:Intravenous nitroglycerin therapy to limit myocardial infarct size, expansion, and complications:Effect of timing, dosage, and infarct location. Circulation 1988;78:906-919.
2) Yusuf S, Collins R, MacMahon S, et al:Effect of intravenous nitrates on mortality in acute myocardial infarction:An overview of the randomized trials. Lancet 1988;1:1088-1092.
3) Gruppo Italiano perlo Studio della Sopravvivenza nell'Infarto Miocardico;GISSI-3:Effects of lisinopril and transdermal glyceryl trinitrate singly and together on 6 week mortality and ventricular function after acute myocardial infarction. Lancet 1994;343:1115-1122.
4) ISIS-4:A randomized factorial trial assessing early oral captopril, oral mononitrate, and intravenous magnesium sulphate in 58,050 patients with suspected acute myocardial infarction. Lancet 1995;345:669-685.
5) Furberg CD, Psaty BM, Mayer JV:Nifedipine:Dose-related increase in mortality in patients with coronary heart disease. Circulation 1995;92:1326-1331.
6) The Multicenter Diltiazem Postinfarction Trial Research Group:The effect of diltiazem on mortality and reinfarction after myocardial infarction. N Engl J Med 1988;319:385-392.

7) The Danish study group on verapamil in myocardial infarction: Effect of verapamil on mortality and major events after acute myocardial infarction (the Danish Verapamil Infarction Trial II-DAVIT II). Am J Cardiol 1990 ; 66 : 779-785.
8) Boden WE, Van Gilst WH, Scheldewaert RG, et al : Diltiazem in acute myocardial infarction treated with thrombolytic agents : A randomized placebo-controlled trial. Imcomplete Infarction Trial of European Research Collaborators Evaluating Prognosis post-Thrombolysis (INTERCEPT). Lancet 2000 ; 355 : 1751-1756.
9) Ito H, Taniyama Y, Iwakura K, et al : Intravenous nicorandil can preserve microvascular integrity and myocardial viability in patients with reperfused anterior wall myocardial infarction. J Am Coll Cardiol 1999 ; 33 : 654-660.
10) Marzilli M, Orsini E, Marraccini P, et al : Beneficial effects of intracoronary adenosine as an adjunct to primary angioplasty in acute myocardial infarction. Circulation 2000 ; 101 : 2154-2159.
11) McAlpine HM, Morton JJ, Leckie B, et al : Neuroendocrine activation after acute myocardial infarction. Br Heart J 1988 ; 60 : 117-124.
12) Vaughan DE, Lamas GA, Pfeffer MA, et al : Role of left ventricular dysfunction in selective neurohumoral activation in the recovery phase of anterior wall acute myocardial infarction. Am J Cardiol 1990 ; 66 : 529-533.
13) Rouleau JL, Packer M, Moye L, et al : Prognostic value of neurohumoral activation in patients with acute myocardial infarction : Effect of captopril. J Am Coll Cardiol 1994 ; 24 : 583-591.
14) Pfeffer MA, Pfeffer JM : Ventricular enlargement and reduced survival after myocardial infarction. Circulation 1987 ; 75 : IV93-97.
15) Vaughan DE, Lazos SA, Tong K : Angiotensin II regulates the expression of plasminogen activator inhibitor-1 in cultured endothelial cells. J Clin Invest 1995 ; 95 : 995-1001.
16) Pfeffer MA, Braunwald E, Moye LA, et al : Effects of captopril on moratlity and morbidity in patients with left ventricular dysfunction after myocardial infarction : Result of the survival and ventricular enlargement trial. N Engl J Med 1992 ; 327 : 669-677.
17) Swedberg K, Held P, Kjekshus J, et al : Effects of early administration of eranapril on mortality in patients with acute myocardial infarction : Results of the Cooperative New Scandinavian Survival Study II. N Engl J Med 1992 ; 327 : 678-684.
18) Sigurdsson A, Swedberg K : Left ventricular remodeling, neurohormonal activation and early treatment with enarapril (CONSENSUS II) following myocardial infarction. Eur Heart J 1994 ; 15 (Suppl B) : 14-19.
19) The Acute Infarction Ramipril Efficacy (AIRE) study investigators : Effects of ramipril on mortality and morbidity of survivors of acute myocardial infarction with clinical evidence of heart failure. Lancet 1993 ; 542 : 821-828.
20) Kober L, Torp-Pedersen C, Carlsen JE, et al : A clinical trial of the angiotensin-converting enzyme inhibitor trandolapril in patients with left ventricular dysfunction after myocardial infarction. Trandolapril Cardiac Evaluation (TRACE) study group. N Engl J Med 1995 ; 333 : 1670-1676.
21) Flather MD, Yusuf S, Kober L, et al : Long-term ACE-inhibitor therapy in patients with heart failure or left ventricular dysfunction : A systematic overview of data from individual patients. Lancet 2000 ; 355 : 1575-1581.
22) ACE Inhibitor Myocardial Infarction Collaborative Group : Indications for ACE inhibitors in the early treatment of acute myocardial infarction : Systematic overview of individual data from 100,000 patients in randomized trials. Circulation 1998 ; 97 : 2202-2212.
23) St John Sutton M, Pfeffer MA, Moye L, et al : Cardiovascular death and left ventricular remodeling two years after myocardial infarction. Baseline predictors and impact of captopril ; Information from the Survival and Ventricular Enlargement (SAVE) Trial. Circulation 1997 ; 96 : 3294-3299.
24) Dickstein K, Kjekshus J, Myhre ES, et al : Effects of losartan and captopril on mortality and morbidity in high risk patients after acute myocardial infarction : The OPTIMAAL randomized trial. Lancet 2002 ; 360 : 752-760.
25) Pfeffer MA, McMurray J, Leizorovicz A, et al : Valsaltan in acute myocardial infarction trial (VALIANT) : Rationale and design. Am Heart J 2000 ; 140 : 727-734.
26) Yusuf S, Peto R, Lewis J, et al : Beta blockade during and after myocardial infarction ; An overview of the randomized trials. Prog Cardiovasc Dis 1985 ; 27 : 335-371.
27) ISIS-1 Collaborative Group : Randomized trial of intravenous atenolol among 16,027 cases of suspected acute myocardial infarction. Lancet 1986 : 57-66.

28) The TIMI Study Group：Comparison of invasive and conservative strategies after treatment with intravenous plasminogen activator in acute myocardial infarction：Results of the Thrombolysis in Myocardial Infarction (TIMI) phase II trial. N Engl J Med 1989；320：618-627.
29) The MIAMI trial research group：Metoprolol in acute myocardial infarction：A randomized placebo-controlled international trial. Eur Heart J 1985；6：199-226.
30) Soriano JB, Hoes AW, Meems L, et al：Increased survival with beta-blockers：Importance of ancillary properties. Prog Cardiovasc Dis 1997；34：445-456.
31) Freemantle N, Cleland J, Young P, et al：β blocker after myocardial infarction：Systematic review and meta regression analysis. Brit Med J 1999；318：1730-1737.
32) Otterstad J, Ford I：The effect of carvedilol in patients with impaired left ventricular systolic function following an acute myocardial infarction. How do the treatment effects on total mortality and recurrent myocardial infarction in CAPRICORN compare with beta-blocker trials？ Eur J Heart Fail 2002；4：501-506.
33) Phillips KA, Shlipak MG, Coxson P, et al：Health and economic benefits of increased beta-blocker use following myocardial infarction. JAMA 2000；284：2748-2754.
34) Garg R, Gorlin R, Smith T：The effect of digoxin on mortality and morbidity in patients with heart failure. N Engl J Med 1997；336：525-533．
35) Packer M, Carver JR, Rodeheffer RJ, et al：Effect of milrinone on mortality in severe chronic heart failure；The Prospective Randomized Milrinone Survival Evaluation (PROMISE). N Engl J Med 1991；325：1468-1475.
36) ISIS-2 (Second International Study of Infarct Survival) Collaborative Group：Randomized trial of intavenous streptokinase, oral aspirin, both or neither among 17,187 cases of suspected acute myocardial infarction：ISIS-2. Lancet 1988；2：349-360.
37) Antiplatelet Trialists' Collaboration：Collaborative overview of randomized trials of antiplatelet therapy-I：Prevention of death, myocardial infarction, and stroke by prolonged antiplatelet therapy in various categories of patients. Br Med J 1994；308：81-106.
38) Yasue H, Ogawa H, Tanaka H(et al) for the Japanese Antiplatelets Myocardial Infarction Study (JAMIS) Investigators：Effects of aspirin and trapidil on cardiovascular events after acute myocardial infarction. Am J Cardiol 1999；83：1308-1313.
39) Quinn MJ, Fitzgerald DJ：Ticlopidine and clopidogrel. Circulation 1999；100：1667-1672.
40) Schomig A, Neumann FJ, Walter H, et al：Coronary stent placement in patients with acute myocardial infarction：Comparison of clinical and angiographic outcome after randomization to antiplatelet or anticoagulant therapy. J Am Coll Cardiol 1997；29：28-34.
41) Bertrand ME, Rupprecht HJ, Urban HJ, et al：Double-blind study of the safety of clopidogrel with and without a loading dose in combination with aspirin compared with ticlopidine in combination with aspirin after coronary stenting：The Clopidogrel Aspirin Stent International Cooperative Study (CLASSICS). Circulation 2000；102：624-629.
42) Yusuf S, Mehta SR, Zhao F, et al：Early and late effects of clopidogrel in patients with acute coronary syndromes. Circulation 2003；107：966-972.
43) Tsuchikane E, Fukuhara A, Kobayashi T, et al. Impact of cilostazol on restenosis after percutaneous coronary balloon angioplasty. Circulation 1999；100：21-26.
44) Eisenberg MJ, Jamal S：Glycoprotein IIb/IIIa inhibition in the setting of acute ST-segment elevation myocardial infarction. J Am Coll Cardiol 2003；42：1-6.
45) Hirsh J：Heparin. N Engl J Med 1991；324：1565-1574.
46) Weitz JI：Low-molecular-weight heparin. N Engl J Med 1997；337：688-698.
47) ISIS-3 (Third International Study of Infarct Survival) Collaborative Group；ISIS-3：A randomized comparison of streptokinase vs tissue plasminogen activator vs anistreplase and of aspirin plus heparin vs aspirin alone among 41,299 cases of suspected acute myocardial infarction. Lancet 1992；339：753-770.
48) GISSI-2：A fractional randomized trial of alteplase versus streptokinase and heparin versus no heparin among 12,490 patients with acute myocardial infarction. Lancet 1990；336：65-71.
49) GISSI-2 (The International Study Group)：In-hospital mortality and clinical course of 20,891 patients with suspected acute myocardial infarction randomized between alteplase and streptokinase with or without heparin. Lancet 1990；336：71-75.
50) Collins R, MacMahon S, Flather M, et al：Clinical effects of anticoagulant therapy in suspected acute myocardial infarction：Systematic overview of randomized trials. BMJ 1996；313：652-659.

51) Hsia J, Hamilton WP, Kleiman N, et al : A comparison between heparin and low-dose aspirin as adjunctive therapy with tissue-plasminogen activator for acute myocardial infarction. N Engl J Med 1990 ; 323 : 1433-1437.
52) Narins CR, Hillegass WB, Nelson CL, et al : Relation between activated clotting time during angioplasty and abrupt closure. Circulation 1996 ; 93 : 667-671.
53) Ross AM, Molhoek P, Lundergan C, et al : Randomized comparison of enoxaparin, a low-molecular-weight heparin, with unfractionated heparin adjunctive to recombinant tissue plasminogen activator throbolysis and aspirin : Second trial of Heparin and Aspirin Reperfusion Therapy (HART II). Circulation 2001 ; 104 : 648-652.
54) The Assessment of the Safety and Efficacy of a New Thrombolytic Regimen (ASSENT)-3 Investigators : Efficacy and safety of tenecteplase in combination with enoxaparin, abxicimab, or unfractionated heparin : The ASSENT-3 randomized trial in acute myocardial infarction. Lancet 2001 ; 358 : 605-613.
55) Wong GC, Giugliano RP, Antman EM : Use of low-molecular-weight heparin in the management of acute coronary artery syndromes and percutaneous coronary intervention. JAMA 2003 ; 289 : 331-342.
56) Coumadin Aspirin Rinfarction Study Investigators : Randomized double-blind trial of fixed low-dose warfarin with aspirin after myocardial infarction. Lancet 1997 ; 350 : 389-396.
57) Hurlen M et al : Warfarin, aspirin, or both after myocardial infarction. N Engl J Med 2002 ; 347 : 969-974.

第 10 章
退院・社会復帰

●●●第1節　退院に備えての評価●●●

> 1. ACC/AHAガイドラインでも，退院前の評価として運動負荷心電図，負荷心筋シンチグラム，負荷超音波法の施行が推奨されている．
> 2. しかし，本邦では急性心筋梗塞症例に対して一律にprimary PCIを施行する方針の施設が多く，この場合は冠動脈の所見がすべて明らかであり，責任冠動脈以外の病変認める場合は入院中に完全血行再建する立場からは，多くの非観血的検査は不要となる．
> 3. さらに，ステントなどのデバイス，薬剤などの進歩により，例えばガイドラインでは禁忌とされている血栓溶解直後のPCIなども，とくに問題なく施行し得るなど，より簡潔，迅速な層別化が可能になりつつある．

　心筋梗塞症例の退院時期決定，退院後の心事故予防，長期予後改善の目的で，入院中または退院早期に各症例の心機能，冠動脈病態の評価が必要となる．ACC/AHAガイドラインでは，非侵襲的，侵襲的検査に分けた勧告がされているが，基本的には血栓溶解療法を施行した症例を対象としており，最も効率的かつ経済的な方式が組まれている．ただし，わが国の現状では急性心筋梗塞治療法として，primary PCIが大多数の症例に行われており，これに伴って退院に向けての各症例の評価方式も，ACC/AHCのガイドラインとはかなり異なると思われるが，多くの大規模検討を踏まえた考え方の例として呈示する．
　まず，血栓溶解療法施行後，狭心症発作の再発，再梗塞，心機能不全などを伴う高リスク例は，入院中に冠動脈造影施行，要すれば冠血行再建施行し，その他のより多数の低リスク症例に対する評価法として負荷心電図法を基本とした勧告が提示されている．クラスIの最適応として，

(1) 負荷心電図：(a) 退院前予後または運動機能評価目的で4〜6日にsubmaximal，または10〜14日にsymptom limited負荷心電図施行，(b) 退院後早期（14〜21日）に予後，運動機能評価目的で施行，(c) 退院早期施行の負荷心電図法がsubmaximalの場合は，退院後3〜6週後に運動機能と予後評価のため施行，

(2) 安静時心電図が左脚ブロック，ストレーン型左室肥大，心室期外収縮，心室リズムなどで判定困難である場合は，運動または血管拡張負荷心筋シンチグラム，または運動負荷超音波法施行．

クラスIIaの相対適応として，

(1) 運動不能例に対する退院前のジピリダモールあるいはアデノシン負荷心筋シンチグラムあるいはドブタミン負荷超音波法施行，

(2) 予後検討目的で運動負荷超音波または心筋シンチグラムを退院前または退院後早期に施行．

さらに，これらの非侵襲的検査法の適用の実際をダイアグラムとして整理している．なお，不整脈評価法としてのホルター心電図，加算平均心電図，heart rate variability，baroreflex sensitivity monitoringなどは，クラスIIbの状況により施行も可の検査法に分類される．

侵襲的検査法としての梗塞後冠動脈造影法および経皮的冠動脈再建術に関しては，クラスIの最適応として，

(1) 梗塞回復期に自然発症または最小限の労作により起こる心筋虚血の発作を伴う症例，

(2) 急性僧帽弁閉鎖不全，心室中隔穿孔，偽性心室瘤などに対する根治手術の術前，(3) 持続的に不安定な血行動態を伴う症例．

クラスIIaの相対適応として，

(1) 梗塞が動脈硬化性粥腫に生ずる血栓以外の機序により起こったことが疑われる場合で，冠動脈塞栓，ある種の代謝または血液疾患，冠動脈攣縮を含む，

(2) 急性心筋梗塞生存例で左室機能低下（左室駆出率40％以下），心不全，血行再建術既往または悪性心室不整脈を伴う症例，

(3) 急性心筋梗塞生存例で急性期に臨床的心不全あるも，その後良好な左室機能を示す症例．

クラスIIbの相対不適応として，

(1) 血行再建目的で閉塞梗塞責任冠動脈，または3枝病変症例を確認する目的で，梗塞症例全例に冠動脈造影施行，

(2) 非Q波梗塞全例，

(3) 心筋虚血が存在する根拠はないが，抗不整脈治療にもかかわらず心室頻拍，細動反復する症例．

一方，クラスIIIのむしろ禁忌として，

(1) 血栓溶解療法施行数日内にルチーンに冠動脈造影法とPTCAを施行する，

(2) 冠血行再建術の適応がない症例．

この根拠としては，血栓溶解療法後早期（90〜120分以内）にimmediate PTCAを施行すると却って死亡，再梗塞，緊急CABG，輸血が多いとするTIMI-IIA[1]，TAMI[2]などの成績に基づくもので，血栓溶解療法後にPTCAを施行すると血管壁の出血，再血栓，再閉塞が促進されるためとされた．これらの報告は1980年代後半から1990年代のもので，近年のス

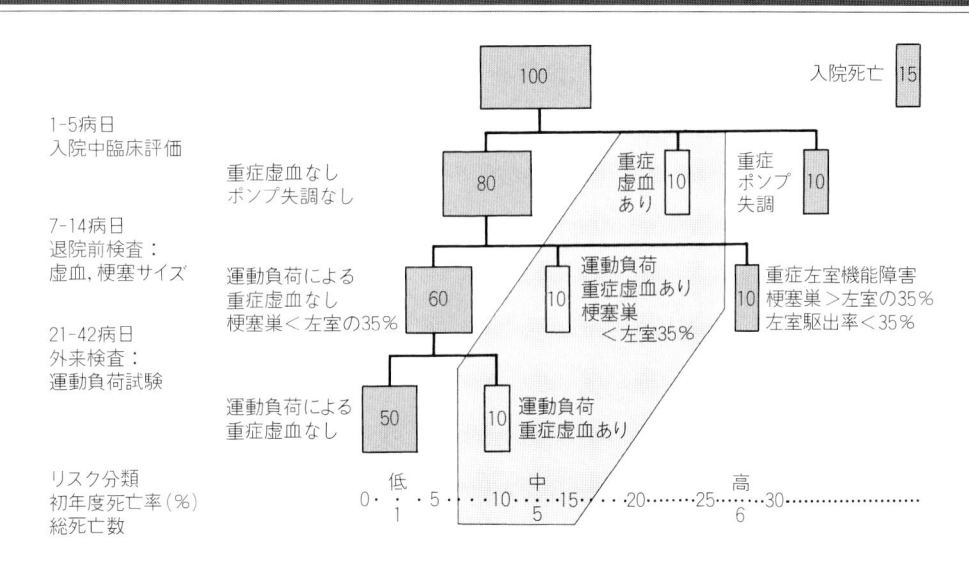

図10-1 急性心筋梗塞症例重症度層別化基準の例
[DeBuskRFら：N Engl J Med, 1986[4]より引用]

テント始め多くのデバイス，技術面の進歩により，今日では必ずしも妥当ではない可能性もある．例えば，最近のPACT（Plasminogen-activator Angioplasty Compatibility Trial）studyでは早期血栓溶解剤投与，引き続き冠動脈インターベンション施行により，血栓溶解療法単独に比し，良好な成績が得られていることが示されている[3]．図10-1に急性心筋梗塞後症例の層別化のDeBuskによる有名な例を示す[4]．これは1986年発表のもので，図中線で囲まれた安静時または負荷時の重症虚血症例は，今日であれば梗塞責任冠動脈は入院時に，他冠動脈病変も退院時までに血行再建が行われ，多くは低リスク群へ編入されると考えられる．さらに，原則としてprimary PCIを施行する立場からみれば，既に入院直後の時点で梗塞責任冠動脈の再建は完了しており，他の冠動脈病変の有無，狭窄病変の状況の詳細も理解されており，梗塞責任冠動脈以外の冠動脈における残存狭窄冠動脈病変は入院中に引き続き血行再建可能であり，入院中のリハビリテーションを進めるうえにも，退院時期決定，退院後の社会復帰，予後判定も極めて容易である．したがって，上述のACC/AHAガイドラインにある各種負荷試験の多くを省略することも可能と考えられる．

われわれの経験でも1980年代の血栓溶解療法時代に比して，1990年代以後のprimary PCI時代では，各症例の層別化は大いに簡単化されており，初診時における冠動脈アナトミーに関する情報把握とその根治治療を行うことの重要性が示される．すなわち，血栓溶解療法時代には各症例の病態，予後評価，治療方針，活動能力を評価するうえに，心機能と冠動脈病変の両者に未知な因子があるが，primary PCI時代には冠動脈病変は入院時に明確であり，残存病変は入院中に修復し得るので，梗塞後残存心機能の評価とこれに基づく治療，生活・社会復帰を検討すればよく，残存冠動脈病変を評価する目的での負荷心電図，核医学検査は不要となる．また，短期・長期予後，心機能も血栓溶解療法に比し，primary PCIでより良好であることも明確にされていることからも[5)6]，各症例のケアーはさらに容易になっていると言える．

第10章　退院・社会復帰

●●●第2節　リハビリテーション●●●

> 1. リハビリを進めるにあたっては各症例のリスクの評価と層別化が必要である．入院中リハビリは心電図ST低下，不整脈，心不全症状出現をモニターしながら慎重に進める必要がある．一方，primary PCI施行により院内リハビリは迅速となり，米国の例では70％の症例が3～6日内に退院する報告もある．ただし，primary PCI施行例ではまれに早期血栓性閉塞例があり，多枝病変例では他枝病変のPCIが必要となる場合もある．
> 2. 退院後リハビリとしては，ACC/AHAガイドラインでは最高心拍数の50～70％最高酸素摂取量の40～60％で，大きな筋群を使うリズミカルな動的運動で，これらの好気的運動を20～60分，週3～5日行う．最近では動的な運動に加えて，器具を用いた筋力トレーニングの有効性も指摘されている．
> 3. 急性期合併症なく，冠動脈血行再建された症例で左室駆出率45％以上，70歳未満症例では2週間後の社会復帰が可能である．急性期合併症を伴った症例，左室駆出率45％未満症例，70歳以上では症状・所見の程度に応じて社会復帰を遅らせる必要がある．

　心筋梗塞後のリハビリテーションの意義は，基本的には壊死した心筋は再生しないと言う現実を踏まえて，血管内皮機能改善，全身血管の拡張，末梢循環の改善，骨格筋の酸素摂取，代謝効率改善，精神活動の改善などにより，心筋梗塞からの回復，社会復帰の効率化をはかるものである．梗塞後のリハビリテーションは，入院から退院までの急性期，退院から社会復帰までの回復期，それ以後の維持期に大別される．

●1．入院中リハビリテーション●

　発症早期急性期リハビリテーションでは，血圧，心拍数，心電図変化を見ながら行われる．血圧上昇（収縮期血圧30mmHg以上）は心筋酸素需要増大，心破裂リスクの面から避けるべきで，他方，血圧低下（収縮期血圧20mmHg以上の低下）は心機能不全，安静持続による血圧調整機能の低下，薬剤による血管拡張などの複合効果により起こりやすい．心拍数の増加は120/分までを目安とし，過度の心拍数増加は心筋虚血，心機能不全，安静持続によるdeconditioning効果を考える．とくにSTの低下1mm以上は心筋虚血所見と考えるが，血行動態負荷によるST上昇は心室梗塞部拡張効果によるものが多い．自覚症状としての狭心痛は，冠動脈所見とも併せて慎重に対応する必要があるが，動悸・息切れは検査成績評価上心機能が耐容範囲内であれば，deconditioning効果も考慮し，徐々に慣らして行く方向をとる．心室性不整脈の頻発，多源性，R on T，心室頻拍など出現する場合は，抗不整脈剤よりも，禁忌がない症例であればベータ遮断剤を投与，心不全を伴う場合はACE阻害剤，ARB投与などによる加療を強化，ホルター心電図，超音波による検討をも行い，リハビリテー

ションの進捗を決める必要がある．

近年，急性心筋梗塞治療の進歩，とくに再灌流療法発症後早期施行により，急性期，遠隔期死亡，合併症の著明な減少が見られ，入院期間も本邦でも平均2週間，米国では1週間以内となり，梗塞後リハビリテーションの意義も内容も大幅に変化しつつある．急性心筋梗塞primary PCI施行PAMI試験参加症例では，在院日数0～2日11％，3～4日50％，5～6日21％，7～8日9％，超8日9％であり，82％の症例が1週間以内に退院している[7]．さらに，primary PCI施行例では発症早期に冠動脈所見の詳細が観察されている．かつ梗塞責任冠動脈の修復，他枝病変あれば引き続き入院中にカテーテル治療が行われ，基本的には冠動脈の狭窄病変は解除された状態で退院を迎えることになる．したがって，再灌流療法時代以前長期間にわたる安静，臥床，極めて慎重なリハビリテーションは，とくに合併症のない低リスク症例では不必要あるいは有害ともなっている．

冠動脈に対するインターベンションの技術は目覚しい進歩を見せつつあり，心筋梗塞リハビリテーションプログラムもまた流動的と思われるが，**表10-1**に再灌流時代における低リスク例での早期離床，早期リハビリテーションを意図して，発症早期より始めるプログラム

表10・1 急性心筋梗塞症例に対する早期離床，運動療法と検査施行方針（低リスク例）

低リスク症例でのルーチン管理
　　臨床評価では，早期持続性心室頻拍または心室細動（－），早期持続性低血圧，心原性ショック（－），冠動脈1～2枝病変，左室駆出率40％以上の症例が重大合併症の可能性の少ない低リスクグループとする．

安　静　度
1. 発症後12時間までベッド上安静臥床，Valsalva動作を避け，ベッドサイド便器使用，12時間以後より病態に応じて安静度の軽減，ベッド上座位24時間までに椅子腰掛けへ移行する（便秘予防に緩下剤投与を．マイナー・トランキライザー，催眠剤投与による安静・鎮静の確保も有用．酸素投与も合併症のない場合は3時間までとする）．
2. さらに病態が安定している場合には，2～3病日には室内歩行，シャワー可．3～4病日には200m歩行1日3回へ（心筋梗塞症例では，長期安静臥床は静脈血栓症，全身および循環系への退行性順応deconditioning防止の面からも好ましくない）．
3. 合併症を有する高リスク群では，各症例の病態に応じて安静度緩和は徐々に行い，増悪がないことを確認しつつ活動度を上げる．

食　餌
　　胸部症状消失まで最低4から12時間禁食，以後徐々に流動食少量から，粥食，軟菜へすすめ，心臓病食（全カロリー脂肪比率30％以下，コレステロール300mg/日以下，炭水化物50％以上，減塩，高いカリウム，マグネシウム，高植物繊維，1日1,000～1,500カロリー程度）へ移行．

CCU入室後，症状・所見からみた病態が安定した症例は24～36時間後に退室可能．

	24時間以内	24時間以後	退院時
食餌指導		低脂肪食指導	低脂肪食推奨
喫　煙	禁煙促進	禁煙促進	希望により禁煙教室紹介
運　動	教　育	廊下歩行	定期的有酸素運動推奨
退院前トレッドミル試験	合併症を伴わない症例では発症4～5日目退院前トレッドミル予定	退院前トレッドミル施行	有意虚血症例カテ施行
心臓リハビリテーション		運動開始	自宅に近いリハビリセンターを紹介

[NHAAP：Am Heart J 2002[8]とACC/AHAガイドラインより抜粋]

の例を示す[8]．おおよその概略であるが，リスクの程度，再灌漑流療法の方法と結果によりペースを調節して適用される．急性心筋梗塞低リスク症例を心電図モニター上ST低下を示さない早期退院群と（n＝80），ST低下を示す在来入院期間群（n＝40）に分け，入院期間平均を後者で7.5日に比し，前者で3.6日に短縮し得たとする報告もある[9]．

ただし，最近ではprimary PCI施行時にほとんどの症例にステントを挿入しているが，まれには術後早期における血栓性再閉塞の可能性もあり，多枝病変例ではprimary PCI時には原則としてPCIは梗塞責任冠動脈のみに限定し，入院期間中に他病変のインターベンションを施行する方針であり，必ずしもすべての冠動脈病変がクリアーされているわけではないことも考慮する必要がある．いずれにしても，リハビリテーションを進めるに当たっては，まず各症例のリスクの評価と層別化が重要である．このように，primary PCI法による治療以前の梗塞責任冠動脈の血行再建がなされておらず，冠動脈アナトミー全体が把握されていない時代に作成したプログラムでは，とくに退院までの早期リハビリテーションプログラムは，現在現実に行われているものと大きなずれがある．例えば，1983年の厚生省循環器研究合併症のない急性心筋梗塞のリハビリテーションプログラムでは，絶対安静が3日間，ベッド上安静が9日間，CCU在室7日間，3週間目に病棟歩行開始，4週間後退院とされている．

● 2．退院後のリハビリテーション ●

心筋梗塞のリハビリテーションの目的は，食事療法，禁煙，高血圧，糖尿病，高脂血症治療と併せて包括的リハビリテーションとし，有意予後改善効果（20％）が示されている[10]．

心筋梗塞症例に対する予後改善効果の機序は，高血圧，糖尿病，高脂血症，肥満などの冠危険因子の改善，心血管系の運動負荷に対する順化として，交感神経系の抑制と副交感神経系緊張の亢進，血管内皮機能の改善，血管の拡張，心拍出量の増大，骨格筋への血流分布の改善，末梢循環の順応として酸素摂取率の改善などが考えられる．

AHAガイドラインでは，運動強度としては最高心拍数の50〜70％〔安静心拍数＋（最高心拍数－安静心拍数）×50〜70％〕，最高酸素摂取量の40〜60％で，運動の種類としては大きな筋群を使うリズミカルな動的運動（歩行，走行，サイクリング，水泳，腕エルゴメーターなど）を推奨している．これらの持続的あるいは間歇的な好気性運動を20〜60分，週3〜5日行う．運動の持続時間は中等度の運動強度であれば30分以上，激しい運動ならば運動時間は短くなるが，最低20分は必要とされる．最近では動的な運動に加えて，器械・器具を用いた筋力トレーニング（レジスタンストレーニング）の有効性が指摘され，推奨されるようになっている[11]．

今日，心筋梗塞を含めて虚血性心疾患の運動療法は原則として，冠動脈病変の血行再建が終了していることを前提としている．しかし，冠動脈血行再建不能の病変もあり得るし，また再建術施行冠動脈再狭窄，新規病変の進展の可能性もあり，心筋梗塞後では各病態に応じて程度の差はあれ心機能低下を伴っており，心筋虚血，心機能の管理は極めて重要で，定期的な負荷試験での確認も必要となる．運動強度としては，有酸素運動の限界点の無酸素運動閾値 anaerobic threshold（AT）が指標として用いられる．運動強度が無酸素閾値を超えると，運動筋での乳酸産生が増加し，組織のアシドーシスが進行，カテコラミン産生，交感神経機能亢進を伴い心血管系の負担が増加する．心筋梗塞後例では，ATレベルまでの運動が

必要となる．AT強度の算出には，呼気ガス分析あるいは血中乳酸測定が必要となるが，簡易法としては収縮期血圧と心拍数より推定し得る．運動療法開始時には安全性の面からも，医師，コメディカルスタッフによる監視が必要だが，慢性期にはある程度自由な運動管理の方が有用である．ただし，現在の保険制度，包括医療の導入により運動療法の実際は制約面が多い．

実際的な運動量の決定法は，まず虚血，不整脈所見が出現するまでの最大運動負荷量を心電図モニター下に行い，最大心拍数の50〜75%〔安静心拍数＋(最大心拍数−安静心拍数)×50〜75%〕を運動目標心拍数とする．方法はトレドミルが実際的だが，低リスク症例ではBruceプロトコール，高リスク症例ではSheffield法などを用い，トレッドミルでは運動量をMET(metabolic equivalent)表示とする．なお，1 METは安静座位の状態でのエネルギー(酸素)需要で3.5mL O_2/kg/分に相当し，健常人の最大酸素消費量は30mL O_2/kg/分である．運動は歩行，ジョギング，自転車，水中有酸素運動のような動的有酸素運動を基本とし，ウオームアップ，クールダウンを含めて週4〜6回，各30〜60分とする．筋力運動(レジスタンストレーニング)は週2〜3回とする．

リハビリテーションの効果としては，メタ解析で心筋梗塞後8週〜3年後に始め6週〜4年継続し総死亡率24%，心血管死亡率25%減少したとされる[12]．心筋梗塞後の運動リハビリテーションの効果を検討した22の臨床試験4,554例の別のメタ解析では，3年後の総死亡，心血管死亡は各20%，22%の減少，致死的再梗塞は25%減少したが，非致死的再梗塞は減少していない[10]．心筋梗塞後の男性症例をトレッドミル試験で評価した最大運動負荷時の心拍数の85%を運動療法の標的心拍数として，以後ジョギング，自転車，水泳を運動療法として続けた群(n＝315)と，とくに運動療法を行わなかった群(n＝319)を3〜19年追跡，総死亡，心血管死，総死亡のリスクはそれぞれ，最初の5年(Risk ratio＝0.84)，3年(Risk ratio＝0.73)までは運動療法群で有意ではないが減少傾向あり，以後両群間に差を認めなくなっている[13]．心筋梗塞後の運動量法を含む包括的リハビリテーションにより，再入院率低下，復職率の向上などの効果により，対照群に比してより経済的な医療が行われることが示されている[14)-16]．Hertzeanuらは左室駆出率40%未満，NYHA分類2または3の梗塞後症例につき36〜60ヵ月追跡し，リハビリテーション施行群の復職率は82%，対照群では40%であった[17]．

3．社 会 復 帰

低リスク症例，すなわち急性心筋梗塞後合併症なく，冠動脈病変完全血行再建された症例で左室駆出率45%以上，70歳未満症例では，2週間後の社会復帰は可能である．さらに，この点を明確にするために，退院前に多段階運動負荷試験を施行しこの成績と，日常生活，運動，仕事におけるMETsレベル(表10-2)と対比検討する方法も勧められる．急性期合併症を伴った例，左室駆出率45%未満症例，70歳以上例では症状・所見の程度に応じて，社会復帰を遅らせる必要がある．

第10章 退院・社会復帰

表10-2　日常生活，運動，仕事における対応METs数

1.5～2 METs（4～7mlO$_2$/分/kg，2～2.5kcal/分，ただし体重70kgとして）
　　仕　　事　　デスクワーク，車の運転，タイプライター，パソコン．
　　レクリエーション　　立位，歩行（1.6km/時），旅客機，モーターサイクル，カード遊び，裁縫，編物．

2～3 METs（7～11mlO$_2$/分/kg，2.5～4kcal/分，ただし体重70kgとして）
　　仕　　事　　自動車修理，ラジオ・テレビ修理，掃除作業，バーテンダー．
　　レクリエーション　　平地歩行（3L/4km/時），平地自転車（8km/時），芝刈り機，玉突き，ボーリング，空中標的射撃，円盤突き，木細工，モーターボート運転，ゴルフ（自動カート），カヌー漕ぎ（4km/時），乗馬歩行，ピアノなどの楽器演奏．

3～4 METs（11～14mlO$_2$/分/kg，4～5kcal/分，ただし体重70kgとして）
　　仕　　事　　煉瓦積み，漆喰塗り，1輪車押し（積み荷45kg），トレーラートラック運転，溶接，窓拭き．
　　レクリエーション　　歩行（5km/時），サイクリング（10km/時），蹄鉄投げ，バレーボール（6人制，非競技），ゴルフ（手押しカート），弓技，ヨット（小舟艇），水際に立ってするフライフィッシング，乗馬（速歩），バドミントン（ダブルス），動力草刈機を押す，熱演する音楽家．

4～5 METs（14～18mlO$_2$/分/kg，5～6kcal/分，ただし体重70kgとして）
　　仕　　事　　塗装，壁塗り，軽い大工仕事．
　　レクリエーション　　歩行（5.5km/時），サイクリング（13km/時），ピンポン，ゴルフ（クラブを担いで），ダンス（フォックストロット），バドミントン（シングルス），テニス（ダブルス），落ち葉掃き，耕作，美容体操．

5～6 METs（18～21mlO$_2$/分/kg，6～7kcal/分，ただし体重70kgとして）
　　仕　　事　　庭の掘り起こし，柔らかい地面でシャベル作業．
　　レクリエーション　　歩行（6.5km/時），サイクリング（16km/時），カヌー漕ぎ（6.5km/時），乗馬（早足），緩やかな流れの中を歩きながらの釣り，アイススケート，ローラースケート（15km/時）．

6～7 METs（21～25mlO$_2$/分/kg，7～8kcal/分，ただし体重70kgとして）
　　仕　　事　　シャベル作業（4.5kg）．
　　レクリエーション　　歩行（8km/時），サイクリング（17.5km/時），バドミントン（競技），テニス（シングル），木を切る，雪かき，芝生刈り（手動），フォークダンス，スキー滑降，スキーツアー（4km/時），水上スキー．

7～8 METs（25～28mlO$_2$/分/kg，8～10kcal/分，ただし体重70kgとして）
　　仕　　事　　穴掘り，36kgのものを持つ，堅い木を切る．
　　レクリエーション　　ジョギング（8km/時），サイクリング（19km/時），乗馬（駆歩，ギャロップ），ダイナミックなスキー滑降，バスケットボール，登山，アイスホッケー，カヌー（8km/時），タッチフットボール，パドルボール．

8～9 METs（28～32mlO$_2$/分/kg，10～11kcal/分，ただし体重70kgとして）
　　仕　　事　　シャベル作業（6kgを10回/分）．
　　レクリエーション　　走行（9km/時），サイクリング（21km/時），スキーツアー（6.5km/時），スカッシュ，ハンドボール，フェンシング，活発なバスケットボール．

10＋METs（32＋mlO$_2$/分/kg，11＋kcal/分，ただし体重70kgとして）
　　仕　　事　　シャベル作業（7kgを10回/分）．
　　レクリエーション　　走行9.65km（6mile）/時＝10METs，11.26km（7mile）/時＝11.5METs，12.87km（8mile）/時＝13.5METs，14.48km（9mile）/時＝15METs，16.1km（10mile）/時＝17METs，スキーツアー（8＋km/時），ハンドボール，スカッシュ（競技）．

第3節　二次予防

> 1. 心筋梗塞後は冠危険因子である糖尿病，高血圧，高脂血症，喫煙，肥満のコントロールを十分に行う．
> 2. 要すればスタチンを用いLDLを100mg/dL以下に維持する．
> 3. アスピリンを無期限に投与する．
> 4. 硝酸剤は，梗塞後狭心症例などの症例以外で梗塞後長期に使用する意義は明らかではない．
> 5. アンジオテンシン変換酵素阻害剤は心機能低下症例には無期限に投与する．
> 6. ベータ遮断剤は，低リスク患者以外で禁忌のない症例に無期限に投与する．

1. 冠危険因子

心筋梗塞後は冠危険因子である糖尿病，高血圧，高脂血症，喫煙，肥満のコントロールを十分に行う．

喫煙は動脈硬化病変形成の促進，不安定化，冠動脈スパスム誘発作用があり，梗塞後における喫煙の継続は死亡率は倍増するとされる．梗塞後の禁煙は当然ながら必須となる．

2. 脂質コントロール

コレステロール300mg/日以下とし，食餌療法でlow-density lipoprotein (LDL) 125m/dl以上の場合は薬物療法により100mg/dl未満へ維持する．high-density lipoprotein (HDL) が35mg/dl未満の場合は運動など非薬物療法により上昇を図る．心筋梗塞症例に対するHMG-CoA還元酵素阻害剤であるスタチン投与の有効性は，コレステロール高値例，標準値例いずれの群においても冠動脈疾患死亡率が24～42%有意に減少したとする大規模検討の成績によるものである[18)-21)]．すなわち，スタチンには脂質改善効果以外に種々の抗動脈硬化作用 pleiotropic effects があることが示唆され，スタチンは接着分子の発現，マクロファージの増殖を抑制，MMP (matrix metalloproteinase)，組織因子 tissue factor，PAI-1 (plasminogen activator inhibitor-1) の発現抑制，酸化LDL産生，マクロファージ泡沫化の抑制，NO産生増加をきたし，内皮細胞機能改善，プラーク安定化，抗血栓，抗炎症作用を有することも示されている[22)]．フィブレート投与は中性脂肪高値，HDL低値の症例に限定する．なお，心筋梗塞急性期には血中コレステロール，中性脂肪低値傾向を示す点に考慮を要する．

HMG-CoA還元酵素阻害剤（スタチン）により心筋梗塞後の死亡，再梗塞が抑制されることが1990年代の大規模試験で次々に報告された．シンバスタチン（10～40mg/日）を用いた4S (Scandinavian Simbastatin Survival Study) では，総コレステロール平均260mg/dLの狭心症，心筋梗塞既往症例についての長期検討（5.4年）で，TC，LDL-Cは25%，35%減少，HDL-Cは8%増加，冠動脈死が42%，総死亡が30%，冠動脈事故を34%，冠血行再

建施行を37％減少させ，1,000例につき年間13例の心事故抑制効果を得ている[18]．プラバスタチン（40mg/日）を用いた CARE (Cholesterol and Recurrent Events) 試験では平均総コレステロール 209mg/dl，LDL 139mg/dlの心筋梗塞症例を対象とし，LDL値32％（平均98mg/dl）の低下とともに冠動脈疾患死または非致死的心筋梗塞発症24％の減少を認めた[23]．プラバスタチンを用いた LIPID (Long-term Intervention with Pravastatin in Ischemic Disease) 試験では平均総コレステロール218mg/dLの症例を対象とし，冠動脈疾患死，総死亡，冠動脈血行再建術施行の有意な減少を認めた（5年心事故発生24％減少）[21]．また，最近のスウェーデンの報告では，心筋梗塞後生存退院した症例を退院時スタチン処方を受けた症例5,528人と，スタチン処方受けなかった14,071の1年間死亡率は4.0％対9.3％でスタチン群にて有意な減少を認めた（p＝0.001）[24]．不安定狭心症，非Q波梗塞症例入院後24～96時間以内にアトルバスタチン80mg/日投与群では，16週間の追跡期間中の死亡，非致死的心筋梗塞，心停止蘇生，緊急入院を要する心筋虚血の再発の頻度は，スタチン群14.8％，非スタチン群17.4％で有意の減少を認めた（p＝0.048）[25]．スタチン投与により動脈硬化病巣の不安定性を示すマーカーの改善も示され，スタチンの作用として単にコレステロール低下のみならず，動脈硬化病巣の安定化作用が指摘されている[26]．

● 3．アスピリン ●

梗塞後症例に対するアスピリン持続投与により心事故による死亡を13％，非致死的心筋梗塞が31％減少している[27]．アスピリンは梗塞後終生80～100mg/日の低容量服用が適応となる．ステント植え込み術後1ヵ月間はアスピリン160～200mg/日，チクロピディン200mg/日服用が必須となるが，チクロピディンは顆粒球減少，血小板減少など骨髄抑制性副作用の可能性から長期投与は不可であり，このような副作用のない同系薬クロピドグレルが用いられることが望ましい．

● 4．抗凝固療法 ●

抗凝固療法が梗塞後の予後をアスピリン以上に改善することには，明確なエビデンスが得られておらず，抗凝固療法の適応は左室壁在血栓，左室の広範収縮異常を伴う症例となる．このほか，合併した心房細動，静脈血栓，肺動脈血栓などが適応となる[28]．

● 5．硝　酸　剤 ●

硝酸剤は，梗塞発症早期治療における有効性にはエビデンスがあるが，症状安定した梗塞後症例に有効とする根拠は必ずしも明らかでない．したがって，梗塞後狭心症例などの症例以外で梗塞後長期に硝酸剤を投与する意義は明らかではない．ISIS-3では急性心筋梗塞症例にニトログリセリン貼付剤，ISIS-4では除放性硝酸イソソルビド投与効果を検討したが短期・長期予後改善効果を認めなかった[29]．

● 6．カルシウム拮抗剤 ●

AHA/ACCガイドラインその他の欧米のテキストでは，カルシウム拮抗剤は梗塞症例での使用は勧めていない．強いて言えばベータ遮断剤禁忌例にその代用として，心不全がないことを前提に認めている．カルシウム拮抗剤投与により，心筋梗塞症例の予後改善を示した大

規模検討が少ないこと，短時間作用型ジフェニルピリジン系カルシウム拮抗剤で梗塞例の死亡率が増大するとした報告があったことによる．発症3〜15日後にジルチアゼムを投与した検討では，有意の梗塞予防効果を示したが，肺うっ血のある症例ではむしろイベントの増加を示した[30]．このような事情を受け，本邦でも心筋梗塞症例に対するカルシウム拮抗剤処方の減少傾向，ベータ遮断剤処方漸増傾向も窺われる．一方，血栓溶解療法施行した心不全のない症例に対してカルシウム拮抗剤ジルチアゼムを投与したINTERCEPT試験では，心血管事故とくに血行再建の頻度を減少させ，二次予防薬としての可能性も示された[31]．また，第2世代以後のカルシウム拮抗剤の検討はまだ不十分であり，今後の検討が期待される．

● 7．アンジオテンシン変換酵素阻害剤（ACE inhibitor）●

心筋梗塞症例に対するACE阻害剤の効果を素朴に考えると，主として血管拡張による左室後負荷減少，左室リモデリング抑制によると考えられる．アンジオテンシンの循環系に対する作用はこのほか多岐に及ぶことが指摘されつつあり，これらの総合的効果として心筋梗塞に対するACE阻害剤の有効性が得られると思われる．心筋梗塞発症早期投与の効果はSAVE試験，AIRE試験などにより[32,33]により明らかにされ，発症5〜11日よりACE阻害剤投与し，死亡率20〜27%の減少を認めている．ACE阻害剤が最も有効であるのは，50〜80歳，とくに糖尿病症例，前壁梗塞，左駆出率40%未満の症例とされるが[34]，さらにACE阻害剤の循環系全体にかかわる作用，例えば直接梗塞病巣自体を安定化する可能性などを踏まえて，梗塞後症例全体に適応を広げる動きも見られる．

● 8．ベータ遮断剤 ●

AHA/ACCガイドラインではクラスIの完全適応として，低リスク患者以外でベータ遮断剤に禁忌のないすべての症例で，発症早期に開始していない場合は発症数日内に開始無期限に継続するとしている．クラスIIの相対適応として，(1)低リスク症例でベータ遮断剤に禁忌のない症例，(2)非ST上昇心筋梗塞症例．最近の心筋梗塞，とくにPrimary PCI時代の低リスク例の予後は極めて良好で，おそらくベータ遮断剤の長期投与は不要である．米国においても梗塞後のベータ遮断剤投与は不十分であるとされ，Q波，非Q波梗塞の如何にかかわらず，高リスク例にはベータ遮断剤投与を施行すべきことが強調されている[35]．本邦症例とくに高齢者では，ベータ遮断剤の耐性が低く，心筋梗塞後の処方頻度は低かったが，最近に至りメトプロロール，カルベジロールなどの投与例が漸増しつつあるが，ガイドライン勧告よりは遥かに低頻度であり，代わりにカルシウム拮抗剤の処方が欧米に比し多い．前述の通り本邦人に多い冠動脈スパスムの関与なども考慮し，これが一概に治療方針として改められるべき不適当な状況とは必ずしも言い難い．

● 9．エストロゲン補充療法 ●

本療法（hormone replacement therapy；HRT）により動脈硬化発現，進行の予防，心筋梗塞発症が減少することが期待されてきた．しかし，HRT施行例では動脈硬化不安定化マーカーである高感度CRP高値を示す傾向あり，最近の大規模スタディーでは逆に梗塞発症率が増加することが示され，動脈硬化抑制の面からは本療法への長年にわたる期待とは相反する感もあるが，今後さらなる検討も期待される[36,37]．

第10章 退院・社会復帰

●文　献●

1) The TIMI Research Group：Immediate vs delayed catheterization and angioplasty following thrombolytic therapy for acute myocardial infarction：TIMI IIA results. JAMA 1988；260：2849-2858.
2) Topol EJ, Califf RM, George BS, et al：A randomized trial of immediate versus delayed elective angioplasty after intravenous tissue plasminogen activator in acute myocardial infarction. N Engl J Med 1987；317：581-588.
3) Ross AM, Coyne KS, Reiner JS, et al：A randomized trial comparing primary angioplasty with a strategy of short-acting thrombolysis and immediate planned rescue angioplasty in acute myocardial infarction：The PACT trial. J Am Coll Cardiol 1999；34：1954-1962.
4) DeBusk RF, Blomqvist CG, Kouchoukos NT, et al：Identification and treatment of low-risk patients after acute myocardial infarction and coronary-artery bypass graft surgery. N Engl J Med 1986；314：161-166.
5) Keeley EC, Boura JA, Grines CL：Comparison of primary angioplasty and intravenous thrombolytic therapy for acute myocardial infarction：A quantitative review of 23 randomised trials. Lancet 2003；361：13-20.
6) Weaver WD, Simes J, Betriu A, et al：Comparison of primary coronary angioplasty and intravenous thrombolytic therapy for acute myocardial infarction：A quantitative study. JAMA 1997；278：2093-2098.
7) Bartholomew BA, Harjai KJ, Grines CL, et al：Variation in hospital length of stay in patients with acute myocardial infarction undergoing primary angioplasty and the need to change the diagnostic-related group system. Am J Cardiol 2003；92：830-833.
8) National Heart Attack Alert Program (NHAAP) Coordinating Committee Critical Pathways Writing Group：Critical pathways for management of patients with acute coronary syndromes：An assessment by the National Heart Attack Alert Program. Am Heart J 2002；143：777-789.
9) Bogaty P, Dumont S, O'Hara GE, et al：Randomized trial of noninvasive strategy to reduce hospital stay with low-risk myocardial infarction. J Am Coll Cardiol 2001；37：1289-1296.
10) O'Connor GT, Burning GT, Yusuf S, et al：An overview of randomized trials of rehabilitation with exercise after myocardial infarction. Circulation 1989；80：234-244.
11) Fletcher GF, Balady GJ, Amsterdam EA, et al：Exercise standard for testing and training：A statement for healthcare professionals from the American Heart Association. Circulation 2001；104：1694-1740.
12) Oldridge NB, Guyatt GH, Fischer ME, et al：Cardiac rehabilitation after myocardial infarction：Combined experience of randomized clinical trials. JAMA 1988；260：945-950.
13) Dorn J, Naughton J, Imamura D, et al：Results of a multicenter randomized clinical trial of exercise and long-term survival in myocardial infarction patients：The National Exercise and Heart Disease Project (NEHDP). Circulation 1999；100：1764-1769.
14) Bodestam E, Breikss A, Hartford M：Effects of early rehabilitation on consumption of medical care during the first year after acute myocardial infarction in patients ＞ or ＝ 65 years of age. Am J Cardiol 1995；75：767-771.
15) Oldridge N, Furlong W, Feeny D, et al：Economic evaluation of cardiac rehabilitation soon after acute myocardial infarction. Am J Cardiol 1993；72：154-161.
16) Levin LA, Perk J, Hedback B：Cardiac rehabilitation；a cost analysis. J Intern Med 1991；230：427-434.
17) Herzeanu HL, Shermesh J, Aron LA, et al：Ventricular arrhythmias in rehabilitated and nonrehabilitated post myocardial infarction patients with left ventricular dysfunction. Am J Cardiol 1993；71：24-27.
18) The Scandinavian Simvastatin Survival Study (4S)：Randomized trial of cholesterol lowering in 4,444 patients with coronary heart disease. Lancet 1994；344：1383-1389.
19) Sacks FM, Pfeffer MA, Move LA et al, for the Cholesterol and Recurrent Events Trial Investigators：The effect of pravastatin on coronary events after myocardial infarction in patients with average cholesterol levels. N Engl J Med 1996；335：1001-1009.
20) Ansell BJ, Watson KE, Fogelman KE, et al：An evidence-based assessment of the NCEP Adult Treatment Panel II guidelines：National Cholesterol Education Program. JAMA 1999；282：2051-2057.
21) The Long-Term Intervention with Pravastatin in Ischemic Disease (LIPID) Study Group：Prevention

of cardiovascular events and death with pravastatin in patients with coronary heart disease and a broad range of initial cholesterol levels. N Engl J Med 1998 ; 339 : 1349 - 1357.
22) Libby P, Aikawa M : Stabilization of atherosclerotic plaques : New mechanisms and clinical targets. Nature Medicine 2002 ; 8 : 1257 - 1262.
23) Sacks FM, et al : The effects of pravastatin on coronary events after myocardial infarction in patients with average cholesterol levels. N Engl J Med 1996 ; 335 : 1001 - 1009.
24) Stenestrand U, Wallentin L, for the Swedish Register of Cardiac Intensive Care (RIKS - HIA) : Early statin treatment following acute myocardial infarction and 1-year survival. JAMA 2001 ; 285 : 430 - 436.
25) Schwartz GG, Olson AG, Ezekowitz MD, et al : Effects of atorvastatin on early recurrent ischemic events in acute coronary syndromes. The MIRACL Study : Randomized control study. JAMA 2001 ; 285 : 1711 - 1718.
26) Ridker PM, Rifai N, Pfeffer MA, et al : Long-term effects of pravastatin on plasma concentration of C - reactive protein. The Cholesterol and Recurrent Events (CARE) Investigators. Circulation 1999 ; 100 : 230 - 235.
27) Antiplatelet Trialists' Collaboration : Collaborative overview of randomized trials of antiplatelet therapy : I. Prevention of death, myocardial infarction and stroke by prolonged antiplatelet therapy in various categories of patients. BMJ 1994 ; 308 : 81 - 106.
28) Coumadin aspirin rinfarction study investigators : Randomized double - blind trial of fixed low - dose warfarin with aspirin after myocardial infarction. Lancet 1997 ; 350 : 389 - 396.
29) ISIS - 4 : A randomized factorial trial assessing early oral captopril, oral mononitrate, and intravenous magnesium sulfate in 58,050 patients with suspected acute myocardial infarction. Lancet 1995 ; 345 : 669 - 685.
30) The Multicenter Diltiazem Postinfarction Trial Research Group : The effec t of diltiazem on mortality and reinfarction after myocardial infarction. N Engl J Med 1988 ; 319 : 385 - 392.
31) Boden WE, et al : Diltiazem in acute myocardial infarction treated with thrombolytic agents : A randomized placebo-controlled trial. Imcomplete Infarction Trial of European Research Collaborators Evaluating Prognosis post - Thrombolysis (INTERCEPT). Lancet 2000 ; 35 : 1751 - 1756.
32) Pfeffer MA, Braunwald E, Moye LA, et al : Effect of captopril on mortality and morbidity in patients with left ventricular dysfunction after myocardial infarction : Results of the survival and ventricular enlargement trial - the SAVE Investigators. N Engl J Med 1992 ; 327 : 669 - 677.
33) The Acute Infarction Ramipril Efficacy (AIRE) Study Investigators : Effect of ramipril on mortality of survivors of acute myocardial infarction with clinical evidence of heart failure. Lancet 1993 ; 342 : 821 - 828.
34) Gustafsson I, Torp - Pedersen C, Kober L, et al : Effect of the angiotensin - converting enzyme inhibitor trandolapril on mortality and morbidity in diabetic patients with left ventricular dysfunction after acute myocardial infarction. J Am Coll Cardiol 1999 ; 34 : 83 - 89.
35) Freemantle N, Cleland J, Young P, et al : β blockade after myocardial infarction : Systematic review and meta regression analysis. BMJ 1999 ; 318 : 730 - 737.
36) Pradhan AD, Mason JE, Rossouw JE, et al : Inflammatory biomarkers, hormone replacement therapy, and incident coronary heart disease : Prospective analysis from the Women's Health Initiative observational study. JAMA 2002 ; 288 : 980 - 987.
37) Manson JE, Hsia J, Johnson KC, et al : Estrogen plus progestin and the risk of coronary heart disease. N Engl J Med 2003 ; 349 : 523 - 534.

索引

A accelerated idioventricular rhythm (AIVR) 123
ACE inhibitor 192
acetyl CoA 18
acute coronary syndromes 175
adenosine 191
adenosine triphosphate (ATP) 17
AED 84
AIVR 123
akinesis 25
amiodarone 127, 135
angiotensin II receptor blocker (ARB) 193
angiotensin-converting enzyme inhibitor 192
ARB 193
aspirin 202
ATP 17
atropine sulfate 129
automated external defibrillator (AED) 84

C C-reactive protein (CRP) 7
CAST試験 135
CCU 86
CK 55
CK-MB 56
clinical pathway 91
clopidogrel 14, 203
coagulation necrosis 21
computed tomography (CT) 73
contraction band necrosis 21
coronary care unit (CCU) 86
creatine kinase-MB (CK-MB) 56
creatine kinase (CK) 55
CRP 7
CT法 73

D diltiazem 133, 189
direct stenting 161
distal protection device 160

dobutamine 96, 101, 199
door-to-balloon time 156
door-to-needle time 144
dopamine 96, 101, 199
dyskinesis 25

E ECUM 97
enarapril 192
epinephrine 127

F fibrous cap 3, 4
Forrester分類 96

G GP IIb/IIIa受容体阻害剤 150, 161, 179, 204

H H-FABP 57
heparin 205
HMG-CoA還元酵素阻害剤 219
human-fatty acid binding protein (H-FABP) 57
hypokinesis 25

I IABP 102
ICD 128
intra-aortic balloon counterpulsation (IABP) 102
intravascular ultrasound (IVUS) 65
IVUS 65

K Killip分類 96

L late potential 126
lidocaine 127
LMWH 205
low-molecular-weight heparin (LMWH) 205

M macrophage 2
magnetic resonance imaging (MRI) 73
matrix metalloproteinase 3, 27
MBG=TMPG 147, 163
mexiletine 127
MMP 3, 27
monocyte 2
MRI法 73
myocardial blush grade (MBG) 147, 163
myocardial stunning 26
myoglobin 56

myosin light chain 57

N nifekalant 127
no reflow 159, 163
non ST elevation myocardial infarction (NSTEMI) 29, 173
norepinephrine 101
NSTEMI 29, 173

O oxidized LDL 2

P PCPS 103
PDE III 阻害剤 201
percutaneous cardiopulmonary supporting system (PCPS) 103
percutaneous coronary intervention (PCI) 16, 151
PET 72
phosphodiesterase III 阻害剤 201
preconditioning 28
primary PCI 16, 151
　血栓溶解療法との比較 151
　高齢者 163
　術者・施設の技術レベル 156
　心原性ショック例 164
　心臓外科のない施設 164
　発症・治療時間 156
procainamide 127
prourokinase 140

Q Q波梗塞 29

R reperfusion injury 27
rescue PCI 157

S SK 140
ST elevation myocardial infarction (STEMI) 29
STEMI 29
streptokinase (SK) 140
ST上昇梗塞 29, 173
Swan-Ganzカテーテル 75

T TCAサイクル 18
TF 9
thromboxane A$_2$ 13
ticlopidine 14, 203
TIMI coronary flow grade

225

索引

147
TIMI risk score 87
tissue factor (TF) 9
tissue plasminogen activator
  (tPA) 140
TMPG 147, 163
tPA 140
troponin T 57
Tリンパ球 2

U UK 140
  urokinase (UK) 140

V vasopressin 127
  ventricular remodeling 27
  verapamil 133, 190

W wall motion score index 60

あ

アスピリン 14, 89, 202, 220
アセチルCoA 18
アデノシン 191
アデノシン三燐酸 17
アテノロール 197
アトロピン 129
アミオダロン 127, 135
アムリノン 201
アンジオテンシンⅡ 94, 192
アンジオテンシンⅡ受容体拮抗
  剤 193
アンジオテンシン変換酵素阻害
  剤 192, 221

う

植え込み型除細動器 128
右室梗塞 63, 105
  容量負荷治療 105
ウロキナーゼ 140

え

エナラプリル 192
ST上昇梗塞 29, 173
エピネフリン 127

お

オルプリノン 201

か

仮性心室瘤 66, 111
カテコラミン 199
カプトプリル 192

カルシウム拮抗剤 189
カルベジロール 197
完全房室ブロック 131
冠動脈硬化病巣における血栓形成
  9
冠動脈内血栓 12
冠動脈内血栓溶解療法 16, 139
冠動脈バイパス手術 104
冠動脈硬化病巣の形成 2
冠動脈硬化病巣の不安定化 3

き

奇異性収縮 25
気絶心筋 26
気道確保 82
脚ブロック 53, 132
急性冠症候群 175
Q波梗塞 29, 173
凝固壊死 21
胸部レントゲン 58
虚血心筋
  可逆性 25
  光学顕微鏡所見 21
  生化学変化 17
  電子顕微鏡所見 21
  非可逆性 25

く

クリニカルパス 91
クロピドグレル 14, 178, 203

け

血圧と脈拍 39
血管内視鏡 74
血管内超音波 65
血行動態モニター 75
血栓吸引カテーテル 160
血栓形成
  動脈硬化病巣 9
血栓溶解療法 139, 151
  延命効果 145
  禁忌 144
  限界と問題点 148
  適応 142

こ

抗凝固剤 204
抗血小板剤 202
抗不整脈剤 135

高齢者の心筋梗塞 181
コントラスト・エコー法 65

さ

再灌流障害 27
再灌流不整脈 55
酸化LDL 2, 4

し

ジギタリス 199
視診 39
自動式体外式除細動器 84
収縮帯壊死 21
自由壁穿孔 110
  blow out型 111
  oozing型 111
硝酸剤 187
上室性頻拍 133
触診 39
ジルチアゼム 133, 190
シロスタゾール 204
心筋再生療法 165
心筋マーカー 55
心原性ショック 98
  primary PCI 164
人工呼吸 82
心室細動 84, 87, 123, 127
心室性頻拍 123, 127
心室性不整脈 123
心室中隔穿孔 63, 111
心室リモデリング 27
心室瘤 114
心臓核医学
  ^{123}I-BMIPP 68
  ^{123}I-MIBG 70
  ^{201}Tl 68
  ^{99m}Tc-PYP 70
  ^{99m}Tc-tetrofosmin 68
心臓マッサージ 83
心電図 43
心嚢液貯留 63
心肺蘇生法 81
心房利尿ペプチド 96, 201

す

スタチン 219
ストレプトキナーゼ 140

索引

そ
僧帽弁閉鎖不全　113
促進性心室固有調律　123
組織因子　9
組織プラスミノーゲン・アクチベーター　140

た
体外式限外濾過　97
第2度房室ブロック　131
単球　2

ち
チクロピディン　14, 203
超音波　60
聴診　39

て
低収縮　25
低分子ヘパリン　178, 205
Tリンパ球　2
電気的除細動　84, 127

と
動脈硬化病巣
　　形成　2
　　血栓形成　9
　　不安定化　3
ドパミン　96, 101, 199
ドブタミン　96, 101, 199
ドプラー　60
トロポニンT　57

に
ニコランジル　191

ニトログリセリン　89, 96, 188
ニフェカラント　127
ニフェジピン　190
乳頭筋断裂　63, 113

の
ノルアドレナリン　94, 199

は
バソプレッシン　127

ひ
非ST上昇梗塞　29, 51, 173
　　PCI治療　179
　　薬物療法　177
非Q波梗塞　29, 173
左冠動脈主幹部閉塞　48, 164

ふ
不安定プラーク　4
負荷超音波法　65
プレコンディショニング　28
プロウロキナーゼ　140
プロカインアミド　127
フロセミド　96

へ
ペースメーカー治療　132
ベータ(β)遮断剤　89, 195, 221
ヘパリン　205
ベラパミル　133, 190

ほ
房室ブロック
　　完全房室ブロック　131
　　第2度房室ブロック　131

泡沫細胞　2

ま
マグネシウム　127
マクロファージ　2

み
ミオグロビン　56
ミオシン軽鎖　57
脈拍と血圧　39
ミルリノン　201

む
無収縮　25

め
メキシレチン　127
メトプロロール　197

も
モルフィン　89

り
リエントリー　122
リドカイン　127
リハビリテーション　214
　　社会復帰　216
　　退院後　216
　　入院中　214
臨床症状　35

れ
レニン活性　94

わ
ワーファリン　206

急性心筋梗塞症		ISBN4-8159-1727-2　C3047

平成17年9月1日　第1版　発行

《検印省略》

著　者	友　田　春　夫
発行者	松　浦　三　男
印刷所	服部印刷株式会社
発行所	株式会社　永　井　書　店

〒553-0003　大阪市福島区福島8丁目21番15号
TEL 06 (6452)-1881 (代表)/FAX 06 (6452) 1882

東京店
〒101-0062　東京都千代田区神田駿河台2-10-6
TEL 03 (3291) 9717 (代表)/FAX 03 (3291) 9710

Printed in Japan　　　　　　　　　　　　　　©TOMODA Haruo, 2005

・本書の複製権・翻訳権・上映権・譲渡権・公衆送信権（送信可能化権を含む）は，株式会社永井書店が保有します．
・ JCLS ＜(株)日本著作出版権管理システム委託出版物＞
本書の無断複写は著作権法上での例外を除き禁じられています．複写される場合には，その都度事前に(株)日本著作出版権管理システム（電話03-3817-5670，FAX 03-3815-8199）の許諾を得て下さい．